白丝带丛书 03
White Ribbon Series
主编 方刚 Chief Editor Fang Gang

肯定性咨询法

方刚 杨志红 著
By Fang Gang Yang Zhi Hong

Affirmative Psychotherapy and Counseling

中国社会科学出版社

图书在版编目（CIP）数据

肯定性咨询法 / 方刚，杨志红著. — 北京：中国社会科学出版社，
2015.11（2020.10重印）
（白丝带丛书）
ISBN 978－7－5161－6786－1

Ⅰ.①肯… Ⅱ.①方… ②杨… Ⅲ.①性心理学－心理咨询
Ⅳ.①R167②R395.6

中国版本图书馆CIP数据核字(2015)第192188号

出　版　人	赵剑英
责任编辑	郭晓娟
责任校对	侯惠兰
责任印制	李寡寡

出　　　版	中国社会科学出版社
社　　　址	北京鼓楼西大街甲 158 号
邮　　　编	100720
网　　　址	http://www.csspw.cn
发　行　部	010－84083685
门　市　部	010－84029450
经　　　销	新华书店及其他书店
印　　　刷	北京明恒达印务有限公司
装　　　订	廊坊市广阳区广增装订厂
版　　　次	2015 年 11 月第 1 版
印　　　次	2020 年 10 月第 3 次印刷
开　　　本	710×1000　1 / 16
印　　　张	24.5
字　　　数	411 千字
定　　　价	75.00 元

凡购买中国社会科学出版社图书，如有质量问题请与本社营销中心联系调换
电话：010－84083683

本书的完成，得益于性与性别少数社群的全力支持！
谨以此书献给所有致力于推动性与性别少数者平权运动的实践者！

性与性别少数顾问、审稿：廖爱晚
心理咨询顾问、审稿：刘彩谊
心理咨询顾问：刘华清

白丝带丛书　总序

促进性别平等，男性不再缺席

促进性别平等，是21世纪重要的国际议题。

在推进性别平等的过程中，国际社会越来越重视男性参与的力量。

1994年，"男性参与"的概念在开罗国际人口与发展大会《行动纲领》中首次被提出；在1995年的北京世界妇女大会上得到进一步强化，《北京宣言》第25条明确呼吁："鼓励男子充分参加所有致力于平等的行动。"

2004年，联合国妇女地位委员会第48届会议呼吁政府、联合国组织、公民社会从不同层面及不同领域，包括教育、健康服务、培训、媒体及工作场所，推广行动以提升男人和男孩为推进社会性别平等作出贡献。

2005年8月31日通过的《北京+10宣言》第25条也写道："关注男性的社会性别属性，承认其在男女平等关系中的地位和作用，承认其态度、能力对实现性别平等至关重要，鼓励并支持他们充分平等参与推进性别平等的各项活动。"

2009年，联合国妇女地位委员会第53届会议上进一步呼吁男女平等地分担责任，尤其是照护者的责任，以实现普遍可及的社会性别平等。

同年，联合国秘书长潘基文成立了"联合起来制止针对妇女暴力运动男性领导人网络"，突显了对男性参与社会性别平等运动"的重视。我于2012年受潘基文秘书长之邀成为"男性领导人网络"成员，也是该网络目前唯一的中国成员。

在男性参与促进性别平等的运动中，"白丝带"运动是重要的力量。

"白丝带"运动最早起源于加拿大。1989年12月6日，加拿大蒙特利尔一所大学的14名女生被一名年轻男子枪杀，凶手认为妇女权益运动毁了他的前途。受此悲剧的触动，以迈克·科夫曼博士为首的一群加拿大男性于1991年发起"白丝带"运动，以表示哀悼的白丝带为标志。

"白丝带"邀请男性宣誓绝不实施对女性的暴力，同时绝不为这种暴力行为开脱，也不对其保持沉默。"白丝带"提倡以友善的态度和行为对待妇女，在必要的时候，以安全的方式制止对女性的暴力。

至今，先后有80多个国家和地区以不同形式开展了"白丝带"运动，从而成为全球最大的男性反对妇女暴力的运动。

在中国，从2001年起便有男性进行"白丝带"运动的倡导工作，但这些工作略显零散且缺少持续性。2013年，在联合国人口基金驻华代表处的支持下，我发起成立了"中国白丝带志愿者网络"。中国"白丝带"运动的新纪元开始了。

在我的理想中，"白丝带"运动不仅是男性终止针对妇女暴力的运动，更应该扩展为男性参与全面促进社会性别多元平等的运动。

"中国白丝带志愿者网络"成立以来，开展了一系列可持续的、系统的工作，包括：男性参与促进社会性别平等，特别是反对针对妇女暴力的宣传倡导；性别暴力受暴者的心理辅导、施暴者行为改变的辅导，包括热线咨询、团体辅导、网络咨询、当面咨询多种形式；针对青少年的性与性别多元平等的教育，包括学校教育和夏令营的形式；男性气质与反暴力的学术研究；等等。

我们也非常重视"中国白丝带志愿者网络"的发展和志愿者培训，以及国内外的学术和社会运动经验的交流。电影演员冯远征及其妻子梁丹妮受邀担任网络的形象代言人。

在促进性别平等的运动中，男性长期失声、缺席。这不仅有碍于促进对女性及其他性别弱势族群的维权，同样也阻碍着男性的自我成长。男性成为性别平等的一分子，由成为"白丝带"志愿者开始！

　　我们的理想是：让"中国白丝带志愿者网络"的工作成为中国男性参与性别平等运动的样板，同时也成为国际男性参与运动中最重要的一支力量。为此，我们还要不断努力。

方　刚

联合国秘书长"联合起来制止针对妇女暴力运动"男性领导人网络　成员
中国白丝带志愿者网络　召集人
北京林业大学性与性别研究所　所长

白丝带志愿者网站：http://www.whiteribbon.cn
白丝带邮箱：bsd4000110391@163.com
白丝带热线：4000 110 391　（每天8：00-22：00）
白丝带微信公众号：bsdzyz

自序

发出性与性别少数的主体声音

本书历时5年，四易其稿，反复修改而成。写作本书，是为了给咨询师提供一本方便的指南，同时体现来自性与性别少数社群的主体声音。

一　帮助咨询师掌握全新的咨询理念，去除对性与性别少数者的污名

即使是一些从业很久的心理咨询师，也可能会说："我从来没有遇到过同性恋、跨性别等性与性别少数的来访者。"我相信：不是他没有遇到，而是遇到而没有觉察到。来访者只需要几句话便可以试探出咨询师对性与性别少数的态度，如果他们认为你的态度不是友善的，便不会袒露内心。

本书的目标，是帮助心理咨询及相关工作者，更新性与性别少数的知识，拥有对性与性别少数去污名的、接纳的咨询态度。这里说的性与性别少数，包括但不限于同性恋者、双性恋者、跨性别者。

虽然社会学及心理学界关于性与性别少数的观念已经有所转变，但是，这种转变远没有达到给予他们平等、公正对待的地步。

很多性与性别少数在日常生活中体验到自己的性倾向和/或性别认同带来的心理压力和困惑，进而有一部分人会去医院或心理咨询机构寻求帮助。面

对这些来访者，不同的心理咨询师和治疗者会采用不同的咨询方法；但不管运用什么样的咨询方法，咨询师作为这个社会中的个体，不可能完全做到价值中立；咨询师对性倾向及性别认同的态度会影响其咨询导向，进而会对来访者产生不同的影响。而咨询师对性与性别少数的态度，与咨询师所受的与这一少数人群有关的教育及其背后的知识权力系统有很大关系，而我们要做的，就是希望通过社群主体声音与"友善"学者的结合，来改变这种知识权力结构，从而推动心理咨询乃至社会帮助体系对性与性别少数者的认识和态度的转变。

考虑到心理学和心理咨询领域在历史上曾一度忽视或贬低和性与性别少数相关的问题，心理学领域对性与性别少数个体的歧视和偏见包括将同性性行为病理化，给性与性别少数贴上性变态的标签等，再加上持续存在的全社会的恐同、恐跨和异性恋霸权主义，可以说很多心理健康专家，包括研究者和咨询师，在接触性与性别少数群体时，都无法采取正确的态度。

虽然2001年，中国的精神疾病鉴定标准中，便已经将同性恋去除了。但是，直到今天，仍然有许多心理学工作者和心理咨询师，试图"矫正"他们。这背后的偏见与歧视，并没有被中国心理学界普遍、清楚地认识到。

与此同时，随着整个社会对性与性别少数接纳程度的提升，必将有越来越多的性与性别少数者有勇气走进心理咨询机构，寻求帮助。咨询师是否有能力给他们帮助？还是会对他们造成二次伤害呢？

每一个知识或技术"权威"都有可能成为对性与性别少数者的结构性压迫的一份子，而本书正是为了帮助咨询师具备正确的对待性与性别少数来访者的态度和技能，从改变知识结构的层面试图推动社会文化变革，这是本书写作的初衷。

肯定性咨询法的英文原文是Affirmative Psychotherapy and Counseling，如何翻译曾让我们推敲良久。有学者认为，对心理咨询师使用"肯定性"一词，他们会有"被强迫"的感觉，所以主张翻译为"接受性咨询法"，更容易被咨询师接受，即主张咨询师接受来访者的现状，接纳与尊重人与人之间生理、心理、思想和行为上的不同，通过咨询过程中咨询师的接纳、尊重、共情等慢慢让来访者学会自我接纳。但是，本书的顾问廖爱晚则认为："接受性"对应英文是acceptive，其含义和affirmative是不同的。affirmative词义较重、较积极，acceptive词义较轻、较中立。"肯定"和"接受"的关键区别在于预设立场，

"肯定"的预设立场是对异性恋正统主义和顺性别正统主义进行批判的，而"接受"则没有这样的批判。

我们希望肯定性咨询法的咨询师，是有这样的批判立场的。

二　为咨询师提供成长的机会

成为一个对性与性别少数者友善的、运用肯定性咨询法的咨询师，不仅将造福所有性与性别少数人士，也将使咨询师的事业更上一层楼。

很多性与性别少数个体在寻求心理咨询的过程中会考虑咨询师是不是对他们友好的人士，以及咨询师是不是了解性与性别少数相关知识，且有为他们做咨询的经验。

性与性别少数的咨询问题，目前在中国仍然主要集中在身份认同与"出柜"上，但一些新的咨询方向也将出现，而这可能是以往中国的心理咨询工作者从来没有接触到的。本书对主要的咨询领域进行了讨论，如伴侣关系咨询、职业咨询、性咨询、物质滥用咨询等，这些均是从性与性别少数者的独特性展开的。这里的独特性是指，基于社会文化对性与性少数者的偏见，使得他们在以上这些问题方面被"独特化"，从而强化了对性与性别少数者的污名，但本书对这一"独特化"现象的理解是基于社群经验中对这类问题咨询的需求，其"独特性"往往因个体差异而例。

国内针对性与性别少数提供心理咨询的指导文章，几乎完全是扭转疗法的，而这套治疗理念正是源于这些年从未被中国心理学界认真审视和反思过的主流心理知识体系，同时，也反映了目前中国心理咨询行业的半专业化和市场依赖的现状——将"以来访者为中心"变为"以来访者消费为中心"，将来访者变为单纯的心理咨询消费者，迎合了社会主流文化对性与性别少数者的"治疗"需求，成为社会压迫的一个重要环节。本书将受到肯定与重视的肯定性疗法介绍给大家，从而帮助咨询师更好地面对性与性别少数来访者，真正实现作为帮助者的心理咨询"以来访者为中心"理念，因此，从某种意义上说，这本书所体现的咨询理念、基本方法以及咨询态度，对中国心理咨询界来说，可能是革命性的。肯定性咨询法重视文化对个体的影响。心理学传统上是个体取向的，更关注个人内在的心理历程，而社会历史、文化对于个体心理的影响，较少被关注。性与性别少数相关的心理问题，又更多是社会文化建构出来的。咨询师必须认识到，并且充分重视社会文化的影响，才有可能真正在咨询中帮助到性与性别少数者。

性与性别少数的咨询，必须具有跨学科视角。心理咨询不能完全从一个学科，如单一的认知学、心理学、医学视角来看，必须汲取新的学科知识，才能进行真正对来访者有益的咨询。

对性与性别少数的肯定性咨询，是一个全人视角。将来访者放诸其生活的社会文化环境和生命境遇之中，将来访者视为独特的生命个体，而不是对照实验室数据和量表所呈现的"正常"或"不正常"的具有某种"缺陷"的客体，才能从体察来访者的角度出发，帮助其完成作为一个"人"的生命探索。

三　发出性与性别少数社群的主体声音

在本书写作、反复修改的5年间，来自性与性别少数人群的学者、活动家、咨询师均不同程度地参与其中，发出他们作为主体的声音。本书的成书，既是一次学术活动，又是一次社会运动的实践，一个多方合作的样本。

性与性别少数社群的事情，应该由社群自己来主导，因此，身为异性恋者，笔者一直定义自己为站脚助威的角色，利用自己的专业身份对性与性别少数族群的平等运动进行呼应。

这一次，笔者走到前台，完成了这本书，是心理咨询师占多数的中国白丝带志愿者网络发展的需要。中国白丝带志愿者网络从成立起，便有一个不同于其他国家白丝带运动的地方：我们不只是反对针对妇女的暴力，还致力于终止一切形式的性别暴力，包括恐同恐跨暴力。白丝带志愿者非常渴望得到这方面的深入成长，本书便应运而生。

在全书的反复修改过程中，我们也高度重视性与性别少数社群的声音，一直强调社群的参与。

2010—2013年，方刚指导自己的硕士研究生杨志红从事针对同性恋的肯定性咨询法研究，杨志红阅读、翻译了大量文献，进行了非常深入的思考与综述。方刚的另一名研究生吕娜，硕士论文从事针对跨性别者的肯定性咨询法研究，她所做的文献综述的内容也为本书的写作提供了一些启发。

英文世界对同性恋咨询的研究，在20世纪末21世纪初已经达到巅峰，此后则很少有人再涉及此领域的研究，所以本书参考的英文文献均比较早；而对跨性别咨询的研究，成果一直不丰厚，所以本书直接引用跨性别咨询的文献较少。

结合两位研究生的文献研究，方刚基于个人的研究、咨询经验，进行全面修改，增加大量内容，2013年9月完成了此书的初稿。书中涉及具体案例时的"笔者"，除特殊说明外，均指方刚本人。本书初稿写作过程中，同志社区的活动家阿强、耿乐，跨性别社区的活动家赵建刚，以及方刚新浪微博的很多同性恋、跨性别粉丝，都给了非常重要的建议。

本着精益求精，拿出对中国性与性别少数咨询界真正有实际指导意义的著作的目的，此后的一年多时间中，笔者继续收集中国本土的咨询案例，包括针对性与性别少数提供免费公益咨询。这当中，同性恋亲友会热线（4000 820 211）提供了热线的所有个案记录给笔者，作为严谨的学术研究资料使用。田斌、刘国静、赵勇等白丝带志愿者，协助筛选、整理了这些个案。ZANK网站也提供了一些同性恋者向他们网站咨询的案例。董晓莹、金建水、张凌华等白丝带志愿者整理了白丝带终止性别暴力热线（4000 110 391）中性与性别少数相关的个案。需要说明的是，笔者对这些个案，除了进行严谨的个人身份和信息保密处理之外，还认真听取了社群对这些案例形成的经验，包括对近些年求助人群中遭遇的问题，他们所处的基本困境，他们最希望解决的问题，以及社群这么多年所积累的咨询的经验、共识及分歧。

2014年底，方刚完成了全书第二稿的修改。第二稿中，还包括一节由桦桐撰写的"HIV感染者咨询"，后因故删掉。

2015年1月，为进一步完善本书，在北京召开了"LGBT肯定性咨询法本土化研讨会"。研讨会由性与性别少数群体、性与性别少数群体的亲友和支持者、性学家、心理学家、心理咨询师共同参加，针对此书初稿进行了逐章研讨，提出非常多重要的建议，尽可能将"肯定性咨询法"这一外来理论进行中国本土化的讨论，甚至具体到尽可能使用被中国的性与性别少数人群所认同的语言、措辞。参加研讨会、贡献了智慧的嘉宾分别是：同性恋亲友热线的胡志军、王丽晶、俞孟利、李红、马进兰等；联合国开发计划署LGBT项目官员廖爱晚、北京女同志中心的Toni、"同志您好"行动网络的侯海洋、"跨越中国"发起人赵刚、性别酷儿高垒；跨性别者冉冉、然然；北京同志中心咏杰、同性恋扭转治疗诉讼案当事人小振等；心理咨询专家刘华清、刘彩谊、訾非等；以及郭雅琦、钱坤、桦桐等几十名心理咨询师，中国白丝带志愿者网络的资深咨询师朱雪琴、张凌华、俞长模、王大为、关小川、田斌等也都参加研讨。

研讨会后，方刚根据研讨会中提出的意见，对本书进行了全面的修改，完成第三稿。

第三稿又分别请廖爱晚从性与性别少数的角度，刘彩谊从心理咨询的角度，对全书通读、通审，提出修改意见。笔者在反馈意见的基础上，又进行了修改，完成了第四稿。

这是一项开创性的工作，我们做得非常小心，尽可能避免错误。当然，我们也清楚，完全正确是不可能的。

我们如此认真、精益求精，就是为了提供一部尽最大可能帮助咨询师、造福于性与性别少数群体的咨询指导书！

方刚　杨志红

2015年4月21日

目　录

第一章

性与性别少数的误解与真相

本书研究的是"性与性别少数"的心理咨询。

对于性与性别少数的概念和内涵，有着不同的理解。性行为的多元实践者，有时也被视为性少数。但这并不是本书关注的对象。

本书使用的"性与性别少数"的定义：在性倾向（sexual orientation）和/或性别认同（gender identity）方面不同于主流的异性恋（heterosexual）倾向和/或顺性别（cisgender）认同的人群。

性倾向指在性欲上和情感上持久地被某种性别所吸引，它包括同性恋（homosexual）、双性恋（bisexual）、泛性恋（pansexual）、异性恋、无性恋（asexual）等类别。

性别认同指个人基于一定的性别规范（gender norms）而内在认同的某一种社会性别（gender），它包括跨性别（transgender）和顺性别两种方向。跨性别指性别认同与生理性别（biological sex）不同、或性别表达（gender expression）与性别规范相悖的情形，顺性别指性别认同与生理性别一致、且性别表达与性别规范相符的情形。

简言之，性与性别少数就是非异性恋者和/或非顺性别者。在此书中，也有使用非异性恋者和/或非顺性别者这一概念的时候。

性和性别少数的定义，是从"性倾向和性别认同"这个视角提出来的。所以，一些非主流性行为方式的少数人士，不属于本书研究的范围。

本书初稿，曾名为《LGBT肯定性咨询法》，但是，许多非异性恋者和/或非顺性别者并不将自己归入LGBT，而且归为LGBT本身也是一种标签，所以我们最终使用性与性别少数这一概念。

以双性恋为例，将其统归为"同性恋"是不准确的；跨性别的概念也是一样，间性人（intersex）通常反对将自己归入跨性别的行列，但"性与性别少数"可以包括间性人。

本书具体的论述中，有时也需要使用同性恋、变性别欲者（transsexual）等概念，但我们将一直尽量避免以身份分类、贴标签的做法，在不得已使用这些概念的时候，也请读者理解我们只是基于原文献的使用方法，方便对固有概念的理解，或者行文的简便。

第一节　关于同性恋的误解与真相

一　同性恋的成因是什么？同性恋到底是先天的？还是后天的？

以往关于同性恋的研究当中，有大量的材料证实，同性恋是先天的，但是也有同样多的材料证实，同性恋是后天的。

先天论者提出同性恋者基因变异、染色体异常或者脑垂体与异性恋者不一样等论点；而后天论者提出诸如幼年被父母当异性抚养、少年时被同性性侵，甚至失恋创伤等观点。这本质上都是将同性恋视为一种疾病，或是一种"错误教养"及"创伤经历"的结果。

到底同性恋是先天的还是后天的，这可以被视为一个哥德巴赫猜想，也就是一个难以解开的题。如今，人们已经很少讨论同性恋到底是先天的还是后天的了，学术界反而经常要问这样一个问题：为什么我们不讨论异性恋是先天的还是后天的？

当我们讨论同性恋性倾向是先天的还是后天的时候，实际上我们潜意识里仍然把它当作一种疾病。正如我们去医院看高血压的时候，医生会问我们：你的家庭里面有没有人有高血压家族史，以此来判断我们的高血压是先天的还是后天的。同样，糖尿病、近视眼等很多疾病都是一样。今天我们还在讨论同性恋是先天的还是后天的，不一样是把它当作一种疾病吗？

同志运动界中，也有一些人反对"后天论"，认为坚持"先天论"可以使自己有"正统性"：我生来如此，所以我自己没有过错，你也不可以改变我。但是，即使我们是后天选择了做同性恋者，就有过错吗？别人就有权利来试图"改变"我们吗？性倾向是基本人权的一部分，不容侵犯。

笔者倒常想：其实异性恋倒更像是后天形成的。一个人出生在这样的异性恋文化下，不被建构成异性恋者才怪呢。

当我们不再讨论同性恋是先天还是后天之时，我们已经距离把同性恋当作普通的一种性倾向走近了一步。

二　同性恋能"治愈"或"改变"吗？

"治愈"一词本身便说明我们对同性恋者还是有歧视和偏见的态度。因为是疾病，是不好的、有害的、危险的，所以才会想到去"治疗"它。

同性恋到底能不能变成异性恋？有大量的研究显示，同性恋者可以改变他们的性倾向；同样也有大量的研究显示，同性恋者无法改变他们的性倾向。我们又回到了同性恋是先天的还是后天的逻辑上。如果说同性恋是先天还是后天这是一个哥德巴赫猜想，那么同性恋者是否能够改变就是一个斯芬克斯之谜。

如果我们不把同性恋当病去"治疗"，只是当作一种性倾向，它是否会"改变"呢？按照酷儿理论，人的性倾向是一个流动的过程，而不是僵死的状态。酷儿理论向性倾向与性别的二元划分进行挑战。按照这个理论，同性恋可能"流动"为异性恋，当然异性恋也可以"改变"为同性恋。

一些同性恋者反对酷儿理论，认为这可能会给那些试图"治疗"同性恋的人提供借口。但是，问题又来了：即使我能够改变，你有什么权力要求我改变呢？

如果是个人情感与性爱的自由选择，怎么变都应该是被接纳的；而如果是出于"矫正"目的，强行要求别人"改变"，则是对基本人权的侵犯。

所以当我们讨论同性恋能否改变的时候，我们不妨问一下，我们为什么要改变？是因为他们真的有病吗？还是因为你作为一个异性恋者看不惯别人是同性恋，你觉得很恶心？如果是后者，那只是你自己的价值观在起作用，小心不要让你的价值观伤害到别人。

三　同性恋普遍存在吗？

从古至今，同性恋从来都不缺少。同性恋和异性恋一样，是在人类历史上普遍存在的，另外，同性之间的性行为在动物界中也是普遍存在的。

通过对人类的近亲黑猩猩和大猩猩的观察表明，它们之间同性性行为的发生率几乎是百分之百。我们在人类祖先留下的洞穴崖画中，也能够看到同性性行为的崖画。

有调查显示，同性恋者占人类总人口的3%—6%。其实，无论比例有多少，他们的平等权益都一样重要。少数人的权益更容易被忽视，所以我们要更重视少数人的权益。

如果以酷儿理论的观点，那么每个人都可能是"潜在"的同性恋者。

四　同性恋分"夫妻"吗?

经常听到一种说法：同性恋者无论男同性恋者，还是女同性恋者，一对情侣当中，一定是有一个人扮演男的，有一个人扮演女的。用所谓专业的术语来说，一定是有一个女同性恋的T，和一个女同性恋的P，一个男同性恋的1号和一个男同性恋的0号。

真的是这样吗？在很多时候是这样的，但这不是绝对的。曾经有一个同性恋女孩，就对笔者说过这样的话："我是遇T则P，遇P则T。"一些男同性恋者也说，他们其实可以既当0又当1。

当我们假想同性恋一定有一个人扮演男人，一个扮演女人的时候，仍然是用异性恋主流社会的思维方式和二元划分的思维模式来认识他们，我们忽视了人类性行为选择和人类性倾向的多元性。

相关的一个误区是，"男同都是娘娘腔，女同都是男人婆"。这也是种刻板印象，实际情况并非如此。其实，阳刚的男同性恋者和阴柔的女同性恋者并不少见，就像异性恋男性也可能有很脆弱的一面，异性恋女性也可能有坚强的一面。

五　同性恋重性轻情，关系更难稳定吗?

一个关于同性恋的常见谎言是，同性恋者更重视性而非感情，关系非常不稳定，这在男同性恋身上表现得更突出。

能观察到的现象貌似是这样的。但是，这可能是被夸大了的"事实"。当一个群体被社会污名化的时候，能够呈现在公众视野中的信息，注定都是公众价值观的"负面"。

笔者接触过的同性恋者，他们实际上都渴望着一份稳定的长久的感情。但是，同性恋者的感情在歧视排斥同性恋的社会当中，有出路吗？

如果异性恋者被社会视为"变态"，他们不得不偷偷地恋爱，生怕被别人知道；他们不被许可结婚，他们的爱情不能有"结果"；他们的同居关系得不到法律保障……那么异性恋间的关系会"稳定"吗？

还有一个关于同性恋的常见谎言是，他们更容易犯罪。20世纪90年代初期，笔者进行同性恋调查之始，能看到的所有关于同性恋的文字，全称他们是病，甚至是严重的犯罪。在那个时候，媒体偶然能看到关于同性恋的报道，也确实都是他们在犯罪的报道，比如，一对恋人其中有一个提出分手，另一个无法忍受失恋就把他杀了。但是我们不要忘记，异性恋者因为失恋而行凶杀人的情况同样存在，媒体会全都给予报道吗？为什么同性恋就会被报道出来？我们同样也不要忘记，同性恋当中也有根深蒂固的感情和浪漫的爱情故事，友好分手的人可能更多，为什么我们能够看到的报道却非常少？

原因如前，当某个现象和人群被整个社会污名化的时候，能够呈现在公众视野中的关于这一现象和人群的信息注定都是负面的。

性工作者是这样的，SM是这样的，在婚前性行为受贬损和文化偏见打击的时候，所有关于婚前性行为的故事都是怀孕、流产、堕胎、男人不要女人了等。同样，关于同性恋的故事也都是污名化的，只有当一个社会不再对这一人群、这一现象那么贬斥的时候，大家才能够接触到非污名化的信息。

六　同性恋者更容易得艾滋病吗？

恰恰相反，女同性恋者间的性行为，是最安全的性行为。男同性恋者间的性行为，传播艾滋病病毒的风险虽然比较大，但正确、全程使用可靠的安全套，就可将风险降到最低。所以，准确的说法是：非安全的性行为是艾滋病传播的祸首，与性倾向无关。所以，不要把同性恋和艾滋病划等号。

20世纪80年代，艾滋病最早被发现的时候，最初的几个感染者恰好是男同性恋者。反同性恋势力借此大做文章，称艾滋病为"同性恋癌症"，是"上帝对同性恋的惩罚"，这是同性恋恐惧下的荒唐。

七　同性恋和异性恋有哪些不同？

同性恋者和异性恋者唯一的差别，就是他们情感和性欲的指向是同性。除此之外，他们没有任何差别。他们有高的，有矮的；有胖的，有瘦的；有好人，有坏人；有内向的，有外向的；有性格暴烈的，也有温情脉脉的；有重性的，也有重情的；有富豪，也有贫民……有近视眼，也有高血压，有爱喝酒的，也有爱抽烟的。

我们偶尔会听到这样的信息，比如同性恋者的智慧比普通人更高，这貌似是表扬同性恋者的，这样的话在笔者于20世纪90年代做同性恋调查的时候会经常听到，现在已经听到很少了。同性恋者就是普遍人，他们有智慧高的，也有智慧低的，他们是各种各样的人，社会生活中有什么样的人，就有什么样的同性恋者，只不过在一个人群被高度污名化的时候，这个人群为了证明自己，为了彰显自己积极正面的一面，他们会强调说我的智慧更高，我更善良之类，但是这其实也是不准确的。

八　同性恋越来越多了吗？

近来常听到的一种说法是，随着社会对同性恋的接纳，同性恋者越来越多了。这其实是错误的认识。

国际学术界关于同性恋有这样的共识：在全世界所有文化中，都有同性恋的存在；无论一个社会如何对待同性恋者，他只是在一小部分人中发生。但是，如果社会对同性恋更加接纳，而不是歧视，便会有更多原本没有察觉自己是同性恋的人认识到自己的性倾向，会有更多一直"在柜中"的同性恋者"出柜"，也就是说，同性恋的"可见度"提高了，会给一些不明就里的人"同性恋越来越多"的印象。

要警惕担心"同性恋越来越多"背后的思想，这很可能仍然是一种同性恋恐惧。比如担心同性恋者多了，人类繁衍后代成为问题。这实在是杞人忧天。异性恋也有许多不要孩子的。

还有人说：同性恋这么多，对青少年影响不好。我们要反问：为什么异性恋多，对青少年影响就好？说这话的人，仍然认为同性恋是"坏事"，最好不要让青少年知道。

所以，如果真正将同性恋与异性恋视为平等的存在，即使同性恋真的"越来越多"，也不必大惊小怪的。

九　世界各国对待同性恋的态度如何？

世界各国对待同性恋的态度不一，这主要表现为五种：

（1）同性婚姻合法化。这包括荷兰、比利时、西班牙、加拿大、南非、挪威、瑞典、葡萄牙、冰岛、阿根廷、墨西哥墨西哥城、乌拉圭、新西兰、法国，以及美国马萨诸塞州、新罕布什尔州、纽约州等。

（2）承认同性伴侣之间的民事结合。这主要包括丹麦、法国、德国、芬兰、卢森堡、英国、安道尔、捷克、斯洛文尼亚、瑞士、匈牙利、奥地利、爱尔兰、新西兰、乌拉圭、哥伦比亚、厄瓜多尔、巴西，以及美国、澳大利亚和墨西哥的部分地区。

（3）承认其公民在海外或国内其他行政区合法登记的同性婚姻关系，但在本国本地区不进行登记。日本、以色列、墨西哥（要求全国其他地区须承认在首都合法登记的同性婚姻关系）、阿鲁巴（仅承认荷兰境内的同性婚姻关系和同性伴侣之间的民事结合）、美国的加州和马里兰州。

（4）同性恋并不触犯法律，但是同性伴侣的任何关系都不被法律承认。这部分国家和地区占了大部分，其中也包括中国。

（5）同性恋违法。据统计，法律认为同性恋违法的国家普遍分布于非洲、西亚及南亚等地区。其中判处有期徒刑的包括孟加拉国、不丹、马尔代夫、新加坡、乌干达、法属圭亚那，而更严重的死刑包括阿富汗、伊朗、巴基斯坦、毛里塔尼亚、尼日利亚、苏丹、沙特阿拉伯、阿拉伯联合酋长国以及也门。

十　恐同、恐跨严重吗？

在中国，对于非异性恋者、非顺性别者的漠视、敌视、攻击和各种不公平对待普遍存在。当前，同性恋题材的电影、电视剧不可以公开放映，同性恋书籍被限制出版；媒体对同性恋者和跨性别者的报道仍然存在污名化、片面化和丑态化；有许多父母不接受孩子的同性恋或跨性别身份，强迫他们结婚生子，阻止他们性别选择的行为；许多单位因发现员工是同性恋者而对其边缘化或以各种理由开除；在互联网上和生活中，许多异性恋者对于同性恋、双性恋、跨性别者普遍存在言语攻击、侮辱，甚至施之以暴力；仍然有许多心理咨询师和精神病医生要"治疗"同性恋者和跨性别者……以上种种，皆因社会性别的教育缺失，整个社会，乃至每个个体对非异性恋、非顺性别者群体的曲解、污名和恐惧，这些现象都是"以多欺少"的社会歧视。

十一　为什么要反对恐同、恐跨？

每个人都拥有基本的人权，人权与生俱来，不可剥夺，不能转让。人权要求我们被平等地对待。尊重人权，尊重差异，这个社会才能更和谐。在现实生活中，每个人或多或少都会遭遇歧视，所以，每个人都应换位思考，被歧视的滋味并不好受。一个健康有爱的文明人应该学会接纳他人的不同，愿意站在对方的角度思考生活，共同反对和声讨社会的不公与歧视。

有人说：同性恋、跨性别者是少数，怎么可以要求那么多权利？他们不是"要求"过多的权利，而是"取回"跟异性恋平等的应有的公民权。一个开明进步的社会，应该尊重少数人群的权益，而不是因为其少数，而对之漠视、歧视甚至迫害。

十二　"异性恋主义"是什么意思？对同性恋有什么样的影响？

异性恋主义（heterosexism）、同性恋恐惧（homophobia）都可以被用来描述对同性恋行为，以及对男女同性恋者的敌意和偏见。现在学术界更多用同性恋恐惧一词描述内化的同性恋恐惧，用以描绘个体对于自己同性恋性倾向的羞耻感、敌意和憎恶。而对于社会文化对同性恋的敌意和偏见，更多使用"异性恋主义"一词。

异性恋主义被视为一种世界观和价值系统，它赞赏异性恋，假设异性恋是爱和性的唯一适当表现方式，并且贬低所有非异性恋的价值。它就像种族主义（某种种族优越于其他种族）一样无处不在。异性恋主义又分为"文化的异性恋主义"和"心理的异性恋主义"。

前者借由"视而不见"（invisibility）和"攻击"（attack）间接或直接地贬

抑、压迫非异性恋者的生存，并且否定其人权和价值。举例来说，学校教材里对非异性恋关系的刻意忽略、在工作场所的反同志歧视、同志在法律上被剥夺权利（例如伴侣关系不被认可）并缺乏保障、军队的"不问、不说"政策等，都使得同性恋不仅不被看见，更变成次等公民；而一旦同性恋者现身，又可能遭遇直接的言语，甚至肢体攻击。至于后者，则是前者在个体身上个别的意见展现，例如民意调查中显示的反对同志任职教师、反对同志婚姻，或直接认为同性恋是罪恶或错误等声浪；它也透过个别行为展现，层出不穷地表现在言语鄙视（"玻璃"、"娘炮"）、肢体伤害，甚至仇恨犯罪（hate crime）里。

异性恋主义对同性恋的敌意，也强烈地反映在他们对同性恋的负面刻板印象（stereotype）上。这包括对性别不驯（gender nonconformity）的过分强调及贬抑（同时也经由性别社会化的力量，合理化其对于不合乎生理性别的行为表现的谴责，例如"娘娘腔"或"男人婆"等），对非典型行为的简化、谴责，以及个人化归因（"同志都是滥交的"、"同志的感情都不专一，都是速食爱情"），以及和疾病的连接（"同性恋是一种精神疾病/问题"、"同志是艾滋病的高危人群"）等。（大卫·圭南等，2005：17—18）

异性恋主义通常被定义为一个基于将异性恋看作是唯一可行、优越的生活方式来边缘化非异性恋人群的系统性过程。因此，任何不是"完全的异性恋者"的性倾向都被看作是一种偏离、道德错误并且是不自然的。显然，异性恋主义是建立在不科学的证据或事实上的假设以及观念。为了理解异性恋主义的复杂内涵，我们将这一概念分解成三个独立的结构：异性恋假设、异性恋体制、异性恋特权。

异性恋假设指那些强化着将异性恋性倾向和异性恋关系作为理想规范的自觉无意识的信念和期待。因此，异性恋假设创造了一个只有异性恋关系可见的社会景象；而且这一假设会导致善意的个体忽视非异性恋人群的需要和他们面对的现实。比如说，异性恋心理咨询师常做的一个异性恋假设就是每一个来访者都是在一段异性恋关系中或其性倾向都是异性恋的。由于这是一个无意识的信念，就使得咨询师很难考虑到来访者可能是异性恋之外的性倾向。

异性恋体制通常定义为社会政策以及机构（如政府、医疗保健体系，以及教育系统）的行动导向：（a）将异性恋生活方式置于其他之上，（b）排除或歧视非异性恋个体及团体，以及（c）赋予异性恋者以特权和好处。异性恋体制是一种"社会控制"，用于保持异性恋者的主导地位。

异性恋特权指基于异性恋者的异性恋性倾向而赋予他们不劳而获的公民权利、社会福利和其他各种利益的现象。举例而言，异性恋特权包括异性恋者可以随意展示与亲密伴侣的照片而不用担心名誉问题，以及可以轻易找到一个与自己同性别的咨询师来做咨询而不用担心咨询师会排斥自己。最后，尽管这些实实在在的利益是重要的，另一个不太明显但相当有影响力的特权是异性恋者可以感到自己作为社会主流认可的群体的一部分而增加了价值感。这种增值的价值感（即内化的优越感）与内化的恐同是一个同时存在的过程；正如非异性恋个体可能对自我价值抱持消极的看法一样，异性恋个体会内化积极的自我价值感。所有这两个过程都是在一个无意识层面进行的。

异性恋主义对非异性恋人群关系经历和心理健康的消极影响包括：过高的抑郁和焦虑感、自杀、酗酒和吸毒。这些趋势与同性恋者属于一个被边缘化或少数群体的压力直接相关，也就是研究者所说的"同性恋相关的压力"。同性恋相关的压力是指同性恋者除了体会到作为常人而体验到的所有生活压力外，还会感受到额外的由异性恋主义带来的压力。

十三　同性恋"非病理化"的过程是怎样的？

1973年，美国心理协会、美国精神医学会，把同性恋行为从疾病分类系统中去除。

1990年，世界卫生组织将同性恋从精神疾病名单中去除。

2001年4月20日，《中国精神障碍分类与诊断标准》第三版出版，将同性恋从精神疾病鉴定标准中去除。

第二节　关于跨性别的误解与真相

一　跨性别的成因是什么？

跨性别包括很多不同的类型，此处不再赘述。咨询中更多涉及的，是变性别欲者、易装者等。

像同性恋的"成因"一样，关于跨性别的成因也存在许多推测。对于变性别欲者和易装者，最常见的说法是：父母在他们幼年时将他们作为异性抚养。笔者在1996年便出版了《中国变性人现象》（广州出版社，1996）一书，其中访问了几十位变性人，只有两三人声称自己有过被当作异性抚养的经历，这比例还不到访问总人数的十分之一。

没有人真正知道跨性别者的"成因"，但是有许多理论。比如，由于子宫内的胎儿在羊水里面受到了相反的性激素作用而导致，或用来解释同性恋成因的遗传变异说。

对待这个问题，我们和对待同性恋"成因"的态度一样：跨性别不是一种疾病，只是一种性别，故而不存在先天产生还是后天导致的问题，也不存在是否能治愈的问题。

二　一般在多大年龄认识到自己是跨性别者？

有些变性别欲者认识到自己的状况是非常早的：有些人声称第一次意识到这样的状况时只有三四岁。但是更多的人是随着年龄的增加、自我认识的完善，逐渐发现自己想变性的需求，比如进入青春期，甚至成年以后。

有变性别欲、易装欲的男孩可能会显露出对女性服饰、鞋子、发型和化妆品的兴趣。他们扮演并且认同女性人物，如白雪公主或者灰姑娘。他们喜欢女孩作为玩伴，并避免翻滚玩耍和团队运动。他们有时被认为是温柔、敏感、有艺术天分、甜美、人见人爱。当他们还小的时候，就可能已表达想当女孩的愿望或者声称他们真的是女孩。

有变性别欲、易装欲的女孩可能坚持理短发，穿男孩的衣服，而拒绝穿裙子和女性泳装。他们拒绝玩与女孩身份相关联的活动，并喜欢玩通常被认为更适合男生的游戏和玩具。这些女孩可能认同男性角色，并且在游戏玩耍中拒绝承担女性角色。他们喜欢男孩作为玩伴，并且对翻滚玩耍和体育运动有兴趣。这些女孩也可能表达当一个男孩的愿望，或者宣布他们真的是男生，并喜欢被误认为是男孩。

并非所有的跨性别认同的孩子长大后都成为跨性别者，也不是所有的跨性别者在童年时都展示出上述性别行为。有些孩子在幼年时表达过与其生理性别的社会期待不符的行事、穿衣、游戏风格和被当作一个相反性别的人的愿望，而后来许多人的这种愿望都减弱了。那些保留这种愿望并携带他们渡过青春期的人，无论公开表示与否，他们都较容易在青春期或成年期自我认同为跨性别者。

三　跨性别和同性恋是什么关系？

跨性别者的概念是一个人对自我身体或性别身份的一种否定，从"自身"出发。当我们讨论一个人是跨性别者时，是针对其性别认同来看，不应与其性倾向混为一谈。而当我们讨论同性恋这个概念时，是针对其性吸引的"对象"来取决，去界定其为同性恋、异性恋或是双性恋。

就一般而言，不包括跨性别者在内，同性恋及异性恋者均接受及肯定自我的身体性别及性别身份，不会因为其性倾向的关系，而欲改变其身体，或欲打扮成另一种性别。

当以跨性别者为主体讨论时，情况就比较复杂，通常会以当事人认同的性别（不论是否完成性别重建手术），去界定其性倾向。跨性别者族群中，异性恋、同性恋及双性恋也各有存在。也就是说，一个人可能是跨性别者同时又是同性恋者（以其所认同的性别而论，他所爱的是相同性别的人），但跨性别者不等于同性恋者。

四　有多少人是跨性别者？

跨性别者的人口比例从来都没有一个比较明确的定案，因其可见度非常之低，所以很难以统计数字去理解此群体的各种状况。而在每个不同的国家，其情况也大有不同，譬如有些国家对性别的观念比较开放，就会令非顺性别者容易向社会大众呈现。资讯比较发达的国家，也会令此类人士容易认识及认定自我身份而现身。而在另一些国家当人们承认自己是非顺性别者时，是会带来麻烦的。有种说法称跨性别者在总人口中的人口比例是1∶1000，但我们一般都相信其实际人口要比此计算的数目多。

跨性别不会传染，但是跨性别者可能会因为环境因素影响才开始意识到自己的跨性别需求。社会的歧视状况是导致跨性别者高度隐蔽的主要原因，中国人传统重男轻女的观念，也令男跨女的跨性别人士不敢出柜。

五　为什么男变女的变性人比较多？

从世界各地的资料显示，"男变女"跟"女变男"的变性人比例都是相等的，没有太大差别。但在人们的感觉中，男变女的数目比较多是可见度的问题，原因可能有以下几点：

香港学者的观察表明，女变男变性人士比较偏向独立、多以小型聚会交往。而男变女的则较喜欢群体聚谊，生活圈子比较广阔，喜爱倾诉心事，知道其身份的人也比较多。

女变男的用了激素药物之后会变得相当男性化，长出胡须，声音变低，很容易隐藏变性的历史。相反男变女用药后的第二性征变化不太明显。

女变男者在变性前的生活及衣着改变一般不易察觉（因女性装扮中性化或男性化较少受到社会谴责），比较容易处理。相反，男变女者，在前期都可能经历过易装的阶段，生活上有很多需要处理的问题。

男变女在过渡期间的转变程度比较明显，引起旁人的反应会较大。

六 跨性别者的处境如何？

在社会中，性别多元的行为通常不被接受，这常会成为跨性别者及其他性别多元认同者与实践者的心理压力，严重影响着他们的生活。心理压力可能会引起严重的问题，例如自杀、药物滥用及饮食失调。有时，当个体感到没有支持可用来满足他们的需求时，自杀冲动就产生了。在跨性别人群中常常伴有企图自杀和自杀身亡事件。有研究报告称变性手术前企图自杀的比例超过20%。（Gainor，2000）有证据表明一旦变性人个体完成了变性手术，他们就不太可能选择自杀。（Israel&Tarver，1997）

饮食失调可能起因于想要获得更加女性化或男性化的身形，因此，跨性别者个体可能会处在饮食失调的危险之中。在一项个案研究中，瑟奇诺（Surgenor）和费尔（Fear）发现跨性别者与饮食失调的紧密联系。由于过分强调身体隔阂，跨性别者个体可能会对身体更加不满并对外貌过分关注。（Surgenor&Fear，1998）

所有的性与性别少数人群都受到同样要求符合主流行为规范的社会压力，包括骚扰甚至暴力。在性别过渡期间和变性之后，很多跨性别者，就像公开的男同性恋、女同性恋和双性恋者一样，还必须处理在教育、就业、住房，甚至是保健方面受到的歧视。

对跨性别者的就业歧视是普遍存在的。一些原本高收入的变性人做过变性手术后，失去原来的工作，没有收入，或只有低收入，一些人不得不从事性工作。

跨性别者往往被误认为是同性恋，仅仅是因为他们的外观往往是一个男性化的女人或女性化的男人。因此，跨性别者经常遭受言语的骚扰、恐吓、体罚和性暴力。

跨性别者要获得拥有其新的名字和性别的法律文件往往很难。

在日常生活中，他们经常要面对的一个尴尬就是洗手间的问题，当然在变性人士完成了手术后，更改了身份证明文件上的性别一栏，似乎就没问题了。但在他们还没有决定变性，或在变性前评估时医生要求的真实生活体验中，需要全时间以另一性别身份生活，但身份证明又未能更改时，就可能会无所适从。

对于有宗教信仰的跨性别者来说，无论是当事人自己，还是信仰群体中的反对声音，都可能对其造成很大的冲击。

在中国，跨性别者依然被诊断为一种精神疾病，并带有强烈的污名化色彩。在CCMD-3（中国精神障碍分类与诊断标准第三版）中，有关跨性别者的描述在性心理障碍（性变态）这部分当中，该手册称之为"性身份障碍"和"易性症"。

七　跨性别关乎多样性，而非病理性

世界跨性别健康专业协会（WPATH）于2010年5月发表了一份声明，敦促世界各地将非性别常规者给予去精神疾病化。声明指出，"性别特质的展现，包括认同，并非刻板地与出生时的指定性别相关联，此乃是很常见的，并且是文化多样性的人类现象，不应该被判定为与生俱来的病态或负面影响。"

不幸的是，在世界各地的许多社会中，非性别常规者仍是被污名化的。这种污名将导致偏见和歧视，并且造成"弱势压力"的结果。弱势压力是独特的（外加于所有人所经历到的一般压力源），以社会为基础的、慢性的，并且可能让变性者、跨性别者和非性别常规者变得更加脆弱，导致出现诸如焦虑和忧郁等心理健康问题。

除了社会上大规模的偏见和歧视，污名化将在个人与同侪以及家庭成员的关系当中，造成虐待和忽略的状况，这反过来又可能导致心理的困扰。然而，这些症状是因为社会的情境而被引发出来的，并非是变性者、跨性别者或非性别常规者与生俱来的。

八　跨性别者在国际上开始"非病理化"了吗？

跨性别者在过去曾一度被认为是一种精神类疾病，但是随着人类认识的进步，越来越多的国家正在或已经将跨性别者去疾病化。

2010年2月，法国卫生部在官方公报上发布消息表示，法国不再将"易性癖"认定为精神疾病，法国成为第一个将"易性癖"从精神疾病的名单上剔除的国家。

2011年9月，澳大利亚宣布，护照性别栏已可使用"X"，代表性别未定。联合国人权官员对此给以表彰。

2012年12月，新西兰护照开始使用"X"作为第三性别（即未确定/未声明），并不需要当事人做这一选择时同时更改出生证明和公民文件上的性别记录。

2013年1月，尼泊尔政府表示，将签发"第三性别"身份证。

2014年10月，中国政府代表在联合国《消歧公约》审议时表示，同性恋等非异性恋与非顺性别者，在中国不被歧视。

九　跨性别者平权，我们可以做什么？

2012年5月，笔者（方刚）作为项目负责人筹办"性别多元：理论与实务研讨会"时，曾拟定了一个"跨性别者倡议"，经过跨性别者钱今凡、无机酸，学者沈奕斐、陈亚亚、朱雪琴，社运人士魏建刚等共同修订，著名性学家李银河教授带头联署，事后向社会发布。

这个倡议书从以下几个方面，呼吁促进跨性别者的平等权益：

（1）呼吁公众以更开放、多元的眼光看待性别，去除社会性别刻板印象，了解包括跨性别者在内的性别多元实践，消除对跨性别者及性别多元实践者的歧视；呼吁媒体以包容、积极的态度关注跨性别者，促进公众对跨性别人群的认知；反对媒体以跨性别者的身份猎奇为视角的污名化报道。

（2）呼吁从《中国精神病分类与诊断标准》中去除"易性癖"、"易装癖"、"变性癖"等针对跨性别者的疾病化、病理化的分类与定义；反对心理咨询师及精神卫生工作者将非异性恋的性倾向和非顺性别的性别认同作为精神或心理疾患进行"治疗"；社会对跨性别者的污名化可能对他们的身心健康造成伤害，必须摈弃这种污名化。

（3）呼吁有关部门放宽对变性别欲者的手术限制，使其获得更加人性化的对待；呼吁医疗保险制度改革，把变性手术视为"医学需求"而不是整容、美容，扩大医疗保险福利，使其（至少部分地）覆盖变性手术。

（4）呼吁有关部门在中国公民身份证、户籍等注册时，在人口普查时，在性别一栏增加新的选项；呼吁社会各界在进行涉及"性别"的调查与登记时，均提供"男性"、"女性"之外的选项；甚至为不同非顺性别者提供更细致的属于他们自己的选项，如"间性人"；这些选项应旨在尊重个体表达自身性别的自由，而不应成为对非顺性别者的强制性要求。

（5）反对医生或父母在未经过本人同意的情况下，对原生间性人进行无法逆转的旨在改变其性别的干预；呼吁在其成年后，由其自主地选择性别，包括选择继续作"间性人"生活；性别身份认证与婚姻法应该尊重其独特存在。

（6）保障跨性别者求学、劳动就业的平等权利。教育、劳动及各相关主管部门，督责具体单位完全执行，纠正错误；跨性别者在表演、性工作等领域的实践，与生理男性、生理女性在此领域的实践一样，不应该被歧视和打击。

（7）呼吁在公共设施建设中，充分考虑到跨性别者的需求，比如建设适宜跨性别者使用的性别友善公厕或"无性别公厕"。

（8）呼吁各级学校和教师尊重学生的性别发展需求，以及对性别公平的实践追求；呼吁学校性教育中纳入跨性别者的知识，教育青少年尊重性别的多元选择；反对传统文化关于"男人一定要阳刚、女人一定要阴柔"的社会性别实践规范的界定，以及由此衍生出来的各种性别刻板教育；我们主张进行包含支持性别多元实践、促进性别平等的性教育。（方刚，2012：80—81）

第二章

性与性别少数扭转疗法评述

第一节　认识性与性别少数扭转疗法

一　扭转疗法在做什么

在将同性恋从精神疾病诊断手册中移除之前，临床文献中充斥着以改变同性恋性倾向为目标的行为矫正或厌恶调节方法。然而，由于一些伦理和法律方面的原因，这样的研究逐渐被中止了。但是，一些研究者和治疗师依然认为性倾向是可以被改变的，并且已经描述了一些被统称为"修复疗法"的技术，用于改变同性恋者的性倾向。（Nicolosi, 1991；Socarides & Kaufman, 1994）

"修复疗法"这一术语是由心理学家尼克罗西（Nicolosi）（1991,1993）提出的，他认为同性恋从来不是性倾向该有的状态，因此，对同性恋来访者的咨询过程应该是修复性的，帮助来访者"修复"其同性恋性倾向以达到一个更加适宜的性倾向状态。

修复疗法（reparative therapy）包括两种类型：扭转疗法（conversion therapy）和厌恶疗法（aversion therapy）。其他用于指称这种方法的名称还有性倾向重新定位疗法、转化疗法，以及"改变团体"等。（Steigerwald & Janson, 2003）

扭转疗法作为一种心理治疗方案，强调和关注的重点是性倾向的心理和情感方面，这种疗法试图通过将同性恋者转变成异性恋者来"治愈"同性恋者。扭转疗法治疗师认为来访者无意识的童年冲突是导致同性恋性倾向的根本原因，所以在咨询过程中，咨询师致力于使用不同的技术解决冲突。这种疗法包括很多技术，如祈祷、宗教扭转以及个体或团体咨询等。（Serovich et al, 2008）

相比之下，厌恶疗法与扭转疗法有相同的目标，但其包含的技术在性质上更注重通过行为改变来达到"治疗"目的。用于改变男女同性恋和双性恋（LGB）来访者性倾向的厌恶疗法技术包括电击疗法；手术干预，如脑叶手术、阉割和卵巢切除手术；荷尔蒙疗法，如使用类固醇和雄性激素；通过视觉刺激改变LGB达到性高潮的条件反应模式；等等。厌恶疗法有时同时使用这些技术中的几种来改变LGB的性倾向。很多厌恶疗法技术可以说是非常"残忍"的，不符合当前的很多学术委员会提出的可接受的科研实践标准，但至今仍然有一些治疗师会在实践中使用这些策略以达到改变来访者性倾向的目的。

扭转疗法更强调通过心理和情感方面的干预来改变性倾向，厌恶疗法强调行为方面的干预。目前的大部分国外文献多用扭转疗法来指称所有试图改变来访者性倾向的咨询方式，不管是偏重心理层面的还是偏重行为方面的，为了行文方便，本书也用"扭转疗法"指称一系列试图影响性吸引和性唤起改变的心理咨询方法。书中所使用的与性倾向重新定位相关的术语、疗法等，不管是偏重心理层面的还是偏重行为方面的，都将由"扭转疗法"来统称。

扭转治疗是一个治疗师宣称他们可以而且应该将同性恋者转变为异性恋者的过程。扭转疗法治疗师相信同性恋者是可以转变为异性恋者的，他们选择精神分析理论作为其实践的理论基础。对于扭转疗法治疗师来说，治疗成功的标志是来访者同性恋性行为的彻底根除；而在宗教式扭转疗法团体治疗中，"禁欲以及减少同性性行为被看作是治疗成功的标志"。（Haldeman, 1999）

扭转疗法刚提出来时，主要用于帮助男同性恋者改变其性倾向，这种疗法与精神分析学有紧密的理论联系。该疗法认为男同性恋者的男性气质在前俄狄浦斯危机期被破坏了，因此需要修复他们受伤的男性性别身份。（Nicolosi, 1991）前俄狄浦斯危机被认为是男孩的父亲对其疏远以及冷漠的直接结果，导致了男孩对其母亲象征性的依附，并最终发展成具有女性性别气质的性别身份。扭转疗法治疗师认为男性形成女性性别气质后，其被颠覆的男性气质就会通过同性恋性倾向"病理性"地表现出来。（Nicolosi, 1991）

基于这样的假设，扭转疗法治疗师设计了他们独特的干预手段。比如说，一个男同性恋者走进扭转疗法治疗室，他会被告知要成为一个异性恋者，需要做到以下这些：

（1）参加体育运动；

（2）避免参加被认为是属于同性恋者的兴趣的活动，如去艺术馆，听歌剧、交响乐等；

（3）除非是为了约会，否则不要轻易接触女性，以免强化男同志身上的女性气质；

（4）增加与异性恋男性接触的时间，模仿异性恋男性走路、说话以及他们与其他异性恋男性互动的方式等；

（5）去教堂并加入一个男性小组；

（6）参加扭转疗法团体来讨论转变中的进步或倒退等；

（7）通过与女性调情以及约会，变得更加自信；

（8）开始异性恋约会；

（9）与异性性交；

（10）走进异性恋婚姻；

（11）抚育孩子。（Nicolosi, 1991；　Socarides, 1978）

异性恋性倾向的咨询师可能会认为如果他们可以帮助一个年轻的男同性恋者变得举止更加阳刚的话，他就可以改变自己的性倾向，那么所有同性恋性倾向带给他的问题也就迎刃而解了。这样的咨询师貌似是在试着提供帮助，但这样的干预方式并没有研究依据；尽管有些咨询师觉得这样的干预方式是合适的，但并没有研究表明：（a）对同性恋者进行符合传统性别规范的行为举止的训练，就可以改变其性倾向；或者（b）同性恋性倾向就比异性恋性倾向更容易得到改变。（LeVay, 1996）

除了各种帮助男同性恋来访者修复其男性气质的做法，扭转疗法治疗师也发展出了帮助女同性恋来访者塑造其传统女性性别气质的"美丽疗法"。在这种疗法中，那些男性化的女同性恋者被"由专业人员设计出美丽的发型，教她们使用化妆品，以及穿着优雅的女性风格的衣服来使她们看到自己身体的魅力"。（Chuck, 2004）

在中国，虽然没有人明确使用"扭转疗法"这一措辞，但实际上长期针对同性恋者进行扭转治疗。心理咨询中的许多流派与方法，都曾被应用在同性恋的"改变"上，目的只有一个：让他们变成异性恋者。

二　扭转疗法的治疗效果

扭转疗法的实施本身，便是一个错误。到目前为止，没有可信服的证据显示这一疗法是有效的。一些关于它有效的证据，都是值得质疑的。这主要表现在：

第一，很多关于扭转疗法的研究都存在取样缺陷。大部分研究样本中只包含男同性恋者和男双性恋者，没有女同性恋者，导致研究样本的性别比失调。而且在样本中包括男双性恋者本身就会夸大"治疗"结果的成功率，因为异性对这些男性已经有一定程度的吸引力了。

第二，很多扭转疗法的研究没有客观测量转变的工具，最常用的是依靠来访者的自我报告来衡量转变的程度。然而，对同性恋者的污名以及偏见可能会迫使同性恋者或双性恋者错误地陈述他们的真实感受或行为，来取悦治疗师。

第三，扭转疗法很少有做后续研究来检验疗法的长期效果，特别是对于持续转变的检验。治疗师倾向于将一些外显的行为或活动看作是治疗成功的标志，比如与异性结婚，与异性发生性行为，或者呈现出符合传统性别规范的行为举止。但这些表面行为无法真的证明一个人性倾向的改变。

第四，一些扭转疗法的研究者声称他们的研究样本中的很多人一开始并没有想通过扭转疗法改变性倾向。治疗师在来访者并没有要求改变的情况下将改变其性倾向作为治疗目标，表明治疗师将自己的意愿强加给了来访者。这种行为本身就是偏见和不道德的，其"有效"的证据更是不能令人信服和采纳的。（Tozer & McClanahan, 1999）

相反，一些研究者通过访问那些经历过扭转疗法的同性恋者或双性恋者，总结出了扭转疗法可能产生的很多消极后果。比如希德罗（Shidlo）以及施罗德（Schroeder）（2002）注意到很多经历过扭转疗法的个体会遭遇诸如抑郁、自杀意念和行为、社会及人际交往障碍、社会支持的丧失、精神伤害等形式的心理创伤。霍尔德曼（Haldeman）（2002）也指出了扭转疗法典型的消极后果，包括慢性抑郁、自卑、人际关系障碍和性功能障碍等，并认为无论是厌恶疗法还是扭转疗法，作为一种性倾向重新定位取向的干预方法，都有贬低同性恋和双性恋的存在价值的嫌疑。

笔者从1993年就开始做关于同性恋的调查，曾拜访过很多的心理门诊，包括心理咨询机构，也包括安定医院。当时整个社会几乎都认为同性恋是变态，是疾病，是需要治疗的。所以在当时也曾经见识到了各种各样的治疗同性恋的手段，包括臭名昭著的厌恶疗法。当时接触的心理医生，他们都声称自己能够"治愈"同性恋者，有一位著名的心理医生说，他"治好"了500个同性恋，这都是10多年前的事情了。几年前笔者参加过一个同性恋者的聚会，在那次会上，有一个同性恋者对笔者说："我就是被某某治好的那500个里面的一个。"

这让笔者很吃惊。

这个同性恋者进一步告诉笔者："十多年前我也很小，我的爸爸妈妈整天带着我去看那个老医生，老头子整天在我耳边叨叨'你应该喜欢女孩，怎么能够喜欢男孩？'我实在太烦了，我就告诉他们说好了好了，我不再喜欢男人了，我已经喜欢女人了，然后他们就说终于治好了。"当然我们没有证据说那位心理医生所治好的500个同性恋者全都是这样的，但是我们可以看到，那些试图"治疗"、改变同性恋者性倾向的努力在许多时候是无效的。

三　扭转疗法的违反伦理性

有研究者指出，扭转疗法是不合适的，有伦理问题且是不负专业责任的。"在实践中使用类似于这样的治疗方法是有伦理问题的，因为这种方法的提出并非基于实证方法论，而是基于错误以及值得怀疑的假说；这种方法融合着社会偏见，会给来访者造成伤害"。（Schreier，1998）

扭转疗法的倡导者还违背了咨询关系中一些最基本的价值观和伦理原则。这些违背伦理的观点和做法包括：

第一，服务。服务的核心价值观以及相应的伦理原则要求执业者在"个人利益之上为他人提供服务"（NASW，1999），所以当扭转疗法的使用者不征求来访者的意见而提供这样的服务的时候，就违背了这一原则。另外，一些心理工作者在咨询中只关注来访者是同性恋这一事实，把他们的性倾向作为主要问题来提出或讨论。相反，尊重服务的价值观，就意味着咨询师应该识别性倾向在个人生活中的不同角色，并且应该就某一问题提出多样并且适合的干预选择。（Hess & Hess，1998）还有一些咨询师，他们很难做到将个人态度与职业工作分离开来。而如果这样的咨询师对同性恋充斥着偏见的话，就很有可能在咨询中强行改变LGB来访者的同性恋性倾向。这显然是咨询师将自己的利益置于来访者的利益之上，有违相关的服务伦理守则。

第二，社会正义。社会正义是社会工作专业领域最重要的核心价值之一，该价值从这一领域兴起之初就存在了，与该价值相应的伦理原则指出"社会工作者应该挑战社会不公正"（NASW，1999），这条伦理原则也适用于心理咨询师接待LGB来访者的过程中。而扭转疗法治疗师显然违背了这一伦理原则，因为他们不仅没有挑战社会不公，甚至还迫使来访者做出改变来与主流社会规范和期望相一致。咨询师仅是提出自己能治疗性倾向问题的说法本身就是一种偏见。在关于同性恋的问题上，尊重社会正义的价值是非常重要的，因为主流社会的异性恋主义带给同性恋者大量的歧视和不公正。挑战社会不公应该是咨询师的工作中自然而然的一部分。为了能更有效地为这一群体服务，咨询师需要仔细检验在自己的生活中，异性恋主义是如何导致自己忽视了对同性恋者的压迫以及同性恋者的挣扎的。很多同性恋者生活在一个充斥着压迫的环境中，维护社会正义的价值意味着同性恋者经历的很多问题都源于其所生活的社会环境。我们仍然生活在一个同性恋者不得不去争取他们在很多领域的基本权利的社会中，这些领域包括养育、就业、婚姻等。咨询师不能忽视同性恋恐惧症以及异性恋主义对个体所产生的巨大影响。而扭转疗法的实践者倾向于从同性恋来访者内部来探索其要咨询的问题的缘由（Schreier, 1998），而不去考虑来访者体验的各种社会压力。在这样做的过程中，临床人员强化了上述的恐同，而且还继续在其来访者的生活中延续了社会不公的生活经历。

第三，个体尊严和价值。咨询师应该重视人的价值和尊严，应该尊重个体与生俱来的尊严和价值。咨询师必须要意识到恐同和异性恋主义对同性恋来访者的自尊和自我价值的影响。至关重要的是，咨询师应该了解，一个人的性倾向困惑可能会影响其生活中的很多重要决定。（Hess & Hess, 1998）相反，扭转疗法治疗师将同性恋者视为需要被修复的。这种疗法的实施者没有将同性恋者看做一个个体的人，所以他们没有尊重这些来访者，而是侵犯了他们的价值和尊严。当恐同和异性恋主义占领了治疗的中心时，扭转疗法的实施者就会将同性恋当成是病态的和有瑕疵的。这样的态度造成了一个观点，那就是同性恋性倾向是次于异性恋性倾向的，是需要被停止或去除的。（Tozer & McClanahan, 1999）

第四，人际关系的重要性。咨询师需要强调人际关系，即良好的平等的咨访关系的重要性。扭转疗法对这一伦理的违背体现在，治疗师利用自己的地位和权力，以一个"专家"的身份操控那些想要改变自己的性倾向的同性恋者。扭转疗法建立在认为实施者是专家，而来访者个体应该去做任何他们被要求做的事的基础上。（Yarhouse, 1998）与这个立场相反，好的咨访关系应该保证尊重和承认来访者是他们自己生活中的专家；咨询师需要将其自身的很多偏见和有色眼镜放在一边，这些偏见会影响咨询师对来访者的了解。事实上，当扭转疗法的实施者没能将他们的来访者看作是其自己生活的专家，并忽视了他们关于自己生活的叙述时，就失去了人际关系的重要性。扭转疗法拒绝承认人是可以在一个开放的、培育的以及支持的专业关系结构中得到发展的。（Hess & Hess, 1998）扭转疗法治疗师的这种拒绝违背了咨询工作的核心伦理。而失去这种培育的、支持的关系，来访者的自尊和自我价值感会受到严重的损害并带来严重的后果。（Drescher, 1998）扭转疗法除了试图改变来访者的性倾向外，基本不会给予他们培育的、支持的环境。

第五，诚信。诚信是扭转疗法违背的第五个伦理原则。扭转疗法治疗师缺乏诚信体现在他们承诺同性恋来访者可以助其转变为异性恋者，但同样是这些治疗师，他们不会告知来访者目前只有很少的，而且是不可靠的证据表明扭转疗法是有效的（Halpert, 2000），以及只有很少的相关研究做了长期的后续调查。（Schreier, 1998）另外，很多扭转疗法的治疗师会为LGB来访者提供关于同性恋的错误信息，比如将所有的同性恋者都刻画成是不快乐的、悲惨的以及绝望的；欺骗来访者说同性恋性倾向是错误的，同性恋者都不会过上幸福的生活，同性恋性倾向是可以改变的；等等。扭转疗法治疗师的这些做法都有违诚信的伦理原则，会强化很多LGB来访者已经内化的同性恋消极信息。

第六，能力。能力的伦理原则要求咨询师应该在自己的能力范围内工作，并且要在实践中不断发展以及提高其专业技术水平。在目前的知识和研究都表明改变同性恋者的性倾向就算不是不可能也是非常困难的情况下，扭转疗法治疗师还继续使用这种疗法的技术作为改变性倾向的方法之一，就违反了这一原则。而当很多相关的专业协会都已经宣称某一种疗法是无效的以及有害的时候，要符合资格地实践这种疗法就是不可能的。尽管扭转疗法治疗师辩称这种疗法有效，但目前几乎没有严谨的、科学的数据支持这种疗法的有效性，以及使用这种疗法实现长期转变的可能性。所以，咨询师要符合接待同性恋来访者的资格，只有"通过熟练掌握同性恋相关的知识，并在实践中不断地探索自己的恐同、对同性恋的刻板印象以及个人信念和偏见对咨询过程的影响"来实现。（Hess & Hess, 1998）事实是很多扭转疗法治疗师都缺乏这种知识库和相关意识，也就不具备接待LGB来访者的专业能力。

此外，非常值得我们注意的一点是，有很多青少年同性恋者，在告诉家人其同性恋性倾向后，父母会强行带他们去进行扭转治疗。然而，咨询师仅凭未成年同性恋者父母的意愿，通过各种扭转疗法技术手段迫使其改变性倾向的过程，也是一种有违伦理的做法，有美国学者认为这样的过程甚至"涉嫌虐待儿童的罪名"。（Hicks, 2000）

扭转治疗"将社会的一致性置于个人需要之上，也可以进一步被定义为是一种专制的治疗方法"。（Drescher,1999）由于一些所谓的"科学"以及宗教和政治意识形态持续将同性恋看作是精神病理性的以及不道德的行为，而不是将其视为个人身份不可分割的一部分，所以同性恋依旧遭到刑事的、精神的以及心理的各种书写和编纂。（Robinson, 2000）

事实上，扭转疗法治疗师长期以来不公正地将同性恋看作是一种病态及可治愈的心理疾病，他们仅依赖自己不科学的甚至是有害的个人信念和情绪，而不是通过专业性强的研究来看待同性恋和扭转疗法；而且各种以改变同性恋性倾向为目标的疗法都有一个共同的基础，那就是认为同性性吸引和性行为反映了一种个体发展过程中的暂时的、非理想的状态，而这种状态是可以改变的。扭转疗法治疗师认为性倾向是个体选择的结果，是由个体意志控制的，因而需要经受主流道德评价的考验。（Stein, 1996）可见，那些支持扭转疗法的论断本身并不是以事实为依据的，而是以主流价值观为基础，所以得出的结论自然也是错误的。

扭转疗法治疗师从一个坚决的机械论的角度来实施各种以改变同性恋性倾向为目标的疗法。他们认为只有异性恋性倾向可以作为性行为和性别身份的推力，因为两种相对的力量（比如异性恋与同性恋、白种人与黑种人、男性与女性、中产阶级与工薪阶层）是不可能同时且平等地在同一个时空中存在的。这是一种异性恋主义以及社会精英霸权主义思想，是将性道德凌驾于性人权之上的不合理做法。而扭转疗法所谓的修复"男性气质"及"女性气质"，以使LGB个体转变为异性恋者的过程，是一个充斥着父权思想以及强化父权制社会男尊女卑的性别等级秩序的过程。扭转疗法治疗师基于对性别以及性倾向的刻板印象与二元划分，打着科学的幌子，以主流社会的道德观审视边缘群体，本质上是在侵犯性少数群体的权利和利益。

目前已经有很多专业组织和机构禁止相关的执业者在实践中使用任何形式的扭转疗法改变LGB来访者的性倾向，但目前还是有一些心理健康专业人员（主要是心理学家、社会工作者、心理健康辅导师和牧师等）在为其来访者提供扭转疗法，以改变LGB来访者的性倾向。此外还有一些牧师从宗教的角度提出"前同性恋"（ex-gay）的概念，为那些希望改变自己同性恋性倾向的个人提供个体或团体咨询。

第二节　如何对待寻求扭转治疗的来访者

中国心理咨询界流行的一个说法是：尊重来访者意愿，如果一个同性恋或跨性别的来访者，自己要求改变，咨询师就帮助他改变；他自己如果想悦纳自己，咨询师就应该帮助他自我悦纳。

这听起来似乎很"尊重来访者"。

但换个问题：如果一个异性恋者来了，说：我做异性恋做得很苦恼，追女孩子追不到，追到了还要买房买车养孩子，太累了，所以麻烦您把我"扭转"成同性恋吧。我们的心理咨询师是否仍然会"尊重来访者意愿"呢？

再比如，一位医生检查了一个病人，发现他至多有些小感冒，但他坚定地认为自己脑子里有一个大瘤子，让医生给他开刀。医生是否也要"尊重来访者意愿"，给他开刀呢？

许多时候，要求"扭转"的同性恋者，就是那个以为自己长瘤子而必须割掉的疑病者。

同性恋被从精神疾病鉴定标准中去除以后，专业领域依旧充斥着关于如何帮助同性恋者的挑战和伦理困境。是否该将扭转疗法当作治疗干预的方法的备选项，仍然存在不同的看法。

那些使用这种方法的咨询师宣称可以帮助同性恋者改变其性倾向或停止其同性性行为，并且辩称该疗法是尊重那些想要克服自己的同性恋性倾向或性行为的同性恋者的自我决定或选择。而扭转疗法的反对者认为那些扭转疗法的实践者为其来访者提出了一个根本不可能完全实现的幻想；并补充说使用扭转疗法相关技术的工作者，其实是对同性恋者有着强烈的厌恶情绪或偏见。

总之，尽管有许多研究证明了扭转疗法的无效性和不合伦理性，还是会有一些同性恋个体寻求扭转疗法接受治疗。咨询师面对这样的来访者，应该怎么办呢？

一　了解寻求扭转治疗的动因

由于扭转疗法的争议性，我们有必要指出促使个体试图改变自己性倾向的动机因素。当然，这里探讨的主要是那些主动寻求改变的LGB个体的动机因素，对于那些被迫改变，包括青少年LGB个体由父母带去做扭转治疗的情况，则另当别论。我们不排除这里提及的动机因素也可能是那些迫使LGB个体改变性倾向的人的影响因素。

西方的研究表明，在个体寻求扭转疗法的过程中具有决定性的作用的三个变量是个体的宗教取向、同性恋身份发展程度、内化的同性恋消极信息。（Erinn & Jeffrey, 2004）但是，这三个因素对于中国人的影响，可能需要调转过来，至少是将第一个个体的宗教取向放到最后。当然，宗教对中国人的影响力正在不断上升中。在中国，越来越多的人开始信奉各种宗教了，笔者也接触过一些信奉基督教的同性恋者。

这三个变量具体的情况如下（Erinn & Jeffrey,　2004）：

1. 个体的宗教取向

尽管并不是所有的宗教都反对同性恋关系，但确实有一些宗教对同性恋持有恐同或消极的态度。宗教心理学研究中，最广泛的概念建构是内在和外在宗教概念。那些在外在层面信仰宗教的个体通常是别有用心的，比如为了通过宗教信仰维持社会地位或获得社会支持；而对于宗教内在取向的个体，宗教是他们生活中很多事情的中心组织原则。可以说，宗教信仰"外在动机的人利用其宗教，而内在取向的人则生活在其宗教中"。由于宗教信仰内在取向的人对其宗教采取非常严肃的态度，而很多宗教又是反对同性恋的，所以对于这样的宗教信仰者来说，如果其恰好是同性恋者的话，就很可能对同性恋及双性恋持有充满偏见和歧视的态度，进而希望通过扭转疗法来改变自己的性倾向。而那些外在宗教信仰的个体相比内在宗教取向的个体来说，更倾向于将宗教信仰作为一种达到生活中其他目的的手段，也不会过于笃信自己的宗教教义，这种宗教信仰取向的同性恋者也就不会因为与其性倾向相冲突的宗教教义而寻求扭转疗法。另外，信仰宗教的同性恋者寻求扭转疗法的原因还包括宗教负罪感、被教区排斥以及对永恒的诅咒的恐惧等。

　　个体的同性恋性倾向与一些保守的教会和宗教组织之间的关系是非常复杂的。对一些教条主义的宗教来说，同性恋性倾向是非常有用处的。比如说，依靠其自身两极化教义的传统基督教，就运用这种两极化来强调自己想要传达的信息，通过确定什么是罪孽来树立正气；道德建设纳入对"不道德"的堕落形成鲜明的救济。在这一方面，同性恋性倾向提供了宝贵的功能。一些保守的宗教实践的前提是极端化，这在理论上导致了个体行为要么被救赎要么被诅咒的两极化结局。一般来说，LGB个体和同性恋权利运动对于一些宗教的政治保守派具有天然的闪光点的作用，是丑化的目标，这种丑化也得到了社会的认可。一些保守的团体将LGB个体以及妇女的生殖权利看作是组织共同的敌人，他们积极支持那些反对LGB的运动，质疑青少年应该获得关于性倾向或相关民事权利方面问题的信息，这些都是一些同性恋社区反对很多宗教组织的原因。出于这种情况，再加上由于一些人对同性恋社区不够了解，所以有宗教信仰的同性恋者要在同性恋社区告诉同伴自己的宗教取向，或者要在教区告诉周围人自己的性倾向，都是非常难的。（Haldeman, 2002）

2. 同性恋身份发展程度

　　同性恋者所处的个体和团体身份发展阶段也可能是引起个体寻求扭转治疗的原因。那些处于同性恋身份发展初期阶段的个体相比处于后期阶段的个体，有更大的寻求扭转疗法的可能性。这是因为那些身份发展较为成熟的同性恋者可能已经发展出了一系列应对机制，比如社会支持小组以及较高的自尊水平等，来管理被边缘化的身份，使自己的生活变得完整和有意义；而处于身份发展早期阶段的同性恋个体的特点是混乱、困惑、愤怒以及愧疚，这些强烈的感受源于个体生活在一个充满异性恋主义和恐同的污名化同性恋者的世界中。个体如果无法顺利有效地度过这些阶段的话，就很可能寻求扭转疗法。

3. 内化的同性恋消极信息

　　个体寻求扭转疗法也是对异性恋社会意识和同性恋亚文化觉察的结果，这些因素与内化的同性恋消极信息有共同的方面。比如说，个体渴望与异性恋的理想生活的一致性，害怕由被同性吸引所带来的社会污名；而且那些内化的同性恋消极信息也使个体觉得如果自己作为同性恋者来生活的话，未来的发展空间会非常有限。所有这些因素表明个体可能会内化社会对同性恋的消极信息的某些方面，认为社会不支持同性恋者，因而希望通过扭转疗法改变自己的性倾向。

而且，同性恋者内化的消极信息对于内在的宗教信仰与个体寻求扭转疗法的动机之间的关系有调节作用。那些具有内在宗教信仰，同时还内化了同性恋消极信息的同性恋者更有可能寻求扭转疗法。与此相反，具有内在宗教信仰取向的同性恋者，但没有采取内化的同性恋消极信息的个体不太可能寻求扭转疗法。

此外，信仰宗教的同性恋个体如果对宗教教义持有质疑和不确定的开放态度的话，就更容易接受自己非主流的身份，也就不会产生进行扭转疗法的想法。不过值得注意的是，个体的宗教探索取向与寻求扭转疗法的动机之间的关系也完全由内化的同性恋消极信息调节。因此，可以说个体的宗教取向，就其本身来说，在预测个体寻求扭转疗法方面不是很重要；只有同时考虑个体内化的同性恋消极信息时，才具有预测作用。

扭转疗法的支持者认为那些想要改变自己性倾向的同性恋者并不是因为内化的恐同才这样做，而是基于个体的信念体系以及个体对于什么是正确的感受而做出的决定。但事实远非如此，关于同性恋的负面信息被个体内化后会促使其寻求扭转疗法；那些认为在理解个体为什么会寻求扭转疗法的原因时，不用考虑内化的恐同的看法是错误的。如果没有整个社会无处不在的恐同气氛，一定不会有那么多要求扭转的同性恋者。方刚在20世纪90年代初进行同性恋调查的时候，在各地的心理门诊接触到许多要扭转治疗的同性恋者，但到了20年后的今天，大城市里已经几乎看不到这样的同性恋者，只在一些小城镇才会有希望扭转治疗的同性恋者。这就是因为大城市与小城市的文化不一样，后者更为恐同。

二　以真正助人的态度对待来访者

尽管同性恋亚文化在中国的建设已经取得了非常大的进展，恐同至少在一些大城市已经松动，但主流社会根深蒂固的异性恋主义和恐同偏见，再加上一些强大的保守势力对同性恋的敌对态度，使很多LGB个体仍然经历着与其性倾向相关的深刻的不适感，进而希望通过扭转疗法改变自己的性倾向，以减少同性恋或双性恋性倾向带来的冲突和心理不适感。但是，鉴于如前文所述扭转疗法的违反伦理性和不科学性，再加上性倾向多元化视角下同性恋和双性恋性倾向的去病理化，咨询师面对那些寻求扭转疗法的LGB来访者，需要非常谨慎。

面对寻求扭转疗法的来访者，咨询师首先应该做的不是开始扭转治疗，而是应意识到针对性多元来访者时必须有的一些伦理，这包括：对治疗的知情同意，替代治疗（比如本书介绍的肯定性咨询）的可行性，传播准确的关于性倾向的临床和科研信息，尊重个人自主权，预防心理健康执业者的偏见等。

不管是扭转疗法的支持者还是反对者都必须承认，同性恋者寻求改变性倾向时呈现出来的心理和社会问题是非常复杂的，咨询师在接待这样的来访者时，需要非常谨慎。

下面，列举一些咨询师接待想要进行扭转治疗的LGB来访者时，需要注意的相关事项和可以采取的具体做法。

1. 咨询师需要不断自我成长

咨询师需要不断自我反省和成长。我们每个人都生活在一个异性恋体制的社会里，正是这样的社会化历程，塑造着许多咨询师内心深处的恐同思维。很多扭转疗法治疗师会误导来访者，使他们相信所有的同性恋者注定不可能快乐的生活。咨询师应该牢记主流社会对LGB个体的误解和社会偏见，以及咨询师在咨询中表现出来的对同性恋性倾向的个人偏见，会加剧来访者的困扰。有研究显示，治疗师对同性恋的偏见会加重来访者已经体验到的自我厌恶感。（Drescher, 2002）异性恋咨询师在接待同性恋来访者之前，需要检验和解决自己内化的恐同和异性恋主义。咨询师的这一个人评定过程，是其发展接待LGB来访者的技能很重要的组成部分，也是避免其为LGB来访者提供违背伦理的咨询服务的必要前提。

2. 重新理解尊重来访者意愿与价值中立

尊重来访者意愿没有错。但是，这应该是建立在来访者充分知情，对自己面临的问题、所处的环境有全面了解的基础上，所做出的自我决定。而不应该是对同性恋、扭转疗法等有错误的认识基础上的决定。那样的"意愿"并不是他们的真实意愿，而是主流社会强加给他们的，不是他们的真实想法。

咨询师的价值中立也没有错，但这一定是不能违背人类共有价值观基础上的价值中立。恐同是主流社会对同性恋的一种压迫，对于这种压迫保持"中立"，就仿佛你去看望你的外祖母，发现她正在房中和一头闯进来的熊搏斗，你便倚着门框说："我中立，你们斗，我不干涉。"这里异性恋主义可以比作那头熊。由此可见，对被压迫的、基本人权受到侵犯的弱者不出手救援的"价值中立"，就显得非常荒唐。

3. 了解来访者以前的咨询经历并关注可能的创伤

有关该如何帮助那些经历了失败的扭转疗法的同性恋来访者从失败的经历中恢复的信息却很少。目前我们还无法确切地知道那些被扭转疗法伤害的人的比例，但初步的数据表明，大部分经历过扭转疗法的同性恋者都报告了由这种失败的疗法带给他们的消极后果。（Shidlo & Schroeder, 2002）所以咨询师在接待寻求扭转疗法的同性恋来访者时，有必要先询问来访者之前是否经历过扭转疗法。对于那些有过扭转疗法经历的来访者，咨询师应该仔细评估这种疗法带来的任何可能的心理和情绪后果。有些情况下，咨询师在帮助来访者整合身份之前，需要先治愈来访者之前经历的扭转疗法造成的耻辱感和抑郁症状。

4. 帮助来访者觉察寻求扭转治疗的动因

如前所述，寻求扭转治疗者可能有不同的原因，他们可能自己也不清楚。咨询师应该帮助他们觉察到这些原因，应该同来访者探讨个体改变自己性倾向的动机因素。咨询师可以帮助来访者探索其对于同性恋的消极看法和感受，以及出现这些看法和感受的原因。有时候，寻求改变性倾向的同性恋来访者事实上是由于其内化了关于同性恋性倾向是不可接受的信息，也可能是由于个体处于身份发展的早期阶段。对于咨询师来说，重要的是帮助来访者检验源于社会、宗教以及家庭的各种与同性恋性倾向相关的信息，这些信息可能鼓励或迫使一些来访者为了改变自己的同性恋性倾向而寻求和接受扭转疗法。

5. 清楚告知扭转治疗的风险并讨论替代方法

咨询师有必要告诉寻求扭转治疗的来访者，目前还没有科学的研究证明扭转疗法的有效性；甚至很多LGB个体经历这种疗法后，会引发更多的身心创伤。只有在充分知情的基础上，来访者才能真正做出自己的判断，表达自己的真实愿望。对于那些由父母强行带去进行扭转治疗的青少年同性恋者，咨询师应该避免告诉未成年同性恋者的父母他们可以通过治疗或其他方法改变同性恋者的性倾向。咨询师有义务教育同性恋者的父母、监护人，尤其是青少年同性恋者及其家人，不应该寻求将同性恋看作是精神疾病或发育障碍而采取措施改变性倾向的咨询或治疗。

6. 帮助来访者成长

咨询师需要在尊重来访者的基础上，帮助来访者挑战其拥有的关于同性恋的基本信念；并鼓励来访者寻找社会支持源，发展与同性恋社区的联系。咨询师可以和来访者一起仔细检验促使来访者产生不适感的社会环境，包括社会支持；确定来访者生活中是否存在积极的LGB角色榜样。同性恋者增加与同志社区的接触程度，有利于个体重新朝着积极的方向来定义自己的身份。对于许多同性恋来访者，笔者采取的一个常用方法，便是介绍他们进入同性恋社区，在同性恋伙伴和同性恋亚文化中成长。当然，也有同性恋社区的朋友认为，对于未成年的同性恋者，不建议进入社区。

咨询师可以帮助来访者提升自我接受度，发展积极的身份认同，从而减少来访者寻求扭转疗法的倾向。

7. 帮助来访者实现宗教身份与性身份的整合

宗教和精神实践对一些LGB个体或那些挣扎于同性恋相关问题的人具有特殊的意义，宗教可以为身处痛苦中的灵魂提供安慰。宗教信仰对很多人来说，在身份形成中具有中心、组织性的作用，是个体不能放弃的。对一些信仰宗教的同性恋者来说，由于性倾向而失去家庭、社区、信念体系以及中心身份的损失是如此之大，以至于他们宁愿选择以扭转疗法改变性倾向为代价来换取对自己宗教的忠诚，尽管这种代价是昂贵的。

宗教取向与性倾向之间的不和谐常常会给当事人带来困境，那些能成功地将二者整合的个体是幸运的。对于处于十字路口的来访者，咨询师的任务不是为其提供智慧、意见或方向，而是提供一个相对安全的环境，使来访者能自由地探索与其身份冲突相关的充满挑战性的问题。此外，咨询师有责任为来访者提供相关方面的准确信息，并告诉来访者所有可供选择的做法。包括要让来访者知道，今天宗教对于同性恋的态度已经发生了很大的变化。即使是基督教内部，也存在关于同性恋的不同态度。在同性恋婚姻得到法律保障的国家，同性恋者甚至也可以在教堂中举行婚礼，甚至可能有同性恋牧师代表上帝为他们证婚。应该让处于宗教压力下的同性恋者，清楚地了解这一事实。咨询师应该帮助来访者在一个安全开放的环境中探索其宗教信仰的意义，为来访者介绍一些可以接受信仰者的同性恋性倾向的宗教组织，尽量帮助来访者达成其宗教身份与性身份的全面积极的整合。

宗教和性是两个最容易激起咨询师和来访者的情绪反应的问题，二者相互作用更是加剧了这种可能性。咨询师接待在宗教和性方面存在冲突的来访者时，应该特别警惕自己对宗教或性方面，或二者兼有的感受，要避免产生可能加剧来访者困扰的反移情效应。这些反移情反应可能是明显的和口头的，也可能是微妙的和非语言的。不管是哪种情况，如果咨询师感到接待这样的来访者有困难时，就应该及时与其他咨询师磋商以获得指导或直接转介给其他可以胜任相关工作的咨询师。考虑到同性恋社区与保守的宗教世界之间的冲突问题，同性恋性倾向的咨询师尤其可能对那些具有强烈的保守宗教信仰的同性恋来访者表现出负性反移情。而尊重来访者的宗教经验，将其看作是来访者合法身份的组成部分，是所有咨询师接待充满冲突的来访者时该有的做法。那些能代表LGB群体的利益、具备接待LGB来访者资格的咨询师，从符合咨询伦理的角度认为咨询师应该避免在宗教世界里病态化LGB来访者。因此，支持同性恋的咨询师也应该避免或明或暗地贬低那些拥有保守宗教身份的来访者。

总的来说，是反同性恋的社会污名，而不是性倾向本身，使得一些同性恋者产生寻求扭转疗法的动机。鉴于缺乏证明同性恋和双性恋是精神疾病的证据，所有符合资格的咨询师都应该拒绝实施任何类型的性倾向重新定位疗法。面对寻求扭转疗法的LGB来访者，咨询师应该全面识别和理解来访者由于内在和外在的恐同而觉察到的被歧视感，帮助来访者整合其性身份，完成自我认同。

2013年1月，美国加州同性恋转换治疗禁令正式生效，该法律禁止一种具有争议性的治疗（即通过治疗逆转在儿童和青少年中的同性恋性倾向），从而使加州这一美国人口最多的州成为第一个禁止在年轻人中进行所谓的（性倾向）转换治疗的州。由州长签署的该法律禁止治疗师对18岁以下的儿童和青少年进行性倾向转变的辅导。该法律受到了加州心理学协会的支持。同性恋权益组织说，这种治疗会对男女同性恋青少年造成心理上的伤害，从而导致抑郁甚或自杀。他们说，这种治疗并无医学根据，因为同性恋并不是一种疾病。

同年7月，美国最大的针对同性恋者进行扭转治疗的机构"出埃及记"宣布关门，其主席钱伯斯对这些年来被他言论伤害的男女同性恋、双性恋、跨性别者致歉，"什么同性恋治疗都是唬人的，我从没看过有人成功改变！"

臭名昭著的"扭转治疗"，可以终矣！

第三章

性与性别少数心理健康观念的演变

第一节 同性恋罪行化到正常化的过程

一 西方同性恋观念的演变

同性恋这一现象古已有之，贯穿于不同时期不同文化的历史进程中。作为历史上普遍存在的一种文化现象和行为模式，它在某些文化中曾享有很高的地位。其中最引人注目的是在古希腊文明中的情形，希腊人曾把同性恋视为"高等教育"的分支；而中国在两晋南北朝时期也曾在福建等地崇尚"男风"，同性恋现象尤其是男同性恋现象的盛行，可与古希腊时期相提并论。这些时期，人们所指称的同性恋行为单纯就是一种性活动，不涉及性倾向的定义和评判，"这种行为的意义只限于所做的事（doing），不涉及人的本质（being）"。（李银河，2003：133）此后，随着基督教的兴起，同性恋在西方才被认为是罪恶行为。在漫长的中世纪，欧洲的教会和一些国家制定了多种惩处同性恋的法律，其中包括长期监禁和苦役，甚至将同性恋用火刑、绞刑等方法处死。中国同性恋现象没有像欧洲那样大起大落，但受传统儒家思想的影响，同性恋行为也被认为是与传统道德相背离的不良现象，这对同性恋者的生存处境造成了不良影响。

18世纪起，人们开始更多地从医学的角度研究性方面的现象。随着科学特别是神经病学的发展，在18世纪末和19世纪初，同性恋行为被病理化，那些有此类活动的人被当作越轨者、堕落者、倒错者。瑞士医生克洛德·弗朗索瓦·米基亚于1849年发表了有史以来第一篇关于"性变态"的文章，首次提出同性恋是一种先天的生理缺陷。此后，随着克拉夫特·埃宾所著的《性心理疾病》（1886）的出版，在第一部分"性倒错"中论述了同性恋。埃宾认为同性恋不是一种犯罪行为，而是精神疾病，应该以"咨询"代替监禁和惩罚。此书独树一帜地坚持道德中立的态度，在同性恋普遍被刑事化或受到道德谴责的当时使同性恋者免于牢狱之灾。

可以说，同性恋的病理化取代罪行化是社会进步的表现。但是，另一方面，在人们开创性地从医学的视角观察和审视同性恋的时候，知识和权力就相应地介入到对同性恋的探讨之中，这意味着同性恋不再被单纯地视为一种存在方式。随着人们对医学的过度依赖，对同性恋的认知也走向了另一个极端——完全抹杀了同性恋存在方式的合理性。

1905年，精神分析学派的创始人、奥地利精神病医生、心理学家弗洛伊德在其《性欲三论》中指出，同性恋属于一种"性倒错（gender inversion）"，是性心理发展停滞。（孙振栋，2002：593）依据弗洛伊德的观点，同性恋仅为"变态"，而非"病态"，这冲击了同性恋为性病态的观点，为同性恋的非病化奠定了基础。

1933年霭理士写就《性心理学》一书，称同性恋为"性倒错"，认为"同性恋是先天性的，不属于疾病咨询的范畴"（Bynum，2002），"首次在英语世界里提出了同性恋非罪非病的观点"。（二言，2004）此后，为同性恋非病化做出突出贡献的多数为性学家，他们摒弃了心理和精神病医生们关于同性恋是一种"疾病"以及需要"咨询"的观点，开始从科学的层面上普及关于同性恋的知识。

最典型的是美国性学家金赛（Kinsey）及其研究团队分别于1948年及1953年出版的《男性性行为研究》与《女性性行为研究》这两本书中，他们通过对几千名人员的调查，发现同性恋在人们的生活中普遍存在，其比率远比人们觉察到的要高。（Kinsey，1948，1953）1951年，人类学家克利夫兰·福特和弗兰克·比奇发表了《性行为模式》一书，通过对不同文化和动物性行为的研究，发现同性恋是一种普遍存在的性行为方式，证实了金赛的研究结果。（Ford，1951）福特和比奇认为同性恋是一种和异性恋一样的正常性爱表达方式，他们还对精神病医生具有的干涉权力提出了质疑。1957年，美国心理学家艾弗伦·胡克博士通过对同性恋者和异性恋者的对比研究，发现同性恋行为主体的心理健康状态丝毫不亚于异性恋人群。她认为同性恋的"病态"是社会压制的结果，帮助他们的最好方法是宽容而非咨询。（Hooker，1957）

金赛、福特、比奇以及胡克等人的调查数据和结果在挑战了同性恋病理化观念的同时，也极其严厉地质疑了精神病学的理论基础。"具有医科学历的法国思想家米歇尔·福柯在《疯癫与文明》一书中指出，医学赋予医生定义疾病的权力，精神病学家从自己所处的正常状态出发，将偏离这种状态的人定为患者；殊不知，常人世界从'患者'看来也是偏离正常的。所谓'正常'的标准是相对的，而不一定是对事实的客观反映。"（二言，2004）

此后，经过一系列运动和争论，到1973年，美国精神病学会（American Psychological Association，简称APA）经投票决定将同性恋从《精神障碍分类与诊断标准》（Diagnostic and Statistical Manual of Mental Disorders，简称DSM）中移除，并声明同性恋并不意味着判断力、稳定性、可信赖性或一般社会及职业能力的损害（Drescher, 2010）；但仍保留了"自我不和谐的同性恋"（Ego Dystonic Homosexuality，即EDH）条款，将心理状态不佳的同性恋者视为医疗对象。（Spitzer, 1981）直至1987年，DSM-III-R中移除了"自我不和谐的同性恋"条款，标志着美国精神病学会真正接受了同性恋非病化的主张。

1992年，联合国世界卫生组织（World Health Organization）将同性恋剔除出疾病分类，以类似于"自我不和谐的同性恋"条款代替了原有的疾病诊断标准，标志着同性恋非病化及正常性受到了国际医学界的承认。1999年，美国心理学会、精神病学会和澳大利亚心理学会发表强烈措辞，反对"咨询"同性恋。

二　中国同性恋去病化历程

1997年，我国《刑法》废除了流氓罪，被认为标志着中国同性恋的非罪化。

在非罪化的同时，中国的同性恋非病理化历程也在逐步推进中。1996年9月，中华精神科学会设立《中国精神疾病诊断标准第三版》（CCMD-3）工作组，重新修改制定中国精神疾病分类与诊断标准，计划通过几年时间，制定出符合中国"国情"并尽可能与国际标准接轨的中国标准。随后，中华精神科学会常委会在2000年年底通过了这个新的标准，并于2001年4月正式出版了CCMD-3。新标准不再将同性恋划入病态。虽然CCMD-3对同性恋的去污名化并不是彻底的，但这毕竟是同性恋去病理化工作进程中的重要里程碑之一，也被认为是中国向国际标准接轨的重要表示。

根据CCMD-3对于同性恋的记述，其中对"性指向障碍"的解释是：性指向障碍指起源于各种性发育和性定向的障碍。从性爱本身来说，不一定异常，但某些人的性发育和性定向可伴发心理障碍，如个人不希望如此或犹豫不决，为此感到焦虑、抑郁，及内心痛苦，有的试图寻求咨询加以改变。这是CCMD-3纳入同性恋和双性恋的主要原因。对"同性恋"的诊断标准是："1. 符合性指向障碍的定义。2. 在正常生活条件下，从少年时期就开始对同性成员持续表示性爱倾向，包括思想、情感，及性爱行为。3. 对异性虽然可以有正常的性行为，但性爱倾向明显减弱或缺乏，因此难以建立和维持与异性成员的家庭关系。"

CCMD-3 与CCMD-2 的区别是，性指向（这里包含同性恋和双性恋）"从性爱本身来说，不一定异常"，表示同性恋或双性恋作为整体概念并不异常。CCMD-3中的"同性恋"疾病单位只包含了"自我不和谐"的同性恋，不包括"自我和谐"的同性恋。换句话说，只有那些自我感觉不好的同性恋者才将继续被视为医疗对象。如果同性恋者自我感觉良好或者不希望改变性倾向，那么他/她就不能被视为异常。

可见，CCMD-3 仍没有达到世界卫生组织的标准或者美国精神病学会的目前标准（即1986 年后完全剔除同性恋）。但是，无论这一表述还有多少不尽人意之处，在当时仍然是重要的进步。1994年CCMD-2的修订稿CCMD-2-R中对"同性恋"和"性变态"定义将所有的同性恋者均包括在性变态中，这表示同性恋是异常的，是病态化的。由此看来，CCMD-3在同性恋去病理化的纠正工作中迈出了重要的一步。

CCMD-3中关于"病与非病"的分类为心理咨询的诊断提供了权威依据。标准化修订对于咨询师面对同性恋来访者时的咨询，具有重要意义，它使得咨询师在接待同性恋来访者时有一个较为正确的评估与鉴定标准。但是在临床实践中，虽然有了CCMD-3关于同性恋的新界定，一些精神科医生的观念并没有得到改变。另外，由于社会文化的影响，社会大众对同性恋所存在的偏见也没有明显的减少。（方刚，2012：155—168）观念不改，CCMD改变没有实质性的作用。从同性恋诊断标准的删除到公众真正的接纳，这中间还有很长的路要走。社会、学界以及同性恋者自身都应该继续为之发挥出自己的作用和贡献。

三　同性恋运动与同性恋去病化

无论是在西方还是中国，关于同性恋心理健康演变的历史总是伴随着很多具有历史影响意义的事件逐步推进的。这其中，同性恋组织的出现和同性恋运动的发展对于促进人们改变对同性恋、同性恋心理健康以及同性恋心理咨询的观念具有不可忽视的影响，对于同性恋的去病理化历程具有积极的推动作用。

里卡塔在20世纪80年代初撰写了《同性恋权利运动》一文，文中回顾了以欧洲为源头的美国同性恋权利运动史，将其概括为8个阶段：①从1908年至1945年，在这一时期，只有零散的个人的尝试，试图为同性恋和同性恋者的权利作辩护；②第二次世界大战后的数年间，这是城市男同性恋"少数派群体意识"的觉醒时期；③1950年至1952年，同性恋者寻找身份认同的时期；④1952年至1953年，同性恋者对自己长期受到不公正待遇的愤慨爆发出来的时期；⑤1953年至1960年，同性恋运动加强信息交流、注重教育领域的时期；⑥1960年至1968年，将民权运动引向同性恋运动的时期；⑦1969年，开始出现大规模同性恋运动的时期；⑧1973年至1979年，同性恋运动与政府通过正式渠道对话的时期。整个70年代以同性恋运动的联合与成功意识告终。（转引自李银河，1998：372）

大规模的同性恋解放运动是以1969年6月29日发生在纽约格林威治村石墙（Stonewall）酒吧中的警察与同性恋者的冲突为起点，随后爆发了人数达400万的大规模游行示威，轰轰烈烈的同性恋争取权利的运动由此拉开序幕。每年"石墙暴动"纪念日前后，美国的同性恋者都会举行规模宏大的纪念、游行活动。

在同性恋解放运动之前，美国的同性恋者只能通过地下网络联系；而现在，大多数美国城市都有了同性恋社区，尽管大多数的同性恋者并不在同性恋社区中生活，而继续在普通人当中生活。这些同性恋社区就像在实践福柯的理论——去"成为同性恋者"。

席卷西方的同性恋运动的结果是，到20世纪后期，一些工业化国家，首先是北欧国家设立了惩处针对同性恋者的歧视行为、保护同性恋者一般权利的法律。至20世纪末，首先是丹麦、挪威、瑞典、荷兰诸国，继而德国、法国、比利时等国通过了给予同性恋者与异性恋者各种平等权利或接近平等权利的法律。最有代表意义的是通过"同性伴侣法"或"同性婚姻法"，承认同性恋者的结合可以享有异性婚姻同样的权利，包括给予对愿意结合成配偶的同性伴侣与异性婚姻相同的社会福利、保险、财产继承权利。

与西方国家相比，中国的文化土壤中没有极端的保守派，又没有极端的激进分子。我们国家既看不到同性恋者因为性倾向而被殴打致死，也看不到同性恋大游行，所以，在我国，同性恋运动的发展和同性恋组织的成长是一个悄无声息的过程。从20世纪90年代初以来，随着国内外各种思潮的出现，中国的同性恋者权益运动和组织也逐渐发展和形成。而今，在一些大中城市，已经成立了很多同性恋社区，还出现了同性恋酒吧等同志娱乐场所，方便同性恋者交流和成长；再加上互联网的发展，网上的同志论坛和社区也如雨后春笋般进入人们的视野中。

中国的同性恋运动与同性恋去病理化有着千丝万缕的联系。CCMD-3针对同性恋条例的修订工作从一开始就遇到了重重阻力，甚至工作组中的一些专家曾决定放弃对其进行修订，而正是由于当时国内同性恋群体及组织在幕后的积极参与、努力配合，最终推动了该修订工作得以实现。在对参与了这一修订工作的北京回龙观医院刘华清教授的口述史访谈中，刘华清回忆说（方刚，2012：159—160）：

> 在这个制定过程当中，其中有同性恋者这一块的研究工作。同性恋者是精神科的疾病还是他/她作为正常人的一个选择，在当时国内外都有一些争议。当时这项任务是分给另外一所非常著名的大学的附属医院来做，这个教授是老教授了，他说同性恋不要研究了，就是性心理障碍。他对这个研究是不感兴趣的。
>
> （当时）好多人，就是说同性恋的人群、同性恋的一些组织者、民间的组织就通过电子邮件、通过信、电话找到我，说：你在北京，正好我们这一群人也在北京，可以接受你的访谈，也可以接受你量表的筛查和测量，我们自愿帮你做这个工作，在社区在酒吧在家里都可以做。正好这个老师不做了，北京的同性恋人群也出动了也跟我主动联系，（所以）我们这个工作就拿下来了。

通过刘华清的叙述，可以清楚地看到当时国内一些同性恋的组织、民间的组织已经开始为同性恋去病理化的工作奔走呼吁。他们通过自身的努力，主动联系研究人员，帮助研究人员得到更加全面、准确的资料。也正是由于同性恋者的主动参与，使得刘华清等工作组成员有机会去接触更多的同性恋者，为研究提供了更丰富的案例，从而有机会帮助公众和专业人士正确认识同性恋者。

> 同性恋的人群他们主动地邀请我参与到他们的社区里，参与到他们的活

动里面，家庭聚会当中，我和郭大夫也去过他们几次的聚会，包括小型的聚会、大型的聚会。当时做测查工具量表的这个使用方面，他们也给予很大的帮助，他们愿意去做，愿意帮助我们，他们也愿意去证明自己不是心理障碍的患者，这样对我们的工作提供很大的方便。是很有意义的。

　　而且他们同性恋这个人群和社区也让我很感动，比如很晚了，他们开车送我回家。因为他们都晚上10点以后活动，活动到凌晨两三点。因为我愿意和他们做朋友，取得信任，他们这群人有一部分人经济状况很好，提供交通工具给我，送我回家。然后帮我联系到更多的（受访者），（我们）就是滚雪球地采访他们。

在当年，同性恋社群如此积极、明朗地与精神科医生的接触，对于让后者了解自身，为族群去污名化做出了重要的贡献。

可以说，同性恋者联合起来争取自己权利的过程，也是一个不断推动主流社会变革对同性恋心理和精神健康状况的观点的过程。当越来越多的同性恋者出现在大众视野中的时候，人们会发现"同性恋"这一性倾向本身并不是病，有病的是社会的异性恋霸权主义，是人们多元文化意识和包容思想的缺失。

第二节　中国同性恋心理咨询理念的演变

中国大陆的同性恋研究始于20世纪80年代，是随着性学研究的推进而发展起来的，主要的研究成果集中在医学、社会学、心理学领域。一些专家和学者初步从理论和调查资料两方面介绍了同性恋的基本状况。到90年代中后期，由于防治艾滋病主导话语的流行，关于同性恋（主要是男同性恋）的讨论开始增多，同性恋研究的主要问题集中在同性恋的定义、同性恋成因、同性恋行为主体的心理健康状况及同性恋的心理咨询等方面。总体而言，国内的同性恋研究偏重实用主义倾向而较少具有批判主义色彩；而且，有些研究中充斥着异性恋主义的色彩；最重要的是，几乎没有以同性恋肯定性态度从心理咨询角度论述同性恋心理咨询的研究。少数正面支持、肯定同性恋的研究和著述，弥足珍贵。

一　心理学以外的同性恋研究

1981年《大众医学》发表张明园介绍《红楼梦》中同性恋现象的文章；1985年《祝您健康》发表阮芳赋《同性恋——一个未解之谜》，认为同性恋是正常的；1990年，顾学琪在上海对111名男女同性恋者进行了调查，并在次年发表报告。1996年6月起，在香港先后出版了大陆同性恋者自述、同性恋题材的长篇小说《我们活着》、《好男罗格》、《桃色嘴唇》、《三角城的童话》等。

在社会学领域，王小波、李银河夫妇1989年起对数十名男同性恋者进行个案访谈式研究，合著的《他们的世界》是中国第一部关于男同性恋人群的性社会学专著。王小波认为不管是同性恋还是异性恋，对爱情忠贞不渝的人总让人敬重。在此基础上，经过数年研究，李银河不断增加个案积累，于1998年出版了

《同性恋亚文化》，因其通俗可读和丰富的案例而产生了广泛的影响。1997年王小波创作的国内第一个同性恋题材电影剧本《东宫西宫》被收入他的作品集。

1991年起，万延海等人开始进行针对同性恋人群的健康教育研究；1992年，潘绥铭对北京等4城市同性恋者性行为进行取样调查；1994年，张北川历十年研究所著50万字的《同性爱》出版，这是国内第一部全面讨论同性恋问题的学术著作。这些研究成了张北川等人在同性恋人群中开展艾滋病干预行动的依据，也有利于人们对同性恋的正确认识。

此外，时任《天津工人报》记者的方刚，在1995年初出版了《同性恋在中国》（吉林人民出版社），成为当时的畅销书，众多媒体报道，引发极大的社会影响力。但以现在的眼光看，那本书仍然存在着历史的局限与个人的局限。该书直言"同性恋不是病、不是罪，同性恋者是我们的兄弟和姐妹"。但在主调为同性恋平权的基础上，仍不乏对同性恋者歧视的内容。笔者此后近20年一直在各种场合对其进行自我检讨和批判。但在当时，因为此书的巨大影响力，确实令一些处于自我否定中，甚至自杀边缘的同性恋者看到了生存的希望，直到今天，笔者仍收藏着2000多封当年同性恋读者写来的感谢信。

总的来说，中国同性恋社会学方面的研究，对于人们从整体上了解中国的同性恋发展和研究脉络有很大意义。

二　心理学视角下的同性恋研究

与社会学对同性恋的肯定与支持的总体态度相比，中国心理学视角下对同性恋的研究多集中于探讨同性恋的成因，进而衍生出如何预防个体成为同性恋方面的建议；更有甚者，一些研究者一直到现在依然在探讨该如何"咨询"同性恋，将同性恋性倾向看作是一种需要"咨询"的"疾病"。

1. 同性恋成因的研究

关于同性恋的成因，国内的研究情况总体上与国外的研究相类似，主要包括两大学说。一种认为是由生理因素造成的，强调同性恋是由生理因素决定的，主要探讨了遗传因素、激素水平和大脑结构三方面的影响。另一种认为是由心理社会因素造成的，包括精神分析学说，认为同性恋是性心理发展中某个阶段的抑制或停顿，其中儿童期（3—5岁）是人类性心理发展过程中的关键阶段。该学派还认为，儿童期由家庭造成的儿童性别角色认同的错误也是导致同性恋的一个因素。还有行为主义学派，强调环境对人的学习和影响作用，认为同性恋的发生与个体早期的心灵创伤或颠倒性别抚养有关系，如果少年期萌发的性幻想和性体验没有得到及时的纠正也会使性倾向的形成偏离正常轨道。行为主义学派称同性恋行为是习得性行为，可以通过改变行为而得到"矫正"。大部分学者认为同性恋是生理、心理、社会因素共同作用的结果。

刘达临、鲁龙光在其主编的《中国同性恋研究》中总结了同性恋者性倾向的成因，几乎涵盖了中国各种关于同性恋成因的观点，强调遗传基础、环境因素和教育因素共同作用的结果，认为这些因素对形成同性恋的作用与影响人的生理心理过程的发育一样，遗传是物质基础，环境是决定性因素，教育具有主导作用。（刘达临、鲁龙光，2005：232）

具体来说，根据该书作者的分析和总结，同性恋形成的各种因素包括（刘达临、鲁龙光，2005：244—247）：

第一，同性恋者遗传和生理生化改变。

认为同性恋者与异性恋者存在某些遗传和生理因素的差异，包括雌—雄性激素、脑结构、脑神经的差异；另外，由于性生理发育的偏离，睾丸或卵巢结构和功能发育的偏离引起体内性激素水平和内分泌功能的紊乱，影响性生理和性功能的发育，出现了第一、二、三性征发育和性功能发育的偏离，造成了成年以后一系列性生理和性功能的障碍或疾病，引发同性恋性倾向；而且，有些同性恋者还存在家族遗传的可能性。

第二，环境及教育因素。

认为父母对孩子的性与性别角色教育失误，或者是家庭结构失衡，主要是父亲过于懦弱母亲过于强悍，使得孩子无法学习和完善传统性别角色的要求，身上具有传统异性角色的性别气质，无法在成年后与异性发展恋爱关系。此外，个体早年经历的创伤或性体验不良，或者是在孩童时存在人际关系障碍，这些也是导致个体日后发展成同性恋者的可能因素。

可以说，以上各种有关同性恋成因的环境和教育方面的观点，很多是基于男女性别角色刻板印象以及性别角色二元划分机制之上的分析，不符合多元性别文化发展的浪潮，充满了责备父母养育方式的意味。而且，在一项印第安纳大学金赛性学研究所的研究中（Bell, Weinberg & Hammersmith, 1981），研究者对比了具有相似年龄、教育和宗教背景的979名同性恋成人和477名异性恋者。这项研究发现，童年时期和其家长的关系，包括和异性家长的关系，对他们今后成为同性恋者或异性恋者没有显著影响。该研究发现，没有经验性资料支持那种广泛流传的观念，认为同性恋起因于年长者的勾引，或因为和异性成员不寻常的经历，或由于被其他人标签为同性恋者。这些发现驳斥了早先的关于同性恋成因的理论，包括精神分析学派的观点，认为同性恋起因于和父母或异性的病理性关系。这些理论一直基于小规模的对前来寻求咨询其同性恋的人进行的案例研究。相反，这一科学的经验性研究基于生活在社区中并标榜自己为同性恋者的同性恋男人和女人。

很多关于同性恋者与异性恋者生物学解剖学方面差异的研究，其科学性和可靠性还有待确定，但就算是两者确实在某些生物特征方面存在些许的差异，那些主张同性恋者与异性恋者之间存在差异就意味着适应不良的理论是不负责任的、无知的，或两者兼而有之。

在西方，20世纪70年代以前对同性恋的研究主要包括个案研究或报告，重在其假定的病理方面，企图确定其原因，从而消灭它。这种研究被描述为，基于"一种信仰体系，认为异性恋比同性恋优越，或比同性恋更加自然"。（Morin，1977）此后的更多研究集中在同性恋者的特征、其心理社会问题以及社会对同性恋者的态度。在80年代，西方心理学界一种时兴的观点认为，同性恋"是一种在性爱吸引和关系上的自然变异，并且男女同性恋者身份的确定是一个可行的和健康的选择，而许多男女同性恋者生活中的问题被认为来自于负面的对同性恋的社会态度"。（Garnets & Kimmel, 1993）

而中国目前还有人在研究同性恋的成因以及如何预防同性恋，这是在做西方20世纪70年代做的事情，其研究的主要动机之一无非是确定其原因，进而想办法防治同性恋者的性倾向。当然，在各种学科及人员热衷于探讨中国的同性恋成因的时候，也有学者提出"也许，同性恋的成因是一个永远也无法搞清的问题。事实上，我们实在没有必要去搞清它。这样的人存在了，我们便要思考他们的权利，而不应该受他们从何而来、如何来的左右"。（方刚，2011：281）

其实，只要不伤害他人，一个人选择什么样的生活方式完全是他自己的事，他人无权干涉。这是一项基本的权利。如果不承认这项基本权利，那么不管同性恋成因的研究得出什么样的结果，都不会给人类带来任何益处。

2. 同性恋的"防治"

研究同性恋成因的同时，中国的一些研究者同时提出了该如何"防治"同性恋性倾向。

在"咨询"个体的同性恋性倾向方面，研究认为"对同性恋者的咨询是个十分复杂的问题，比其他一切咨询都更为复杂。首先，同性恋者是不是认为自己有咨询的需要；其次，即使当事人认为应该通过咨询以改变现状，还有一个是否有勇气承认自己是同性恋者并接受咨询的问题。即使这些问题都不存在了，这方面的科技发展水平如何，咨询效果又如何呢？"（刘达临、鲁龙光，2005：270）但即便是这样，中国的很多心理咨询师面对同性恋来访者时，或者是依据咨询师自己的意志，或者是依据来访者或其父母的意愿，希望改变来访者的性倾向，视这种改变为预后良好。这些咨询师倾向于认为同性恋是一种反常行为，需要矫正和咨询。事实上，大部分因为自己的同性恋性倾向而寻求心理援助的同性恋者确实会觉得自己的性倾向不正常，需要心理医生来帮助自己做出改变。但这正是社会偏见灌输的结果，带有污名化的社会观念内化为同性恋行为主体的自我认知中时，他们就会觉得自己有问题，是"变态"，应该被用一些技术和手段加以"咨询"。

而在改变同性恋者性倾向的过程中，心理医生常用的咨询和咨询技术包括精神分析法、行为主义疗法以及以人为中心疗法等。在将这些疗法用于把改变同性恋来访者的性倾向为目标的咨询中时，是以性与性别角色的二元划分为基础，以性的唯生殖目的论为依据，以异性恋优越论为范式的异性恋霸权主义的充分体现；而且一些行为主义疗法采取的措施会对来访者造成严重的人身伤害。可以说，不管用何种咨询和咨询技术来改变来访者的性倾向，给来访者造成的身心伤害并不比社会带给来访者的压力小。有心理医生会说是同性恋来访者自己觉得痛苦，要求改变自己的性倾向。但我们应该明白的是，"去'治病'的同性恋者之所以会视自己为病人，正是社会偏见灌输的结果"。"社会观念内化力的强大还表现在，一些自视为病人的同性恋者，甚至会很清楚地向医生陈述自己的病因、病状，甚至提供咨询方法的建议，如厌恶疗法。"（方刚，2011：281）而同性恋者获得的这些关于病症、咨询方法等方面的信息，正是社会不断通过各种方式建构的。心理医生作为有话语权的主体，在为来访者定义其同性恋标签并提供"咨询"的过程中，无疑是对同性恋的污名化，这可能会给来访者带来更大的心理压力。

除了提出如何"咨询"同性恋，还有研究者认为与其等个体成为同性恋之后再治疗，更有效的方法是可以采取措施从孩提时代起就"预防"个体的同性恋性倾向。有人从多个角度提出了"预防"措施（刘达临、鲁龙光，2005，329—333），比如，科学择偶和婚前检查，注意孕期生殖激素对胎儿性别分化的影响，重视胎教；给孩子尽可能完美的角色形象，给孩子与其性别相一致的养育态度和方式；等等。

所有的这些所谓的"预防"同性恋的措施，且不说它们是否有效，单是这样一种要"提出预防措施"的做法就给社会大众传达出一种同性恋是病态、不正常的信息。同性恋者在这样的信息熏陶下发展自己的同性恋身份，难免会承受各种来自外部和内心的压力和煎熬，进而产生各种心理问题。当然，这些"预防"同性恋的措施中有一部分是在中国的相关诊断手册对同性恋去病化之前提出的，所以也不能完全责备研究者不负责任的研究实践。但是，在2001年4月CCMD-3正式将同性恋移除精神疾病诊断标准后，依然有人热衷于探讨同性恋的成因，并提出"防治"同性恋的措施和手段，这样的做法可谓是充满了异性恋霸权主义和对同性恋的歧视态度；也不得不使我们进一步反思，除了一些个人和社会文化因素外，中国的CCMD-3在同性恋去病化方面的标准是否也有自身的疏漏之处，并因此给相关的心理工作者带去了参考上的模棱两可，也给一些研究者留下了继续病态化同性恋的空间，同时给中国的同性恋者带来了认为自己"有病"的文本信息。

接下来笔者将就中国同性恋心理咨询去病化诊断标准存在的有待商榷的信息做进一步的分析。

3. CCMD-3同性恋非病理化诊断标准的不科学性

2001年4月正式出版了CCMD-3。新标准不再将同性恋划入病态，在同性恋去病理化的纠正工作中迈出了重要的一步，也被认为是中国向国际标准接轨的重要表示。但是，CCMD-3关于同性恋去病理化的诊断标准还不够精确，包括具体措辞和适用条件都有待完善；另外，这一版中有关同性恋的相关条文的制定过程也存在不妥之处，与国际标准程序相比还有很大的差距，具体来说：

首先是诊断标准的问题。

根据CCMD-3对于同性恋的记述，其中对"性指向障碍"的解释是：性指向障碍指起源于各种性发育和性定向的障碍。从性爱本身来说，不一定异常，但某些人的性发育和性定向可伴发心理障碍，如个人不希望如此或犹豫不决，为此感到焦虑、抑郁及内心痛苦，有的试图寻求咨询加以改变。这是CCMD-3纳入同性恋和双性恋的主要原因。CCMD-3对"同性恋"的诊断标准是："1. 符合性指向障碍的定义。2. 在正常生活条件下，从少年时期就开始对同性成员持续表示性爱倾向，包括思想、情感及性爱行为。3. 对异性虽然可以有正常的性行为，但性爱倾向明显减弱或缺乏，因此难以建立和维持与异性成员的家庭关系。"

CCMD-3与CCMD-2的区别是，性指向（包含同性恋和双性恋）"从性爱本身来说，不一定异常"，表示同性恋或双性恋作为整体概念并不异常。CCMD-3中的"同性恋"疾病单位只包含了"自我不和谐"的同性恋，不包括"自我和谐"的同性恋。换句话说，只有那些自我感觉不好的同性恋者才将继续被视为医疗对象。如果同性恋者自我感觉良好或者不希望改变性倾向，那么他/她就不能被视为异常。

1992年，世界卫生组织《国际疾病和相关健康问题分类》（第十版）（ICD-10）中将同性恋剔除出疾病分类（WHO, 1992），以类似于"自我不和谐的同性恋"条款代替了原有的疾病诊断标准，标志着同性恋非病化及正常性受到了国际医学界的承认。

有人认为中国作为世界卫生组织成员国，精神科学会修订出版的CCMD-3中关于同性恋的诊断标准已经与ICD-10的标准一致了，所以可以称得上是与国际接轨了，但事实并非如此。以下是ICD-10中关于性倾向的相关诊断标准：

F66 与性发育和性倾向有关的心理及行为障碍（注意：单纯的性倾向问题不能被视为一种障碍。）

F66.0 性成熟障碍

个体为不能确定他/她的性身份或性倾向而苦恼，从而产生焦虑或抑郁。最多见于少年，他们无法确定自己是同性恋、异性恋还是双性恋。有些个体常常已经有固定的性关系，却在一段时间的确定稳固的性倾向之后，发现他们的性倾向发生了变化。

（注：这种情况适用于所有的性倾向，而不是专指同性恋。人们因为性身份或性倾向而焦虑苦恼，这种焦虑和苦恼是一个健康相关问题，而不是其性身份或性倾向是健康问题。人们也可能因为居住高楼或遇见狗而紧张和苦恼，却不能说高楼或狗是健康问题。）

F66.1 自我不和谐的性倾向

性身份或性偏好是确定无疑的，但由于伴随有心理和行为障碍，个体希望它们并非如此，并可能寻求咨询试图加以改变。

（注：这种情况同样适用于所有性倾向，而且健康相关问题是人们不认同自己的性身份或性偏好，而不是那个身份或偏好，类似情况是变性。有人不认同自己的性别，希望改变，这种对自己性别的不认同成为健康相关问题，而不是其原来生理性别是健康问题。）

F66.2 性关系障碍

由于性身份或性偏好的异常，导致与性伴侣建立或维持关系的困难。

（注：伴侣双方性倾向或性身份或性偏好不协调，产生关系困难，健康问题是这个关系困难，换一个协调的伴侣，关系就可能不再困难。这不是性身份、性倾向或性偏好的问题，而是双方不协调的问题。比如，一对异性恋伴侣，一方坚持使用安全套，一方坚持不用，出现不协调，关系上有困难，你不能说"用安全套"或"不用安全套"是不是疾病，只能说彼此的差异需要调整，如果他们要建立性关系的话。单纯从心理健康角度，健康相关的问题是彼此性方面不协调，而不是用或不用安全套。）

对比中华精神科学会的CCMD-3与ICD-10中有关同性恋的诊断标准，CCMD-3依然存在对同性恋和双性恋的歧视。理由如下：

（1）CCMD-3只是说，（这些）性爱本身并不一定异常，这比ICD-10声明的"单纯的性倾向问题不能被视为一种障碍"要弱得多；"不能被视为一种障碍"比"并不一定异常"语气上强，前者声明这是正常的，后者只是刚刚从异常中抽出来，虽然同样表达了正常化的语意。而且，"单纯的性倾向问题不能被视为一种障碍"，这个标准对于同性恋者和异性恋者同样适用，即那些希望成为同性恋者的异性恋者也被包括在内。虽然在现实生活中，我们绝少碰到这样的人，但这种措辞在客观上避免了对同性恋者的歧视。

（2）ICD-10运用的是明确的、平衡的、对同性恋敏感的词汇："自我不和谐的性倾向"，包含同性恋、双性恋和异性恋或者混杂的情况。而CCMD-3不仅没有明确提出"自我不和谐的"的概念，只是在解释上体现出来，容易让人们产生误解，究竟是"同性恋"异常，还是"自我不和谐的同性恋"异常；并且，CCMD-3只包含同性恋和双性恋，不包含异性恋或者混合的情况，给人们的感觉就是同性恋或双性恋或许是有问题的。平心而论，"自我不和谐的性倾向"与异性恋的关系几乎等于零，因为希望将自己改变成同性恋的异性恋者几乎不存在，但出于对不同性倾向的同等尊重，单列出同性恋会成为歧视的来源，所以ICD-10里就列入了"性倾向"，而非专指同性恋或异性恋，表达出对各种性倾向一视同仁的态度。

（3）CCMD-3对同性恋的定义（还没有看到对双性恋的定义）似乎狭隘了一些，并不是所有同性恋者都是在少年时就感觉到自己的性爱倾向，早期可能只是关心或喜欢；许多人在相当长时间内是感觉模糊的，特别是女同性恋的情况。这说明CCMD-3工作组总体上对同性恋缺乏深刻认识，这和ICD-10讨论中有美国心理学会和美国精神病学会积极参与是不同的，而这两个学术组织分别有一个男女同性恋者和双性恋者专家组成的分会，而且世界卫生组织毕竟是一个坐落在欧洲的国际组织，信息上要比中国丰富、全面。

（4）ICD-10在80年代后期开始制定，90年代初期出台，并和国际女男同性恋者联合会协商，其同性恋非病理化的政策受到西方社会和学术团体的影响，说得非常明确。其中保留的"自我不和谐的性倾向"，虽然表面上看是留给同性恋的，因为毕竟一些人反对同性恋，而且以同性恋为主诉寻求帮助的同性恋者、双性恋者和异性恋者也不在少数（人们很少以异性恋为主诉，间接说明同性恋被深刻上了疾病的烙印），但是在字面上却是平衡、敏感的。而且，当一个目前有着同性恋、异性恋或双性恋生活或情感的人对自己的同性恋、异性恋或双性恋倾向产生困惑、痛苦，希望改变的时候，"自我不和谐的"就很难说是同性恋、双性恋或异性恋，而可能是一个混杂的情况，所以"自我不和谐的性倾向"应该说更加准确。

（5）"自我不和谐的性倾向"的重心在"自我不和谐"，而不在"性倾向"，所以对"自我不和谐"的咨询主要是自我认识和接纳，而"自我不和谐的同性恋"重心在同性恋。当1973年美国精神病学会把同性恋非病理化时，对自我不和谐的同性恋者的咨询依然是产生误导的；而且因为这种咨询和观念，自我不和谐的同性恋者反而不断增多。

另外，就CCMD-3中关于同性恋的诊断标准存在的问题，二言在其文章《质疑CCMD-3中的同性恋条文》（二言，2003）中也提出了几点看法：

被纳入CCMD-3的当属"自我不和谐的同性恋"，即那些自我感觉不好的同性恋者将继续被视为医疗对象。换句话说，如果同性恋者自我感觉良好或者不希望改变性倾向，他／她就不能被视为异常。由此可见，CCMD-3里的"同性恋"和人们平时泛指的同性恋有些不同,其区别在于:泛指的同性恋指对同性成员具有的性吸引和与同性发生的性行为,而CCMD-3中的同性恋指伴随性心理障碍的同性恋。如果有人将在CCMD-3中列入的"同性恋"来指代普通生活中的同性恋,那将犯断章取义的错误。然而,考虑到同性恋在公众心目中已经有了一定的定型概念。如果不细读CCMD-3,并对其中的"同性恋"加以严格区分的话,人们很容易将其中有关同性恋的诊断标准来作为对同性恋的统一定义,即把同性恋等同于"性指向障碍"。

　　CCMD-3仍然将同性恋列入诊断标准,是异性恋中心主义的体现。我们可以假设一下以下情形:一位丈夫对男性感受到一定程度的吸引,并认为这种心理影响了他的夫妻感情,希望对此加以抑制或者消除,那么CCMD-3会认为他的同性恋倾向是一种"性指向障碍",需要医学帮助。与此相对,假如一名男性主要是受到男性的吸引,但迫于家庭的压力,只能考虑与女性结婚,并认为自己与女性同房应该没有问题,当然他心里总是希望自己的生活伴侣是一名同性。那么,他的异性恋倾向是否该被列为性指向障碍?根据CCMD-3的诊断标准,这名同性恋者并不会被列为诊断对象。也就是说,CCMD-3是将异性恋作为代表"正常"的标准,在此基础上将同性恋(还有双性恋)列入,虽然手册写明"不一定异常",但实际是说:"异性恋永远不会是异常,同性恋则可能是异常。"由于CCMD-3的诊断对象只包括那些自我感觉不好并希望寻求咨询的同性恋者,那么如果有同性恋倾向的人寻求医生的帮助,他可能面对两种选择,即消除或抑制同性恋倾向(比如求助者面对社会压力,希望结婚生育等),或者是接受同性恋倾向(比如求助者本身并没有先入为主的"同性恋是一种病态"的观念,只是迷惑自己为什么喜欢同性)。但CCMD-3似乎没有给出这方面的启示。

　　此外,CCMD-3力图反映精神病领域内的科学标准,但在有关同性恋的条文中却体现着主流社会的道德,我们不难看出其宗旨植根于传统生殖文化。假如科学标准体现的是主流社会的道德,这本身就是对科学的亵渎,因为道德是主观观念的集合,而科学则是客观的规律。假如有专家认为有关同性恋的科学定义太过"激进",因此暂时保留"自我失谐型同性恋"有利于过渡,那么这种做法本身就是科学原则对道德的一种妥协,客观上仍然对同性恋者造成心理伤害。让我们再进一步,提出以下问题:如果因为一些同性恋者为自己的性倾向感到苦恼就将同性恋列入诊断标准的话,那么许多中老年人希望自己能够青春永驻，并为此寻求医生帮助，如做整容手术、注射防皱剂等，是否CCMD-3此也应该将"更年期"或者"衰老"等也列入精神障碍？还有，身材高矮胖瘦、单眼皮、罗圈腿、相貌不出众、遭受城里人歧视的农民、在一个以男性占据优势的公司里工作的女性等等，都可能承受着焦虑及内心痛苦，当事人也都希望对此加以改变，那么是否也应该将身材过高、过矮、过胖、过瘦、单眼皮、罗圈腿、相貌不出众、农民背景甚至女性性别等，也都列入精神障碍的分类呢？还有同性恋者所承受的心理压力主要来自社会，而社会并没有对异性恋者施加同样的压力。精神卫生工作者应该进一步认识到这一点。CCMD-3 只是针对"有些同性恋者有着心理障碍"的事实，但没有指明同性恋者这种不安情绪产生的原因是什么，这就会使人觉得同性恋本身就是心理障碍的来源，认为同性恋者"咎由自取"，从而忽视了社会对于同性恋者的歧视所产生的不良后果。国外精神卫生人士针对同性恋者的心理状况和行为做了大量研究，这些研究充分表明了同性恋者所承认的压力来自社会。如果社会为同性恋者提供宽容的环境，允许他们诚实地面对自我，那么他们的"精神障碍"就会自然减轻或得以消除。但CCMD-3 继续将（自我不和谐的）同性恋列入诊断标准，这对于创造宽容的社会环境是不利的，也就是说，在诊断标准中继续保留同性恋，那么这本诊断标准本身就是造成同性恋病态的原因之一。

其次是修订过程中的问题。

世界卫生组织的（ICD-10）中明确写道：国际卫生组织制定诊断标准时，专家组也注意征求同性恋组织的意见，使诊断标准更显得客观尊重。世界卫生组织在制定ICD-10 时，征求了国际同性恋者联合会的意见，使诊断标准在措辞方面更为客观，不至于让医学术语继续成为压迫同性恋者的"科学枷锁"。

作为CCMD-3修订组成员之一，北京回龙观医院刘华清大夫从1996 年12 月开始和北京同性恋人群接触，并着手收集心理测试的样本。一些同性恋积极分子帮助他找到了更多测试对象。1998 年，北京柠檬树酒吧每周六举办同性恋文化沙龙，聚集了一批男女同性恋者和双性恋者，于是刘华清也和酒吧取得联系，来到这里开展他的研究。但同性恋社群的反映却很多样。一部分人对自己的身份界定者充满敬畏，积极配合刘大夫的研究；一部分人对自己的潜在咨询者怀有敌意，但是也填写了问卷；一些非常"先进"的同志积极分子认为，精神医学的定义跟自己没有关系，所以反对刘华清来到这里。（方刚，2012：159—160）刘华清研究的某些结论值得商榷，比如他认为同性恋的形成和缺乏母爱有关，虽然CCMD-3 测试量表并没有测量母爱。但是，CCMD-3 工作组成员愿意来到同性恋人群中，而不是在精神病医院中收集同性恋心理测试样本，说明工作组对同性恋议题是认真和开放的。因为CCMD-2-R 的同性恋定义包含自我和谐和不和谐的同性恋者，所以CCMD-3 工作组有责任来到医院以外的地方观察同性恋者实际的社会心理情况。因为工作组走进了同性恋社群，发现大多数同性恋者心理上完全正常，这对于CCMD-3 中国精神疾病分类方案和诊断标准将性指向（同性恋或双性恋）作为整体概念从疾病分类中删除起到重要作用。

但我们也应该看到，新标准基本上是由异性恋精神病专家们制定的，而中华医学会除了接触到一些没有寻求过医学帮助的同性恋者之外，在所有的决策过程中并没有征求同性恋个体或同性恋组织的意见，这种忽视被诊断主体而做出诊断标准的做法是一种知识霸权的做法。继续在诊断标准中列入"同性恋"，反映出传统生殖文化的影响，这不仅继续造成对同性恋人群的压制，而且将科学标准作为反映道德的工具，以主观观念来体现客观标准，违反了科学原则。

中国精神卫生专家走出诊所的院墙，走入同性恋者中间，使同性恋者的心理状况得到客观的反映。这对于纠正原先"病态说"的错误起了极为重要的作用，为此，我们建议，应该考虑在诊断标准中删除任何有关同性恋的条文，或者仿照ICD-10，对各种性倾向一视同仁。精神卫生人员不应该将有关诊断标准的变化视为对同性恋人群的"恩惠"。既然是科学标准，制定者就应该体现出科学的态度，这样做对于创造宽容的社会环境，具有相当实际的意义。

总的来说，一种分类也是一个时代看待世界的方式，病理学标签也为社会歧视和迫害提供了借口。随着科学的进步和运用这些指导手册经验的增加，以及社会大众的多元意识和包容思想的提升，希望中国的CCMD-3中有关同性恋的诊断标准能够在下一次的修订过程中更客观地反映同性恋群体的实际情况，真正实现与国际接轨，为改善同性恋的生存环境做出进一步的努力。

三　中国心理咨询师接待同性恋来访者的现状

1998年，在CCMD将同性恋移除诊断标准之前，丛中就中国心理医生接诊同性恋来访者做了初步调查，结果表明（丛中、高文凤、王龙会，1999）：

心理医生接诊同性恋者约占心理门诊咨询病人的1.5%，可见，在心理咨询门诊工作中， 同性恋者并不少见。同性恋者去心理咨询所要解决的主要问题主要有：社会压力、不能自我接纳、家人不理解及对同性恋的恐惧等，只有32.6%的心理医生认为同性恋者咨询的目的是要求改变自己的性定向。同性恋者的心理压力可能主要是由社会和家庭以及同性恋者自身对同性恋的不理解、不接纳而产生的。值得注意的是，在这项调查中，关于"心理医生对同性恋是否医学化的看法"表明：认为同性恋是精神病的占26.1%，不是疾病但不正常的占56.5%，完全正常的占17.4%。关于CCMD是否应列入或删除同性恋分类和诊断：认为是一种精神疾病，应该列入的占48.6%；不是一种精神疾病，应该删除的占51.4%。依据心理医生目前所从事主要职业的不同，将心理医生和心理学教师合为心理学组，以精神科医生作为精神医学组，进行分组比较，结果显示，精神科医生更倾向于将同性恋者当做是一种精神疾病（52.9%），并应在CCMD中作为疾病列入（68.8%），而心理专业工作者则更多地认为同性恋不是一种精神疾病（91.6%），应从CCMD中删除（66.7%）。

可见，同性恋者的心理问题主要是由外部压力与内在的同性恋消极信息交互作用产生的；而相关的专业人员对同性恋这一性倾向本身是否病理化意见不一，更何况这些人在接受调查时的看法并不一定是他们在实际工作时会遵循的理念，所以一些心理咨询师虽然表达了认为同性恋不是疾病的观点，但在实际接诊同性恋来访者时，还是有可能流露出对同性恋的歧视。

在CCMD-3将同性恋诊断标准移除之后，心理咨询师接诊同性恋来访者的情况如何，目前还没有相关的专业研究。但同性恋去病理化并不意味着咨询师对同性恋的态度也实现了去病理化，更何况从上文的分析我们也可以看出这样一本去病理化的诊断标准中还充斥着病理化的意味和异性恋主义偏见。所以相关的专业人员以这样一本诊断标准为参考的话，在接待同性恋来访者时，可能还是会认为同性恋性倾向是有病的或需要咨询的，并难免在实践中会以改变来访者的性倾向作为咨询目标，从而给来访者造成更大的伤害。

关于中国的心理咨询相关工作人员在接待同性恋来访者的咨询过程中，具体容易陷入了哪些误区，中国目前还没有人进行过系统的研究和探讨。不过，美国心理学会男女同性恋心理委员会于1986年成立的一个专门工作组进行了一项关于男女同性恋者心理咨询的调查，用于描述男女同性恋者当事人在心理咨询中可能面临的问题，为制定从业人员的指导原则和建议提供经验基础。这一调查结果报告中描述的心理咨询相关专业人员在接待同性恋来访者时容易出现的问题，值得中国的心理咨询师和其他相关的专业人员借鉴。这些带有偏见的咨询和咨询观点是（爱白文化教育中心，2007）：

（1）同性恋本身就是一种心理疾病、发展停滞或其他心理障碍。

（2）咨询师想当然地在没有任何根据的情况下把其当事人的问题归因于她或他的性倾向。

（3）咨询师拒绝承认，来访者心理上的症状或压力会受到当事人自身有关同性恋的消极态度或观念的影响。

（4）咨询师想当然地假定所有的来访者是异性恋者或怀疑来访者作为男女同性恋者的自我认同。

（5）咨询师倾向于把性倾向作为咨询问题，即使是无关的时候。

（6）咨询师劝阻当事人不要有同性恋的倾向，把放弃同性恋作为咨询的条件，或者在当事人没有要求的情况下，寻求改变当事人的性倾向。

（7）咨询师表达了这样的信念，同性恋和男女同性恋者的性倾向或经验是无聊的或卑下的。

（8）一旦表露同性恋倾向，咨询师或粗暴地要求转变病人，而不向当事人提供适当的指导，也不对和转变有关的情感困难提供支持。

（9）咨询师对男女同性恋者同一性的发展缺乏理解，比如，认为男女同性恋者的同一性只对于成年人是可能的，或者认为男女同性恋者的同一性只不过是性的行为，或者认为男女同性恋者当事人的同一性是一个将要渡过去的"阶段"。

（10）咨询师不能充分考虑当事人自身对同性恋的消极态度会使男女同性恋者同一性的发展复杂到什么程度。

（11）咨询师低估男女同性恋者当事人向其他人（比如亲友或同事）披露其同性恋身份可能的后果。

（12）咨询师低估亲密关系对男女同性恋者的重要性，比如不支持当事人保持或鼓励当事人中断这种关系，仅仅因为这是同性恋的关系；或者不提供、推荐配偶或家庭疗法，而也许这是最恰当的干预措施。

（13）咨询师对男女同性恋者关系的性质和多样化不敏感，并且不适当地运用异性恋模式作为参考。

（14）咨询师仅仅根据其男或女同性恋性倾向就假定当事人必然是一个可怜的或不称职的父母，比如简单地把孩子的问题归因于其父母是男或女同性恋者，而没有什么这样的证据，或者反对把孩子托付给这样的父母，认为他们的性倾向本身就不合适做这些事情。

（15）咨询师对偏见和歧视男女同性恋父母及其孩子的影响不敏感或会低估。

（16）咨询师缺乏知识和专长，或者过分依赖过去掌握的关于男女同性恋者问题的教育。

（17）在教育环境中，咨询师教授的关于男女同性恋者的信息是不准确的或有偏见的，或者就是对男女同性恋者学生或教工的激烈歧视。

中国的心理咨询师在接待同性恋来访者时，多数会出现以上这些问题。此外，由于受中国传统文化保守氛围的影响，中国的很多咨询师在接待来访者时，不愿意或不知道该如何与来访者谈性的问题，而探讨性问题是帮助咨询师意识到来访者性倾向的途径之一。鉴于性倾向是不容易直接通过表面看出来的，所以咨询师通过与来访者讨论性方面的话题，可以避免异性恋假设和偏见，保持对多元性倾向的敏感度。

总结和建议

总的来说，中国的心理咨询领域中，依然缺乏关于同性恋和双性恋的科学研究，还存在大量有偏见的、不当的或不良的咨询模式；向男女同性恋来访者提供敏感的心理咨询服务对很多心理咨询师来说仍然是一个需要面对的挑战，需要心理咨询师们逐渐转变思维模式，积极学习和了解有关多元性倾向的知识和信息，逐渐在自己的工作中真正转变对同性恋的态度，并通过社会呼吁人们尊重同性恋作为一种生活方式的选择权。

具体来说，未来中国的同性恋研究和同性恋心理咨询方面的研究还需要从以下几方面努力：在中国，关于同性恋以及同性恋心理咨询的研究需要专家和学者在生活中尽可能多地与同志社区互动；同时，同志群体自身也应该保持开放的态度，接纳自我的同时接纳外界希望了解自己的愿望，男女同性恋者和双性恋者们可以主动参与研究人员的工作，帮助研究人员得到更加全面、准确的资料，从而用科学研究帮助公众和专家正确认识同性恋者和双性恋者；另外，同志的研究还需要同志自己来做，所以一些同性恋心理学家、心理咨询师等应该为中国的同性恋心理咨询做出更多的贡献。

第三节　跨性别"治疗"观念的改变

跨性别是一个包罗甚广的范畴，我们在第一章中已经有所介绍。

跨性别在过去曾一度被认为是一种精神类疾病，但是随着人类认识的进步，越来越多的国家正在或已经将跨性别去疾病化。

一　从"癖/症"到"第三性"

整个社会对跨性别去污名化与"治疗"观念变革的关注，远不如对同性恋者同类问题的关注多。这部分原因可能是因为跨性别者人数比较少，跨性别的解放运动也从没有像同性恋解放运动一样如火如荼。

在精神病学及变态心理学教科书中，跨性别长期被称为"易装癖/症"、"易性癖/症"、"阴阳人"等。20世纪初的性学家赫希菲尔德便对这种"疾病化"进行了挑战，他称自己是同性恋者，还是易装者，并认为易装最合乎人性。

直到美国现代易装社群弗吉尼娅·普林斯首创了"跨性别者"一词，用以指称那些全天候地以不同于其基因性别的社会性别角色来生活的人，用语上的去污名化才开始出现。

词汇改变的意义非常重大，因为我们使用什么样的词汇，就说明我们在用什么样的思维思考，在用什么样的价值观评判他者。对跨性别的污名，是对基本人权的侵犯。作为肯定性咨询法的咨询师，首先要避免使用"癖/症"、"变态"这样的词汇称呼跨性别者。当然，这个转变的过程是对所接受的主流教育进行挑战的过程，也是自我价值观革命的过程，但这是必须完成的过程。

2012年，笔者牵头，包括著名性学家李银河在内的十多位性与性别专家，联合发表了《关于尊重跨性别者平等权益的呼吁》，呼吁去除对跨性别者的污名，尊重跨性别者在就业、教育、医疗等方面更多平等权益（方刚，2012：180—181），可惜这一呼吁并未引起社会应有的重视。

二　对变性手术规定的质疑

在变性手术的相关规定上，卫生部于2009年11月出台了《变性手术技术管理规范（试行）》，指出是为做好变性手术技术审核和临床应用管理，保障医疗质量和医疗安全而制定的这一规范，并印发给各地卫生部门，要求遵照执行。针对申请做变性手术的人，《规范》规定，变性手术前患者必须满足的条件包括：对变性的要求至少持续5年以上且无反复；术前接受心理、精神治疗1年以上且无效；年龄大于20岁，是完全民事行为能力人；未在婚姻状态；有精神科医师开具的"易性癖病"诊断证明，同时证明未见其他精神状态异常；经心理学专家测试，证明其心理上性倾向的指向为异性，无其他心理变态；等等。

《规范》对实施手术的机构的资格限定，有利于手术质量的保证。但是，从对变性别欲者的上述规定中可以看出，性与性别的少数人群仍然处于被疾病化、变态化、污名化的状态，他们决定自己生活的权利仍然被过于苛刻地限制。比如，对年龄和变性要求与"治疗"时间的规定，很可能使变性别欲者错过最适合做变性手术的黄金时期；而对性倾向的规定，则无视性的多元性，变性别欲者也存在着多样性，包括变性后的同性恋者。"术前接受心理、精神治疗1年以上且无效"，则无视国际社会对于跨性别扭转治疗无效的判断，强行要求当事人进行这样的治疗才可以做变性手术，无疑是对当事人的精神摧残；"未在婚姻状态"，则忽视性与情感关系的多样性，否决了婚姻当事人的自主选择权。"无其他心理变态"更不可理解，这一规定首先认为跨性别者是"心理变态"，对跨性别者进行污名；其次其他"心理变态"的判定可能有问题，比如将性的多元选择视为变态；再次，为什么有第二个"变态"就不能"解决"第一个"变态"呢？所以，这个规定本质上仍然是异性恋的男女二分思维的体现，是建立在对跨性别者的污名基础上的，没有将他们视为平等的人类存在，拥有平等的权利与尊严。

三 间性人"治疗"方法的转变

关于间性人，现在中国医学界主流的观点是：一旦发现婴儿的外阴男女难分，就应尽早地搞清楚实质，根据其所属社会性别类型、外阴畸形的程度及表现来进行治疗，决定其性别。确定性别最好是在3岁以前，如果在发育后或婚后再改变性别会给患者造成心理上的极大创伤。至于幼小时外观正常，到发育时才出现性别不明的，只能根据实际情况采取最适合的措施，赋予最适合的性别。但是由于生殖器官不健全，只能做到可以结婚而不能生育。

这一观念的背景是美国医生约翰·马尼提出的方案，主张切除间性人身上男性或女性的部分。这一方案在20世纪60年代成为标准方案，并一直保持到现在。根据马尼的研究，他所谓的"假两性畸形人"，只要在出生后18个月之前接受必要的手术和后续攻疗，如激素治疗，就可以成功地归属为任何一种性别。他的研究还指出，接受这个标准治疗方案的人，长大以后会身体健康，适应良好。

自20世纪80年代开始，西方便有间性人开始挑战马尼方案。他们成立了自己的组织，比如北美间性人协会；台湾在21世纪初也有了台湾间性人协会（但台湾的间性人活动家从反转污名的角度出发，在中文里坚持用传统上含有贬义的"阴阳人"自称）。

间性人权益运动的积极分子认为，他们的情况是生殖器的变异，而不是生殖器异常。医学标准认为婴儿的外生殖器长度不超过0.9厘米的是阴蒂，不低于2.5厘米的是阴茎。间性人权益分子认为，这种一刀切的方式太过武断。1.7厘米长的阴蒂有什么问题？也许唯一的问题是这使得医生以及家长们感到不舒服。这就提出了医学伦理的问题：对一个无法做出知情同意的婴儿，可以实施整形手术吗？应该鼓励父母们对孩子说谎吗？

张尔顿·戴孟德对接受马尼标准医学方案的人进行了长期的后续研究，发现与马尼等人所描绘的完美适应的诱人图景恰恰相反，这些间性人在适应方面存在着严重的问题，他们将此直接归咎于对他们实施的医学"治疗"。

在这里需要补充的是，笔者所接触的跨性别社区的少数经验也证实了这一点。许多间性人，在出生后被实施了整形手术，但成年后非常排斥手术所选择的性别。

戴孟德的研究引发了关于什么是对间性人的恰当治疗方式的争论。戴孟德提出了一种方案，他主张医生在面临间性婴儿时，应当：

（1）对儿童最终的性别认同要基于最可靠的信息判断，并且劝说父母按照该性别进行抚养；

（2）不要实施日后可能需要逆转的手术；

（3）在成年后对父母和本人提供坦诚的咨询和教育，使之能够最终对采取何种治疗方式做出有充分依据的判断。

美国儿科协会在2000年发布了负责最初保健护理的儿科医生的操作准则，规定了如何护理那些生殖器模棱两可的新生儿。其中包括进行哪些检查以便确定其原因，何时应将婴儿转送到专门处理两性畸形的机构，以及采用哪些因素来决定养育过程中的性别。这些因素包括生育的可能性和行使正常的性功能的能力。只有通过长期的研究，我们才能了解这些新的治疗方式会不会对间性人产生良好的效果。（珍妮特·S.海德等，2005：118—119）

随着人们对于二元性别划分的挑战，也出现了范式的转变，一直保持手术前状态而不进行有风险的"治疗"的生活，也变得更为人们所接受。这种接受态度"为政治和科学上的前进运动开启了门户，也使术前状态实现了与手术的脱离，术前状态不再一定是施行手术前的暂时阶段"。这个在社会性别思考方面的范式转移，对"性别认同障碍"的临床治疗有一定的启示。治疗不再将目标设定为识别"真正的变性者"，而是对于独特的跨性别身份和角色抱着开放的、乐于肯定的态度。（威廉·L.雅博等，2012：116—117）

此外，针对易装者等跨性别人群的污名化，也将是一个不可逆转地走向接纳的过程，在这个过程中，性与性别少数肯定性咨询法咨询师应该走在前面，不仅要成为促进多元平等的实践者，还应该成为倡导者。

链接1：青少年性别不安者的相关心理咨询工作

有研究显示，性别不安之儿童和青少年之间存在差异。儿童期的性别不安，并非不可避免地延续至成年期。针对被转介到门诊并进行性别不安鉴定的前青春期儿童（主要是男孩），后续的研究显示，只有6%—23%的儿童，其性别不安的特征会持续至成年期。在这些研究中的男孩，在成年之后较倾向认同自己是男同性恋者，而不是跨性别者。较新的研究显示，包含女孩在内，性别不安持续至成年期的比率为12%—27%。

相较之下，青少年的性别不安持续至成年期的比率要高出许多。尽管并没有正式的前瞻性研究。然而，针对被诊断为性别不安，并且给予青春期抑制荷尔蒙的70名青少年的后续研究，发现全部都进行更进一步的性别重置，开始接受女性化/男性化荷尔蒙治疗。

心理咨询师在处理性别不安的儿童或青少年时，应包括以下的角色：

（1）直接对儿童和青少年进行性别不安的鉴定。

（2）提供家庭咨商和支持性心理治疗，协助儿童和青少年探索他们的性别认同，减缓与性别不安相关的困扰，并且化解任何其他的社会心理的困难。

（3）对儿童或青少年任何共存的心理健康问题，进行鉴定与治疗（或转介给其他心理咨询师治疗）。所关注的问题应该成为整体治疗计划中的一部分。

（4）为减缓性别不安而转介青少年接受额外的生理介入治疗（例如青春期抑制荷尔蒙）。转介资料应该包括性别不安和心理健康的鉴定报告、青少年接受生理介入治疗的资格、心理咨询师的相关专长，以及其他任何与青少年的健康和转介特定治疗有关的讯息。

（5）代表性别不安的儿童、青少年和他们的家庭，在他们的社区（如日间照护中心、学校、营地及其他组织）进行教育和倡导。很重要的证据显示，当儿童和青少年不符合社会上的性别规范时，在学校可能会遭受到骚扰，将他们置于社会孤立、忧郁和其他负面后遗症的风险之中。（在现有关于心理咨询的观念中，这项工作更适合社会工作者或公益机构从事，而非心理咨询师的职责。中国白丝带志愿者网络倡导从事咨询辅导的志愿者同时具备心理咨询师和社会工作师的工作能力，全面综合地进行工作。本书中其他部分涉及的类似情况，也是一样，不再重复说明。——本书作者注）

（6）提供相关的信息给儿童、青少年和他们的家庭，以及转介同侪支持，例如非性别常规和跨性别儿童的家长支持团体。

儿童与青少年的鉴定和心理社会介入治疗，往往是需要一个跨领域之性别认同的专业服务。如果无法提供这样的跨领域专业服务，心理咨询师应该提供咨询，并且安排联络儿童内分泌专家，以便达成鉴定、教育和参与生理介入治疗决策的目的。

儿童和青少年的心理鉴定

针对性别不安的儿童与青少年进行鉴定时，心理咨询师应该大致遵循以下的指引：

（1）心理咨询师不应该对非常规的性别认同或性别不安的征兆不予以理会或表现出消极的态度。相反地，他们应该关注儿童、青少年和他们的家庭所呈现的问题；针对性别不安和任何共存的心理健康问题，提供一个全面的鉴定；教导来访者和他们的家庭去了解治疗的选项；如果有必要时，接纳和揭开秘密，可以为性别不安的儿童/青少年和他们的家庭解除心理上的重担。

（2）性别不安和心理健康的鉴定，应该包括探索儿童或青少年性别认同的本质和特征。心理诊断和精神上的鉴定，包含情绪功能、同侪和其他的社会关系以及智力功能/学校成就等范畴都应该要执行。鉴定应该包括对家庭功能的长处和短处的评估。情绪和行为问题是相对常见的，而且儿童和青少年所处的环境中，可能存在着尚未解决的问题。

（3）针对青少年，应该利用鉴定的阶段，向青少年和他们的家人告知不同类型治疗的可能性和局限性。对于知情同意而言，这是必要的，对鉴定也是同样重要。青少年对于性别重建手术之现实面所作出的反应，可以当作诊断上的数据。正确的信息也许会改变青少年对于这类治疗的渴望，如果这种渴望是基于对治疗之可能性有不切实际的期待。

针对儿童和青少年之心理与社会的介入治疗

针对性别不安的儿童和青少年提供支持与治疗时，健康专业人员应该大致遵循以下的指引：

（1）心理咨询师应该协助家庭，以接纳和滋养的态度，响应他们的性别不安之儿童或青少年的问题。家庭在青少年的心理健康和福祉上，扮演着重要的角色。此亦适用于小区的同侪和教导者，他们可以成为社会支持的其他来源。

（2）心理治疗应该聚焦于减缓儿童或青少年与性别不安有关的困扰，并且改善任何其他的心理困扰。针对寻求变性的青少年，心理治疗可以聚焦在手术之前、进行中和手术后，给予他们支持。针对上述的情况，不同的心理治疗措施的正式评估尚未被发表，但是已经描述了数种咨商的方法。

过去曾经将治疗目标放在改变个人的性别认同与表达上，使其更符合出生时的指定性别，但是这样的尝试并没有成功，特别是从长期来看。这样的治疗已经不再被认为是合乎伦理规范的。

（3）协助家庭处理对于他们的孩童或青少年的性心理结果，所产生的不确定与焦虑感受，以及在帮助年轻人发展方向的自我概念上予以协助。

（4）心理咨询师不应该将二元的性别观念强加于他人身上。他们应该给予来访者足够的空间，去探索性别表达的不同选择。荷尔蒙或手术治疗对于某些青少年而言是适当的，但是并不一定适合其他人。

（5）协助来访者和他们的家属做出困难的决定，包括在何种程度上允许来访者展现与他们的性别认同一致的性别角色，以及性别角色和可能之社会转换的时间点。例如，来访者在就学期间仅进行部分的社会转换（例如，反映出性别认同的穿着打扮与发型）或完全的社会转换（例如，加上使用和性别认同一致的名字和别名）。困难的议题乃包括是否与何时应该告知其他人关于来访者的状况，以及生活周遭的他人又应该如何响应。

（6）健康专业人员应该协助来访者和他们的家属，在与小区成员和官方机构，例如教师、学校董事会和法院互动时，扮演教育和倡导者的角色。

（7）心理咨询师应该努力与非性别常规的儿童/青少年和他们的家属，在任何后续的社会转换或生理介入治疗过程，维持治疗性的关系。以便确保性别表达的决定和性别不安的治疗，是经过深思熟虑和反复考虑的。同样的道理也适用于在与心理咨询师会面之前，就已经进行社会性别角色转换的儿童或青少年。

儿童早期的社会转换

有些儿童陈述他们想在青春期之前，进行不同之性别角色的社会转换。对某些儿童而言，这可能反映了他们性别认同的表达。对于其他人，则可能是被其他的力量所驱动。

每个家庭在允许他们的幼童，进行另一种性别角色的社会转换的程度上，是有所差异的。

儿童早期的社会转换，确实成功地发生在一些家庭之中。这是具有争议性的议题，健康专业人员之间抱持着不同的看法。目前的证据基础仍不足以预测，有关在儿童早期完成性别角色转换的长期结果。针对完成早期社会转换之儿童的研究结果，将对未来的临床建议带来很大的启示。

针对幼童在改变性别角色的时间和历程上，心理咨询师可以协助家庭作出决定。他们应该提供信息，并且帮助家长衡量在特定选择当中的潜在益处和挑战。与此相关的是，在先前所描述的儿童期的性别不安，乃是拥有相对较低的持续发生率。对儿童而言，变回原来的性别角色可能非常令人困扰，甚至导致第二次社会转换的延宕。基于这些原因，家长可能想要将角色的改变，视为以另一种性别角色来生活的探索，而非是成为一个不可逆转的状况。心理咨询师可以帮助家长辨识潜在之中庸或妥协（例如，只有在放假的期间）的解决之道。同样重要的是，家长要明确地让孩子知道有一条回头的路。

姑且不论家庭对于转换（时间、程度）的决定为何，当他们在面对选择和影响的层面时，专业人员应该要给予咨商和协助。如果家长不允许他们的幼童进行性别角色的转换，他们可能需要咨商来帮助他们，以敏锐和滋养的方式来满足孩子的需求，并且确保孩童在安全的环境下，有充足的可能性去探索性别的感觉和行为。如果家长允许他们的幼童进行性别角色的转换，他们可能需要咨商来帮助他们，促进孩童的正向经验。例如，协助他们使用正确的代名词，为他们正在进行转换的孩童，维持一个安全与支持性的环境，以及与孩童生活领域中（例如，学校、同侪团体）的其他人进行沟通。无论属于哪一种状况，当孩子接近青春期时，生理介入治疗的选项将变得日益重要，可能需要进一步的鉴定。

（摘编自世界跨性别健康专业协会《变性者、跨性别者和非性别常规者的健康照护准则·第七版》，窦秀兰译注，有改动，2012：12—16）

链接2：成年性别不安者的相关心理工作

这里列举一些在处理性别不安之成人的常见任务时，心理咨询师可以运用的一般指引。

鉴别和转介的相关任务

1. 性别不安的鉴别

心理咨询师对来访者的性别不安进行鉴别时，需要评估他们的社会心理的适应状况。评估至少要包括性别认同和性别不安的鉴别、性别不安的病史和发展、非性别常规的污名化烙印，对健康的影响以及可从家庭、朋友和同侪中得到的支持（例如，亲身接触或借由网络与其他的变性、跨性别或非性别常规的个人或团体联系）。

2. 提供关于性别认同和表达的选项，以及可能的介入治疗的信息

心理咨询师应该告知来访者有关性别认同和表达的多样性，以及减缓性别不安的各种选项。心理咨询师可以促进（或转介至其他地方）来访者探索这些不同的选项，将目标放在找寻一个自在的性别角色和表达，并且一旦有需要的话，对于可行的介入治疗，在充分知情下作出决定。这个历程可能包括转介个别、家庭和团体治疗，和/或社区资源及同侪支持的管道。专业人员和来访者讨论任何性别角色的改变，以及接受介入治疗所造成的短期和长期的影响。这些影响可以是心理、社会、生理、性方面、职业、财务和法律等层面。

3. 对于共存的心理健康问题，进行鉴别、诊断和讨论治疗的选项

性别不安的来访者可能受困于某种心理健康问题，不论其是否与长久的性别不安病史和/或慢性的弱势压力有关。可能关注的问题，包括焦虑、忧郁、自我伤害、虐待和忽略的过去史、强迫症、物质滥用、性问题、人格障碍、饮食障碍、精神障碍以及自闭症类群障碍。

心理咨询师对于这些及其他的心理健康问题，应该进行筛检，并且将确定的问题纳入整体的治疗计划之中。这些问题可能是造成困扰的重大来源，如果不及时治疗，会让性别认同的探索和性别不安的解决历程变得更加复杂。处理这些问题，可以大力地促成性别不安的解决、性别角色的可能改变、在充分知情下做出介入治疗的决定以及生活质量的改善。有些来访者可能会受益于精神的药物治疗，得以缓解症状或治疗共存的心理健康问题。

心理咨询师被期待能够有上述的认知，并且提供药物治疗或转介至有开药资格的同仁。出现共存的心理健康问题，并不妨碍性别角色的可能改变，或接受女性化/男性化荷尔蒙治疗或手术；更确切地说，这些问题需要在性别不安治疗之前或同时间获得最佳的处理。

除此之外，来访者做出关于医疗处遇之知情同意的能力，应该予以评估。

4. 如果适用的话，对于荷尔蒙治疗的资格、准备和转介进行鉴别

心理咨询师可以协助来访者考虑接受荷尔蒙治疗的来访者，同时做好心理的准备（例如，在明确和实际的期望下，作出充分知情的决定；准备好接受整体治疗计划的服务；包括家庭和社区），以及实际的准备（例如，经过医生的评估，已经排除或解决了使用荷尔蒙的医疗禁忌症；已经考虑过心理社会的影响）。如果来访者正处于育龄期，在开始荷尔蒙治疗之前，应该对于生育的选择进行讨论。

非常重要的是，心理咨询师必须明白，在所有的医疗照护的决定当中，荷尔蒙治疗是来访者首要和最重要的决定。然而，心理咨询师有责任鼓励、指引和协助来访者，在充分知情下做出决定，并且有足够的准备。为了能够支持来访者的决定，心理咨询师必须与他们的来访者建立有效的治疗关系，以及获得与他们有关的充足信息。应该对来访者进行及时和详尽的鉴别，以便达到减缓他们的性别不安的目标，以及为他们提供适当的医疗服务。

跨性别健康照护是跨领域的工作，心理咨询师需要与其他专业人士配合，协助来访者进行荷尔蒙治疗或手术治疗。

心理治疗的相关任务

在理想上，当心理咨询师执行他们的业务时，能够和其他具有鉴别和治疗性别不安的专业人员们（同时包括心理健康照护和其他的健康学科），定期地讨论进展的状况和获得同侪的咨询。投入于来访者的健康照护的专业人员们，应该保持合作的关系，并且需要进行协调和临床的对话沟通。对于咨询、转介和术后问题的管理，开放和一致的沟通是必要的。

1. 对于荷尔蒙治疗和手术而言，心理治疗并不是一个绝对必要的要求

为了转介性别不安的荷尔蒙和手术治疗，心理健康的筛检和/或鉴别是必要的。反而言之，心理治疗——虽然是强烈的建议——但并不是必需的。在接受荷尔蒙治疗或手术之前，至少要接受多少次的心理治疗，这需要基于各方面的原因。首先，最低治疗次数的门槛，容易被认为是一个障碍，妨碍了个人成长的真正机会。其次，心理咨询师是在整个探索性别认同、性别表达以及可能的转换的过程中，而不只是在任何可能的介入治疗之前，对来访者提供重要的支持。第三，来访者在规定的期间内，达到相似目标的能力有所不同。

2. 针对有性别问题的成人，其心理治疗的目标如下：

心理治疗的一般目标，是设法将个人的整体心理福祉、生活质量和自我实现，提升到最大的极限。心理治疗并不打算去改变个人的性别认同；而是协助个人去探索性别的问题，并且设法去减缓性别不安，假使出现的话。最典型的状况是，治疗的中心目标放在协助变性者、跨性别者和非性别常规者，对于他们的性别认同的表达拥有长期的自在感受，并且有真实的机会，能够在他们的关系、教育和工作上获得成功。

治疗可能包括个人、伴侣、家庭或团体的心理治疗，对于促进同侪的支持

上，后者尤其重要。

3. 变性、跨性别和非性别常规的来访者的心理治疗，是包括咨询和支持性别角色的改变

寻找一个自在的性别角色，是首要和最重要的社会心理历程。心理治疗能够在以下各个方面，对于变性、跨性别、和非性别常规的个人，提供宝贵的协助：（a）澄清和探索性别的认同与角色；（b）处理污名化烙印和弱势压力，对于心理健康和人类发展的影响；（c）促进出柜的历程，对有些人来说，这可能包括性别角色表达的改变，以及接受促使女性化/男性化改变的介入治疗。

心理咨询师可以给予个人与家庭支持，以及提升来访者的交往技巧和应变能力，因为他们存活在一个尚未准备好去适应和尊重变性者、跨性别者和非性别常规者的世界当中。心理治疗也能够减缓在筛选和鉴别的过程中，所发现的任何共存的心理健康问题（例如焦虑、忧郁）。

对于打算永久地改变性别角色，以及进行社会性别角色转换的变性者、跨性别者和非性别常规者，心理咨询师可以帮助他们建立一个个体化的具有特定目标和时间表的计划。虽然改变性别角色的体验是因人而异的，社会层面的体验比起生理层面通常更具有挑战性。因为改变性别角色会造成重大的个人与社会的后果，这个决定应该包括觉察到在家庭、人际关系、教育、职业、经济和法律上，可能会面临的挑战，如此他们才能够成功地发挥性别角色的功能。

许多的变性者、跨性别者和非性别常规者在就医时，与他们的性别认同一致的性别角色，从来就不曾被其他人所知晓或接纳过。心理咨询师可以帮助这些来访者探索和预测改变性别角色的影响，以及迈向实现这些变化的历程。心理治疗提供一个让来访者开始展现自己的空间，而此与他们的性别认同是一致的，对于某些来访者而言，则是得以克服改变性别表达的恐惧。可以在治疗以外的地方，尝试已经评估过的冒险，以便获得新角色的体验和建立信心。当来访者向家庭和社区（朋友、学校、工作场所）出柜时，应该给予援助。

其他的变性者、跨性别者和非性别常规者在就医时，已经拥有以另一个性别角色生活的经验（最少的、中等的或广泛的），此乃不同于出生时的指定性别。心理咨询师可以协助这些来访者，辨识和处理潜在的挑战，并且当他们持续去表达性别角色的改变时，培养其最佳的调适能力。

4. 针对家庭成员的家族治疗或支持

心理咨询师可以帮助来访者，针对他们的性别认同和治疗的选择，在与家庭成员和其他人进行沟通时，作出深思熟虑的决定。家族治疗可能包括提供服务给配偶或伴侣和孩童，以及大家庭当中的其他成员。

来访者也可以要求协助他们的人际关系和性健康。例如，他们可能想要探索他们的性欲和亲密关系的问题。

5. 整个生命历程的追踪照护

在来访者及家庭的生命历程中的许多阶段，心理咨询师可以为他们提供服务。心理治疗在不同的时间和生命周期的各种议题上，可能是有所帮助的。

6. 代表来访者，在他们的社区（学校、工作场所和其他组织）中进行教育和倡导，并且协助来访者进行身份证明档的变更

一旦变性者、跨性别者和非性别常规者，具体化实践他们的性别认同和表达时，可能在他们的专业、教育和其他类型的领域上面临挑战。心理咨询师可以扮演重要的角色，针对那些场域中的人们，施行关于非性别常规之样貌的教育，以及代表他们的来访者发声倡导。这个角色可能涉及和学校的咨询师、教师和管理人员、人力资源人员、人事经理和雇主，以及其他组织和机构的代表，进行咨询。此外，医疗服务提供者可能需要协助来访者变更名字和/或身份证明文件的性别标记，如护照、驾驶执照、出生证明和毕业证书。

7. 提供同侪支持的信息和转介

对于某些变性者、跨性别者和非性别常规者而言，在性别表达的选择上，同侪支持团体的体验，比任何个别的心理治疗更加有帮助。如果可能的话，应该鼓励来访者参与社区的活动，提供同侪支持的资源和信息。

（摘编自世界跨性别健康专业协会《变性者、跨性别者和非性别常规者的健康照护准则·第七版》，窦秀兰译注，有改动，2012：20—30）

第四章

性与性别少数肯定性咨询法

第一节　认识肯定性咨询法

肯定性咨询法是一种鼓励非异性恋者和/或非顺性别来访者接受他们的性倾向、性别认同与性别表达，而不会试图将非异性恋者和/或非顺性别者转变为"正常人"，或劝说非异性恋者和/或非顺性别者减少乃至消除同性恋、跨性别欲望或行为的心理疗法。肯定性咨询法强调性与性别少数的存在不是一种心理疾病，并且认为个体接受并肯定自己是其从其他的心理不适或物质滥用中康复的关键组成部分。

肯定性咨询法的实践模型为咨询师接待性与性别少数来访者提供了指导方针，并且以一种符合性与性别少数文化的态度为来访者提供咨询和治疗干预方式。

同性恋肯定性咨询法的实践模型为咨询师接待同性恋和双性恋来访者提供了指导方针，这种取向的疗法"将同性恋或双性恋身份看作是一种与异性恋身份一样积极的人类生活经验和表达方式"（Davies, 1996），并且以一种符合性与性别少数文化的态度为性与性别少数来访者提供咨询和治疗干预方式。肯定性咨询法的实践者接受并且倡导性与性别少数的身份和他们的关系的有效性，实践这种疗法的咨询师往往不只是创造一种所谓的中立空洞的环境，来对抗自己的恐同和异性恋主义偏见可能对咨询过程产生的影响。（Tozer & McClanahan, 1999）因此可以说，咨询师要想有效地实践肯定性咨询法，只是克服自身的恐同并不足够；还需要咨询师接受和认同同性恋者的性少数身份，帮助这样的来访者克服他们内化的恐同，进而帮助来访者发展和完成作为同性恋和双性恋个体的积极的身份认同。

咨询师可以在很多情境下使用肯定性咨询法来帮助来访者。只要咨询师是以一种肯定性态度为来访者提供服务，那么任何一种具体的或特别的心理疗法和干预方式都可以称为肯定性咨询法。性与性别少数肯定性咨询法并不会提出一种具体的咨询实践方式，而是提出某些启发式原则作为咨询实践的指南。该疗法的核心是强调对来访者的无条件积极关注和接受，尊重来访者的尊严和价值。正是由于肯定性咨询法不会规定一种特定的实践方式，所以这种疗法的指导原则可以用于各种具体的咨询流派；也可用于接待不同的来访者系统，如团体咨询、个体咨询、伴侣咨询以及家庭治疗等。

肯定性心理治疗"是治疗者对自身、对案主以及对治疗本身抱持的敏锐觉察、基本态度及信仰。在和性弱势案主工作时，任何未能基于正向肯定立足点进行的治疗，都可能进一步减损案主的自尊。"（大卫·圭南等，2005：15—16）

心理健康社区对性与性别少数个体是非常重要的。个体对性别身份的担忧可能会体验到多种情感与心理上的压力，从而引导他们寻求心理健康服务。肯定性咨询师在与性与性别少数来访者讨论他的或她的需求时，给予他们最大的自我主宰感，让来访者能够找到有价值的信息和情感上的支持。

渴望变性的跨性别来访者在寻求心理健康服务时，可能还会需要心理咨询师对他们的身心状态进行评估。此时，心理咨询师拥有咨询师和评估员的双重角色，很可能会倾向于让其去做变性手术这种"治疗"方式，而疏于心理辅导。肯定性咨询法的咨询师应该清楚：帮助变性别欲个体通过学习个人相关信息、深入探索和发现资源，可以使他们获得一种积极体验，获得力量，这对于他们自我决定是有重要帮助的。即使他们选择去做变性手术，这样的辅导也是不可缺少的。

一　肯定性疗法的准则与原则

正如克里斯普（Crisp）（2002）指出的那样，同性恋肯定性咨询法在心理咨询实践中与许多社会工作准则相一致，这些准则包括：

（1）环境中的人：来访者不是脱离周围世界的孤立个体，同性恋个体被置于一个与他们互动的不同环境和他们所扮演的各种角色情境下来看待。比如说，在接待同性恋来访者时，同性恋肯定性咨询法的咨询师会关注来访者的工作和家庭环境，他们向他人公开性倾向的程度以及来访者在这些环境中所扮演的角色等。

（2）优势观点：将同性恋个体看作是有很多优势的人，这些优势可以帮助他们解决遇到的问题。合适的、肯定性咨询实践者也会使用其他的优势模型的组成部分，包括自我决定，即支持同性恋来访者自己决定何时、向何人公开他们的性倾向；关注健康而不是病态，即将同性恋看作是与异性恋一样健康的性倾向；以及意识提升，即鼓励同性恋来访者检验恐同对他们的生活造成的影响。

（3）文化胜任模型：很多这样的模型认为针对不同人群而采用不同的文化敏感实践方式，需要咨询师全面检验自己拥有的对相应人群的知识基础、态度和观点，以及是否具备接待该人群的基本技能。范登伯格（Van Den Bergh）以及 Crisp （2004）认为咨询师实践同性恋肯定性咨询法是一种文化胜任能力的表现，与咨询师接待少数族裔人士的文化敏感性相类似。

此外， 同性恋肯定性咨询法需要注意的其他方面包括以下六条基本原则（Appleby & Anastas, 1998）：

（1）不要假定所有的来访者都是异性恋者。

（2）要知道来访者呈现出来的不适和冲突是其自身和社会的恐同造成的，而不是性倾向本身的问题。

（3）将性与性别少数来访者接受自己的非异性恋/非顺性别身份看作是咨询帮助过程的积极成果。

（4）帮助来访者减少他们可能正在经历的内化的恐同，以便于来访者最终能积极地整合自己的性与性别少数身份，完成自我认同。

（5）咨询师应该熟知各种关于性与性别少数身份形成和"出柜"方面的理论。

（6）咨询师要具备接待性与性别少数来访者的资格，要先处理好自己的恐同、恐跨以及异性恋主义、顺性别主义偏见。

亨特（Hunter）及其同事（1998）也提出了肯定性咨询法的一些指导方针，包括但不限于以下几方面：理解并遵守自身的职业伦理准则；尊重来访者的性倾向；不要将来访者的性倾向看作是有问题的；不要试图改变来访者的性倾向；支持来访者自我决定其"出柜"程度；避免去试图指出来访者性倾向的成因，因为这样做也会伤害来访者。

"依着性倾向的不同，和不同案主工作时有其普遍而一致之处，也有专属于不同族群的个别特殊性。对于性弱势案主，不论是个人而还是伴侣而言，若要能进行肯定性心理治疗，就需要对其特殊性有更多的理解，帮助自己在治疗

中达到足够的自省与洞见。"（大卫·圭南等，2005：16）

要进行同性恋伴侣治疗，治疗师至少需要理解：

（1）案主的社会处境。其中最重要的，是三重压迫：父权体制、异性恋主义、同性恋恐惧，以及性别社会化造成的影响。

（2）案主的发展历程。这包括对性（sexuality）概念包括性倾向的理解以及个体的认同形成过程。

（3）伴侣关系的发展历程。（大卫·圭南等，2005：16）

所有的人，无论性别与性倾向，都有情感分离和联结的双重需要。性别涵化和性倾向，会使男同性恋者面对这些需求时情况更加复杂。文化中要求男性是不顾一切的、强壮的、独立的。在文化中，欺负男性使男性成为文化需要的壮汉形象。在恐同文化中，同性恋男孩子的恐惧，无人分担，不得不变得比异性恋男孩子更加独立，更加与人保持距离。而异性恋男孩子不需要为此挣扎。

有学者在讨论同性恋伴侣咨询的时候，做出如下的总结：

（1）采用肯定式心理治疗，已经被主流精神医学界认为是和同志案主工作时，基本而必需的做法。

（2）治疗者必须不断检视自己本身内化的同性恋恐惧，并探索自己被异性恋主义所影响的程度及范围。对于治疗者自身来说，这往往是最困难，却也最重要的部分。

（3）适时而适度地帮助案主辨认、探索、理解，进而改变异性恋主义、同性恋恐惧以及性别社会化的影响，是治疗的核心重点。然而在治疗过程中，在何时、以何种方式提出这个议题来讨论，需要细腻而谨慎的计划。在肯定式心理治疗中提出并处理同性恋恐惧，就如同在动力心理治疗中运用诠释和面质的技术一样，需要足够的敏锐度和好的督导过程。足够的动力精神医学训练对此部分很有助益。

（4）问题解决导向的治疗方式，可帮助案主处理外来的威胁情境。认知治疗则可降低案主内化负面资讯的程度。帮助案主练习适度的"外化问题"，不仅可以减少自我否定，且更能协助案主认识异性恋主义及同性恋恐惧的影响力。

（5）界限（boundary）议题，尤其是关于性及感情关系的界限，是治疗师在伦理上必须遵守的。（Morrow，2000）

（6）安全感以及被接纳的感受，是帮助案主顺利克服认同发展过程中的阻碍，成长为健康成人最重要的力量。（大卫·圭南等，2005：37）

世界跨性别健康专业协会（WPATH）在《变性者、跨性别者和非性别常规者的健康照护准则·第七版》中也提到了健康照护的伦理指引：过去曾经将治疗目的放在试图改变一个人的性别认同，并且使性别表达与出生时的指定性别更加一致，但是，并没有成功，特别是从长期来看。这样的治疗已经不再被认为是合乎伦理的。

如果心理咨询师对于处理变性者、跨性别者和非性别常规者，及他们的家庭，感到不自在或经验不足时，他们应该将来访者转介给有能力提供服务的人，或至少向专业同侪咨询。如果当地缺乏执业者，则可以透过远距医疗的模式来进行咨询，以便满足当地来访者对远距咨询的需求。（WPATH，2012：30）

二　肯定性咨询法的效果与必要性

1. 肯定性咨询法的效果

扭转性疗法是无效的，我们已经有足够多的说明。

同性恋肯定性咨询法是很重要的，因为它帮助同性恋者和双性恋者找到一种类似于"安全地带"的区域，在这个区域中，来访者乐于探索其性欲望和对同性他人的感受。利伯特（Lebolt）（1999）指出：那些经历肯定性咨询法的来访者描述说他们对自己的"身体"和"性自我"感到"舒适"。他的研究参与者还报告说他们的同性恋爱关系质量有所提升，对于亲密关系也感到更加舒适了。在他的现象学研究中，那些之前对自己的性倾向感到不确定的参与者，在经历了同性恋肯定性咨询法后，发展出了一种可以整合进他们的其他社会角色中的同性恋身份，也感到乐于向他们的家人、同事等公开其性倾向了。

2. 实施肯定性咨询法的必要性

肯定性咨询法是真正尊重来访者的、基于人权的、基于平等的咨询方法。它符合咨询伦理，对来访者有帮助。在面对同性恋与跨性别来访者时，肯定性咨询法是唯一正确的选择。

抛开性与性别少数来访者特有的治疗问题不说，咨询师如果在咨询过程中没有从积极的角度以性与性别少数肯定性立场为来访者提供咨询服务的话，就可能会进一步伤害来访者的自尊水平。对于性与性别少数来访者来说，即便是心理咨询理论倡导的中立态度也是不够的，性与性别少数来访者需要的是一种性与性别少数肯定性咨询方法，这种方法认为同性恋的性倾向和跨性别的性别认同是个体一种正常的发展结果。另外，由于大量的遮掩自己性倾向的行为、自我设限和日常生活中高度的警觉性，大部分同性恋者和双性恋者的"自我"都被"限制"了，如果咨询师没有为这样的个体提供积极的肯定性的心理咨询，他们的自尊水平只能是受到更多的损害而不是提升。

三　肯定性咨询法"剥夺"来访者的自主性了吗？

除了同性恋肯定性咨询法的优势，有研究者（Goldenberg，2000；Cross，2001；Langdridge，2007）也提出了一些这种疗法存在的顾虑。比如说，这种疗法没有给来访者留下探索其性倾向的空间，因为咨询师可能对咨询的最终目标存有期待，将来访者接受其性与性别少数身份当作咨询的最终目标。如果来访者为了通过咨询帮助其发展性身份的话，那么当他们经历同性恋肯定性咨询法时，就可能认为这种疗法不允许他们探索自己作为异性恋者生活的可能性。因此，有人认为性与性别少数来访者需要感到来自咨询师的积极的、安全的以及鼓励的态度和环境，但同时也需要咨询师具备中立的态度，鼓励来访者探索自己的性身份。（Langdridge, 2004）

另外，有研究者就性与性别少数来访者的性倾向咨询方面提出了一种以人为中心的疗法。（Haldeman, 2004）这种咨询取向认为咨询师应该充分尊重来访者的自主性，由来访者自己决定最终的咨询结果应该是什么样的，以及是要进行以同性恋肯定性咨询法为导向的咨询，还是要接受扭转疗法以改变自己的性倾向。

表面上看，以人为中心疗法似乎充分尊重来访者的自主性，因为这种疗法给予来访者决定权来选择治疗的结果，这就使来访者在决定自己的性倾向方面有充分的自主权。但以人为中心疗法在执行尊重来访者的自主性方面，似乎过于极端了。因为这种疗法可能使得一些不具备足够的能力或知识的来访者做出不合适的决定，这会对他们未来的生活有所影响。比如说，像自主性这条原则本身表明的那样，如果来访者为了挽救其与异性的婚姻而选择压抑自己对同性的欲望和感受，从而压抑自己的真实性倾向，甚至是希望通过扭转疗法改变自己的同性恋性倾向的话，这并不是自主性原则想要传达的真实信息。因此，咨询师需要评估来访者是否有足够的能力来做出谨慎的以及合理的决定，抑或他们是受周围环境影响，以及/或是基于错误的信息而做出的决定。咨询师的专业伦理守则要求咨询师教育个体以帮助他们明白关于性倾向的真实信息，并为来访者提供相关资源以帮助来访者探索和处理与其性倾向有关的问题，这才是真正的尊重来访者的自主性。这种方法为来访者提供有关性与性别少数生活方式的信息，帮助来访者整合其性倾向，而这与同性恋肯定性咨询法的实践要求是完全吻合的。

此外，以人为中心疗法认为咨询过程是为来访者提供选择而非期待，而他们所谓的选择可能包括将来访者引介给扭转疗法治疗师，因为这可能是来访者表示他们想要的。但大量研究已经表明扭转疗法是有害的。因此，这种疗法采取这条原则的方式是值得商榷的。尽管咨询师应该尊重来访者的意愿，但咨询师为来访者提供的可行的咨询备选项应该是有限度的。举例来说，如果一个吸毒者声称自己在试着保持清醒后，觉得自己还是喜欢回到瘾君子的生活，那么咨询师是否该将这名来访者引介给某些贩毒者？可见，对于类似于这样的决定，咨询师在尊重来访者的决定方面是有一定的限度的。（Lugo, 2010）

总的来说，性与性别少数肯定性咨询法是一种积极的理论框架，在这种疗法框架下，咨询师在实践中支持性与性别少数人群以及他们的生活方式。采取肯定性咨询法的咨询师承认和尊重来访者的性与性别身份，并且运用积极的肯定性的方法帮助来访者处理由异性恋/顺性别主义和内化的同性恋/跨性别消极信息带来的影响。咨询师和来访者都同意肯定性咨询法的最终目标是帮助来访者将其性与性别少数身份整合进他们的生活方式中，咨询师帮助来访者做好心理、社会和情感调试，使来访者充分体验作为"性与性别少数身份的人"的生活经验。

所以，性与性别少数肯定性咨询法是一种真正充分尊重来访者的性与性别人权的咨询取向。那些质疑这种疗法会使来访者最终只能接受同性恋或双性恋性倾向的人，本质上还是因为将同性恋和双性恋性倾向看作是不正常的，是劣于异性恋性倾向的。这种表面上标榜的所谓尊重来访者自主性，最终却有可能将性与性别少数来访者带入不符合伦理要求的扭转疗法旋涡的做法，对来访者来说是不公平的，也不利于整个心理学界朝着多元开放的方向发展。

第二节　如何成为肯定性咨询法的咨询师

　　成为一个肯定性咨询法的咨询师，不仅需要专业的咨询技术，更重要的是要拥有对于同性恋、跨性别等性多元群体的正确知识、公正态度以及基于这种正确知识和公正态度的咨询策略。

　　成为肯定性咨询法的咨询师，需要不断学习与成长。

一　肯定性咨询法咨询师的阻碍与准备

　　对于多数没有经过性多元知识与态度培训的咨询师来说，他们想从事肯定性咨询法，都会面临许多障碍。

　　戴维斯（Davies）（1996）指出了咨询师持有的可能会阻止其实施性与性别少数肯定性疗法的一些信念，包括：同性恋是罪孽的或违背上帝旨意的；同性恋是病态的、反常的或变态的；同性恋次于异性恋；一夫一妻制前提下的恋爱才是唯一健康的恋爱关系；同性恋者的恋爱都是短暂的，以性为目的的或缺乏深度的；同性恋者更有可能性侵害未成年人；同性恋父母不如异性恋父母；以及双性恋者是可以决定自己想成为同性恋者还是异性恋者的。持有这些观点的咨询师无法有效地接待性与性别少数来访者，因为这样的咨询师不可能尊重性与性别少数来访者，并协助他们完成身份认同。当持有这些信念的咨询师接待性与性别少数来访者时，就可能引发一系列问题。比如，咨询师如果认为同性恋性倾向是违背上帝旨意的话，就会导致他们将改变性与性别少数来访者的同性恋性倾向当作治疗干预的目标，以为这样来访者就不再是罪人了；咨询师如果认为同性恋者更有可能性侵未成年人的话，就会使得咨询师在性与性别少数来访者没有呈现任何其他征兆的前提下，就将来访者诊断为是有"恋童癖"倾向的。

要消除这些障碍，咨询师需要有所准备。

在今天的中国，各种针对心理咨询师的培训遍地开花，但几乎没有为学员提供必要的培训，使学生掌握接待和帮助性与性别少数来访者必需的知识、态度和技能，一些培训甚至可能强化对包括同性恋、跨性别群体在内的错误知识和污名化态度。可想而知，这些咨询师参加心理咨询方面的工作后，由于社会传达给他们的关于性与性别少数人群的带有污名化的信息，这样的咨询师就难以致力于与性与性别少数来访者建立良好的咨访关系，从而为来访者提供有效的咨询服务。因此，可以说很多性与性别少数来访者往往只能到那些毫无准备且带有偏见的咨询师那里进行咨询，这样的咨询结果也就可想而知了。所以咨询师要想有效帮助性与性别少数来访者解决性倾向和性别认同相关的冲突带来的问题，除了需要掌握大量的性倾向和性别认同相关的知识，全面了解同性恋和跨性别者的生活方式外，还有必要致力于与性与性别少数来访者建立良好的咨访关系，这对于咨询的成功与否和咨询目标能否实现都非常重要。

想成为肯定性咨询法的咨询师，应该先了解性与性别少数群体内部的多元性。性与性别少数个体发现自己处在一个十分尴尬的位置，即他们是其咨询师的第一个性与性别少数来访者。性与性别少数个体沮丧地报告说，他们不得不向那些他们想要寻求帮忙的人教予知识。另外，在一些想要进行激素替代治疗或性别重塑手术的跨性别个体的案例中，咨询师经常处于一个能评估他们的来访者是否适合进行治疗的位置。这常常会导致来访者的愤怒和沮丧，因为他们比那些有权力决定来访者是否进行极为需要的程序的治疗师们了解更多。

许多性与性别少数来访者在咨询中，会询问一些政策、制度及法律方面的问题。对于性与性别少数来访者而言，咨询师扮演的是支持者的角色，所以咨询师了解提供和消除保护的法律也是至关重要的。咨询师要时刻掌握有关性与性别少数个体的研究与实践的最新资讯，倾听来自性与性别少数个体的声音。

咨询师需要了解双性恋者所面临的特殊挑战；需要了解青少年同性恋者和双性恋者所面临的问题和风险；还需要了解同性恋者和双性恋者之间的不同之处，应该熟悉老年性与性别少数人群面临的挑战；咨询师也有必要了解那些存在肢体、感官、和/或认知/情绪障碍和残疾的性与性别少数个体面临的特殊问题；需要了解同时属于少数民族群体或不同种族的同性恋者和双性恋者所面临的特殊问题和挑战，这些不同的身份常常会给来访者带来多元的，并且是冲突的规范、价值观和信念等。

可见，性与性别少数肯定性咨询法的咨询师要了解生活中异性恋主义对同性恋者和双性恋者生活情境的影响程度，以及性与性别少数群体"特有的亚文化网络系统"。此外，咨询师还必须全面检验他们自己在自我概念、性别认同以及对性与性别少数的态度方面的动力学模式，并且还要意识到他们自己可能通过"未经加工的反移情"表现出来的反同态度和异性恋主义偏见。（Kathleen Ritter & Anthony I. Terndrup, 2002）咨询师只有具备了以上这些特点，才有可能进一步在实践中成为性与性别少数肯定性咨询法的咨询师。

咨询师要想恰当地使用肯定性咨询法，有效地接待性与性别少数来访者，就应该详细了解这一人群生活的社会环境，熟悉性与性别少数身份带给他们的特殊问题。由于每一群体生活的社会情境会对他们在咨询时呈现出来的问题有特殊影响，所以一个性与性别少数肯定性咨询取向的咨询师有必要了解性与性别少数个体的生活情境，要能将来访者呈现的问题放在其所处的文化情境中来考虑，并且要有了解文化对身份发展所产生的影响的意识。

咨询师和性与性别少数人群工作时，还需要充分了解其所在地区和国家的性与性别少数的网络支持。这种集体组织的意义是增强该群体的自尊。咨询师不仅要拥有实用的临床技能，还需要善于咨询、转介和个案管理。必要的时候，可以将来访者转介给性与性别少数社区，或者从社区中寻找支持其咨询的力量。

有学者认为，肯定性咨询，首先要肯定以下假设，这些假设是与性与性别少数共事的根本信仰。

（1）在许多临床医师的职业生涯中至少会遇见一名性与性别少数来访者。

（2）更多的临床医师将会与性与性别少数的家庭成员而不是性与性别少数本人开展咨询。

（3）大多数的咨询师对性与性别少数来访者以及如何与其开展咨询的了解都非常有限。

（4）性与性别少数身份认同并不等于病理学。

（5）跨性别身份认同与性倾向无关。

（6）性与性别少数来访者所需要的咨询服务与普通人群相同。

（7）并不是所有需要临床咨询的跨性别都对性（或性别）重塑手术感兴趣。（Shannon，Peggy，2007）

有研究者总结了同性恋肯定性咨询法的咨询师该有的一些特点（Davies & Neal, 1996），包括：

（1）同性恋肯定性咨询法咨询师将同性恋和双性恋视为性倾向多元化和丰富化的表现，认为这是性与性别少数人群的权利；这些咨询师将恐同而非多元性倾向看作是病理性的。

（2）他们尊重来访者的性倾向、个人操守、文化及其生活方式。

（3）他们主动寻求关于接待同性恋来访者的技能方面的培训及再培训，来探索以及验证他们自己对多元性倾向的感受，检验以及强调他们自己对这些问题的态度，增加对恐同以及出柜等治疗问题的了解，以及深化理解人类性倾向的建构方面的知识。

（4）他们对自己所具有的权力，以及自己是如何运用这种权力强化对性与性别少数来访者的消极权威信息时刻保持警觉；他们还通过监督和个人治疗来监测自己对性倾向多元化的反应。

（5）他们认为自己应该主动承担起责任和角色来教育其他专业咨询人员以及来访者在性多元、恐同以及心理健康方面的知识（如通过阅读疗法以及进行安全性教育等）。

这样的咨询师将同性恋者和双性恋者视为是和其他人一样正常、自然、健康，他们明白同性恋和双性恋性倾向不是心理疾病的象征。肯定性咨询法咨询师明白：是人们对同性恋和双性恋带有偏见的、不准确的看法，污名化了性与性别少数群体，才造成他们特有的性少数群体压力以及相关的心理问题。

性别多元心理咨询的咨询效果，与来访者对其咨询师对于性别多元身份的态度的感知密切相关。咨询师积极的态度获得较高的满意度，同样，消极的态度预示着较低的满意度。Lebolt（1999）研究发现性与性别少数来访者感到最有帮助的治疗质量和治疗关系是当来访者感到与治疗师的连接感时，来访者会有一种"舒适，安全，亲密，完全被接纳的，特别的或被尊重"的感受。性与性别少数来访者描述的他们认可的肯定性咨询法的咨询师是"善良的、敏感的、关心的、热心的，以及友好的"。而说到咨询师的专业品质，受访者感到对建立咨访关系有所帮助的咨询品质是"非评判性的、开放的，以及接纳的"。

我们来看一位咨询师的自述：

当我坐在一个属于性少数的来访者面前时,我提醒自己最多的就是"不要用自己的性特征去判断来访者"。这一点说起来容易,要做到其实挺难的。所以有时候,我就会退而求其次,用"想不管他的生理性别是什么,专注在他的心理性别上"。我发现这两个想法结合起来会给我很大的帮助,让我不再轻易地将来访者的问题"特殊化"。实际上,这个来访者的问题和大多数处于青年期的来访者是类似的,一个是自我认同问题,一个是人际关系问题,再就是对未来的迷茫。如果我们专注在这些上面,而不是盯住来访者的性特征不放,很多问题实际上真的没有那么复杂。人和人之间是存在差异性的,但是总的来说,人和人之间的共同性要远远超过差异性。

我们再看一位接受过肯定性咨询的同性恋者的表述:

我咨询了大概两个月,每周一次,每次30分钟。虽然时间不长,但是对我的影响很大。

我感觉老师没有解答我任何问题,没有给我下定义。他引领着我认识自我,了解自我,重新思考自己,接纳自己的样子,答案都是我自己找的。他只是告诉我"同性恋很正常,我理解同性恋",我觉得这个比什么都重要。与其告诉我是不是同性恋,不如老师带着我认识自己,了解自己。我觉得同性恋需要的就是这些。

总之,咨询师应该发挥他们的作用,支持社会变革并努力寻求全世界的公平正义。在肯定性心理咨询中,咨询师代表着一种社会变革。通过拥护性与性别少数人群和性与性别少数社区的需求,咨询师为性与性别少数社区所做的贡献是无价的,他们努力消除压迫与歧视性给性别少数人群带来的不良影响,力求实现社会平等与公正的目标。

二　咨询师能否或是否用肯定疗法

肯定疗法对咨询师最核心、最重要的要求是:
(1)治疗师的能力。

（2）治疗师要肯定性与性别少数文化。

（3）治疗师看待性倾向与性别身份问题的包容性。（Shannon, Peggy,2007）

为了测评咨询师能否以及是否在咨询实践中使用了同性恋肯定性咨询法，有研究者提出了同性恋肯定性实践量表（Crisp, 2006），用于测评咨询师实践同性恋肯定性咨询法的观念和行为。具体问卷内容如下：

同性恋肯定性实践量表（GAP）

本问卷旨在衡量咨询师关于同性恋来访者的治疗观以及接待这一群体时的行为模式。答案无对错之分，请尽量诚实的回答每一个问题。

请您在"强烈同意"、"同意"、"既不同意也不反对"、"不同意"、"强烈反对"这几个维度上评估多大程度上同意或反对以下关于接待同性恋来访者的治疗观。

1. 在接待同性恋来访者的实践中，咨询师应该支持来访者家庭的多元化构成。

2. 咨询师应该用语言表达对同性恋来访者生活方式的尊重。

3. 咨询师应该尽可能多地了解同性恋社区内部的多元性。

4. 咨询师应该熟悉同性恋相关的资源。

5. 咨询师应该不断学习和了解同性恋者的生活方式。

6. 咨询师应该帮助同性恋来访者发展积极的身份认同。

7. 咨询师应该挑战关于同性恋来访者的错误信息。

8. 咨询师应该使用专业的发展机会，提高自己接待同性恋来访者的实践能力。

9. 咨询师应该鼓励同性恋来访者建立支持同性恋个体的网络社区。

10. 咨询师应该了解同性恋伴侣面临的特殊问题。

11. 咨询师应该掌握有效接待同性恋来访者的必要知识。

12. 咨询师应该发展有效接待同性恋来访者的必要技能。

13. 咨询师应该具备有效接待同性恋来访者的必要态度。

14. 咨询师应该帮助来访者减少对同性性倾向的耻辱感。

15. 对同性恋者的歧视会给同性恋者带来心理问题，这些问题有必要在咨询中予以解决。

请您从"总是"、"经常"、"有时"、"很少"、"从不"这几个词中选择一个，用于评估在接待同性恋来访者时，您有以下行为的频率是多少：

16. 我帮助来访者减少由同性恋性倾向带来的耻辱感。

17. 我帮助同性恋来访者解决由社会偏见带来的问题。

18. 我会告诉来访者我所掌握的同性恋支持资源。

19. 我告诉来访者生活在一个恐同的社会里会有什么影响。

20. 当来访者咨询时呈现出来的问题与其性倾向有关时，我会予以回应。

21. 我会帮助同性恋来访者克服由宗教基于他们的性倾向带给他们的宗教压迫。

22. 我为同性恋来访者提供促进他们安全感的干预措施。

23. 我会用语言告诉来访者同性恋性倾向与异性恋性倾向一样健康。

24. 我会向同性恋来访者展示我关于同性恋相关问题的舒适度。

25. 我帮助来访者指明他们内化的恐同。

26. 我不断学习了解同性恋者会遇到的相关问题。

27. 在为同性恋来访者量身制定干预措施时，我持有开放的态度。

28. 我创建了一个允许同性恋来访者拥有自主决定权的咨询氛围。

29. 我以一种非威胁性的方式与来访者探讨性倾向相关的问题。

30. 我帮助同性恋来访者表达由他们经历过的压迫带来的愤怒感。

记分说明：根据下表所示每个回答对应的分数，在回答完所有问题后，将所有问题的答案分数相加，分数越高，表明越有可能实践同性恋肯定性咨询法。

题目1—15	题目16—30	分数
强烈同意	总是	5
同意	经常	4
既不同意也不反对	有时	3
不同意	很少	2
强烈反对	从不	1

三　身为性少数的咨询师是否更适宜为性少数做咨询

有一些性与性别少数来访者觉当他们的咨询师也是同性恋者或双性恋者时，这让他们感到舒适。一些研究显示，性多元人群更青睐于本身就是同性恋或跨性别的咨询师，他们认为只有本身属于同性恋或跨性别的咨询师才能提供真正的肯定性咨询。也有人认为，与非性别多元的咨询师沟通存在困难，与其缺乏相互理解，并可能存在歧视。（Michael et al，2007）

但有研究者认为同性恋或双性恋性倾向的咨询师可能会由于性与性别少数来访者呈现的问题或情形而产生反移情，有可能导致咨询师停止考虑来访者的需要。这是一个很敏感的领域，因为尽管大体来说，咨询师会通过向来访者公开自己的同性恋或双性恋性倾向以创造一种与其来访者的连接感，但如果咨询师处理不好自己的反移情问题的话，咨询很有可能变成以咨询师为中心，而不是以来访者为中心了。（Haldeman, 2004）

Harrison（2000）似乎是另一种看法，指出同性恋性倾向的咨询师向其同性恋来访者公开自己的性倾向，对咨访关系和来访者都是有益的。他认为这些咨询师在接待性与性别少数来访者时，有自己的优势，因为他们能更好地理解来访者正在经历的困境，有关于同性恋生活方式的第一手资料，而且还很熟悉外在的性与性别少数支持资源，总体上能起到一种为来访者树立良好的榜样的作用。哈里森（Harrison）还指出一个异性恋咨询师如果熟悉性与性别少数支持资源，了解同性恋者的生活方式的话，也可以在咨询中与来访者建立客观、不带有评判性的咨访关系，让来访者感到舒适。因此，咨询师接待性与性别少数来访者时，有利于建立良好的咨访关系的主要品质是了解性与性别少数来访者的身份发展、出柜过程以及其他的相关问题，以非评判性以及令人舒适的态度接待来访者，并能为这样的来访者提供支持资源以帮助缓解他们的焦虑情绪。

事实上，在同性恋肯定性咨询法的咨询中，咨询师接待性与性别少数来访者的经验和专业性比咨询师的性倾向更为重要。接待性与性别少数来访者时，实现心理治疗互动有效的心理动力要素包括来访者的求治动力和对咨询师的信任，以及咨询师表现出来的诚信、热情、知识和真诚等专业品质。

第三节　性与性别少数肯定性咨询法的实施

一　肯定性疗法咨询师自我成长三过程

成为一名性与性别少数肯定性咨询法的咨询师，需要探索异性恋主义是如何塑造其个人及职业生活的。我们可以通过三个步骤来自我探索异性恋假设、异性恋特权以及异性恋身份这三方面，是如何影响着一位异性恋咨询师对其性与性别少数来访者以及异性恋来访者的态度。咨询师要在咨询过程中持续不断地进行这一重要的自我探索过程，因为他们不可能一下子达到一个完全从异性恋假设以及异性恋特权中解放出来的境界。

1. 探索异性恋假设

异性恋咨询师自我探索的第一步是探索异性恋假设。为了意识到异性恋假设，咨询师可以通过探索其在生活中接触到的关于性倾向的社会及家庭信息，以及所谓的"正常"与"健康"的夫妻实践模式；这一探索过程也涉及检验咨询师自我关于性倾向、性以及亲密关系的价值观和信念。为了使这个自我探索过程有意义，咨询师需要使其关于性倾向的无意识的异性恋观念意识化，而这就需要强调我们所有人从小接受的教育中关于异性恋关系的优越化（即正常）与同性恋及双性恋关系的次等化（即不正常）这样的观念。这样一个使无意识观念意识化的过程是充满挑战性的，因为这需要咨询师承认他们对性与性别少数群体并没有持有积极的观念。但咨询师意识到自己面对性与性别少数群体时的异性恋信念是非常重要的，因为这可以使咨询师更多地了解到异性恋主义对其日常生活以及职业生涯的影响。（Pope, 1995）

表1中的问题可以作为咨询师开始自我探索异性恋假设的一个工具。这些问题是为了帮助咨询师意识到其无意识的异性恋假设，这些假设认为异性恋关系才是正常的。异性恋咨询师可以通过很多方式来运用这些问题帮助其成为肯定性咨询法的咨询师。例如，咨询师可以与另一个异性恋咨询师运用这些问题进行结构问责谈话，而这些谈话的目的是为了确保异性恋咨询师作为这个社会主流群体的一部分，不仅仅是依赖于性与性别少数个体（即被边缘化的成员）来"启发"其意识到自己的偏见性言行。尽管和性与性别少数社区进行直接对话、沟通是非常有用和重要的，但表1设计的这些问题是为了让异性恋咨询师为自己无意识的异性恋假设负起责来。表1中的问题的另一个用处是可以作为自我反思日志的一个向导。自我反思日志可以深化异性恋咨询师关于异性恋假设对其个人和职业生活的影响的认识。由于社会主流群体的成员很少会被要求去反省他们的价值观、信念以及假设是如何发展的，所以异性恋咨询师将这些问题贯穿其职业生涯的始终是很重要的。

表1　探索异性恋假设的自我反思问题
示例问题
我的原初家庭关于性倾向、双性恋以及同性恋关系，都教了我什么？
我的家庭中会讨论性倾向、同性恋以及双性恋关系方面的问题吗？如果讨论，大家都传达了怎样的价值观？如果不讨论这方面的问题，那这沉默背后隐含了什么呢？
我的家族中有成员是性与性别少数吗？如果有，他们曾经以及现在在家中是如何被谈论以及对待的？
关于一个人是如何"成为"同性恋或双性恋这个问题，我的看法是什么？
关于为什么我自己没有"成为"同性恋或双性恋这个问题，我的看法是什么？
对于那些由性与性别少数父（母）抚养的孩子，我的第一反应是怎样的？
如果我得知一个性与性别少数个体将要成为一个老师或从事其他与小孩接触的职业，我的第一反应会是什么？
过去以及现在，我关于使用或听到类似于"太像同性恋了"这样的话语的经历是什么？与这些话语联系的价值观是什么样的？
当我初次与某人相见，在多大程度上我会假设他或她是一个异性恋者？是什么价值观以及信念使我有这种假设？
当看到一对同志伴侣进行身体上的亲密接触时，我的第一反应是什么？如果是看到一对异性恋夫妻呢？
如果我的孩子向我出柜是一个同性恋者或双性恋者，我的第一反应会是什么？
如果信仰宗教的话，那么我属于的宗教或精神社区关于性倾向、同性恋以及双性恋关系在过去以及现在是如何教育我的？我信仰的宗教或精神文本关于性倾向、同性恋以及双性恋关系是如何教育我的？

2. 探索异性恋特权

关键的自我探索过程的第二步是认识到异性恋特权的存在，以及异性恋咨询师生活在一个充斥着异性恋主义的社会中所得到的利益。这一步之所以重要，是因为在所有形式的压迫中，性与性别少数群体所经历的歧视与这个异性恋主义的社会赋予异性恋者特权是一脉相承并被这种特权所扩大化的。因此，要成为一个肯定性咨询法的异性恋咨询师，认识到日常生活中异性恋特权的存在是很重要的，并且要积极摒除这种不劳而获的特权带给自己的优越感以及对非异性恋人群的歧视感。

　　表2中列出的问题可以作为工具帮助咨询师意识到自己享有的异性恋特权，并且帮助其解构这种特权对自己生活和工作的影响。上文关于如何运用步骤1中的问题提出的建议也适用于步骤2中的问题。除了反思表2中的问题，异性恋咨询师也可以自己列一份表陈述自己基于异性恋性倾向而获得的利益。比如，"我可以在任何电影院或电视节目里看到积极描述异性恋性倾向的表演"，"我可以随便走进一家礼品店找到代表我的性倾向的情人节浪漫卡片"，"在随意一家诊所或医疗室，我的性倾向信息都可以在摄入文书里找到"，以及"我可以在公共场合随意牵着我伴侣的手行走而不用担心得到负面反馈"等。（Christi McGeorge & Thomas Stone Carlson, 2011）

表2　探索异性恋特权的自我反思问题
示例问题
你的异性恋关系是如何被你的家人、朋友乃至整个社会所鼓励、奖赏、认可以及支持的？ 小的时候，你的一言一行是如何被鼓励按照异性恋规范进行的？ 你曾经有不得不质疑自己为什么是异性恋性倾向的经历吗？你的家人、朋友或同事曾质疑过你为什么是异性恋吗？ 你曾经有为了得到周围人的认可而为自己的异性恋性倾向做辩护的经历吗？ 你曾经有因为自己是异性恋而害怕失去自己工作的经历吗？ 你曾困惑过自己为什么是异性恋吗？ 有人曾要求你改变你的异性恋性倾向吗？ 你曾经有因为自己是异性恋者而担心被从精神类、宗教类、公民或社会团体类的组织中开除的经历吗？ 你曾担心过因为自己是异性恋者而被咨询师拒绝为你提供咨询吗？ 你曾担忧过如果你去做咨询，你的咨询师可能会试着改变你的异性恋性倾向吗？ 你曾担心过自己会由于是异性恋而被"踢出局"吗？ 你是否因为自己是异性恋者而害怕自己的工作成果被贬低呢？ 你是否曾害怕自己仅仅因为是一个异性恋者而被殴打呢？ 是否曾有人仅仅依据你是一个异性恋者而质疑你在孩子周围出现是不安全的呢？

3. 探索异性恋身份的发展

　　异性恋咨询师进行自我探索的第三步是开始意识到他们自己的异性恋身

份。异性恋身份的概念是"一个人对自己的性倾向的理解，这与性倾向本身是不同的"。（Hoffman, 2004）现在有大量的文献研究性与性别少数身份的发展，但到目前为止，很少有人关注异性恋者的身份发展，就像只有性与性别少数个体才有性倾向一样。不过，已经有研究者开始阐述异性恋身份在保持异性恋规范以及异性恋特权方面所起的作用了。（Mohr, 2002；Worthington et al., 2002）研究种族身份发展的学者已经记录了意识到属于主流社会身份（如男性、异性恋、白种人）的重要性了，这些研究者发现那些更能觉知到自己种族身份的白种人较少会表达种族歧视态度。（Spanierman, Armstrong, Poteat, & Beer, 2006）所以说，异性恋咨询师关于自己的性身份知识的提升也可能会降低异性恋规范假设以及异性恋特权对咨询过程的影响。

在异性恋咨询师接待性与性别少数来访者时，肯定性咨询法的咨询师应该了解性与性别少数身份的发展，在接待性与性别少数来访者时需要关注咨询师自己的异性恋身份发展对咨询过程的影响。异性恋身份发展是指"异性恋性倾向身份的个体（即认为自己是异性恋者的个体）识别以及表达其性行为的方方面面"。（Worthington et al., 2002）这个方法恰当地将关注点从单纯检验边缘群体的身份发展转移到了检验社会主流群体的身份发展。因此，成为一个对性与性别少数来访者持肯定性咨询法咨询师的过程不仅涉及了解性与性别少数相关的主题，它同时要求异性恋咨询师了解他们自己是如何发展了异性恋性倾向的。

如同探索异性恋假设以及异性恋特权的过程一样，提升异性恋身份发展的意识也需要认真的自我反思。因此，异性恋咨询师可参考表3中的问题来完成自我探索。对于这一组问题，咨询师可以对照自己发展的不同阶段，如童年期、青少年期以及成人后等时期来进行反思。此外，咨询师的关系状态（如单身、有伴侣、已婚、离婚）也会影响其回答表3中的问题。比如说一个已婚的异性恋咨询师可以反思自己的回答与自己是单身时的回答会有什么不同。咨询师们也可以与同事或在监督小组内探讨这些问题。

有研究者认为对于白人个体来说，要想成为反种族主义者，首先以及最重要的一步是承认他们的种族身份，然后再探索其种族身份是如何影响了其生活的方方面面的。因此，要成为一个性与性别少数肯定性咨询法的咨询师，就要认识到承认自己也有性倾向的重要性。通过回答表3中的问题，异性恋咨询师可以认识到自己的性倾向，以及自己的性倾向可能会怎样直接影响到自己为所有来访者提供咨询服务的过程的。最后，异性恋咨询师需要在生活中意识到自己的性倾向，还要识别自己的性倾向对自己的日常存在可能产生的所有影响。

表3　探索异性恋身份的自我反思问题
示例问题
你如何描述你的性倾向？你如何解释将自己指称为异性恋者？你为什么称自己是异性恋者？
你的性身份在你作为一个人的过程中扮演了怎样的角色？
在你发展异性恋身份的过程中，哪些因素是最重要的或最有影响力的？
什么社会信念或规范影响了你的异性恋身份发展？
什么精神或宗教观念影响了你的异性恋身份发展？
什么家庭观念或规范影响了你的异性恋身份发展？
你第一次被异性吸引是什么时候？你对那种吸引赋予了什么意义？如果你认为那种吸引是自然的或正常的，你从哪里得到这样的信念？
你曾被同性吸引过吗？如果有，你是怎么理解那种吸引的？如果没有，你认为是什么使你不会对同性产生兴趣的？
你认为你的异性恋性倾向在你的身份中是一个稳定的因素，还是你觉察到你的性倾向是流动的以及可变的？为什么？
你认为你的异性恋性倾向是一种持续存在呢？还是你觉察到你的性倾向是"要么/或"的（即要么我是异性恋或者我是同性恋）？为什么？
你的异性恋身份认同是如何影响你理解一个人认同自己的性与性别少数身份的？你的异性恋身份认同是如何影响你对性与性别少数个体的看法的呢？
你的异性恋身份对你为所有来访者（不管其是何种性倾向）做咨询有何影响？

　　世界跨性别健康专业协会（WPATH）在《变性者、跨性别者和非性别常规者的健康照护准则·第七版》中也提到了心理健康专业人员对性别不安者在提供照护时，应该要熟悉非性别常规的样貌，并以适宜的文化能力来应对，以及表现出敏感度。在处理性别不安的成人时，心理健康专业人员应具备的能力（之所以强调是"成人"，因为青少年性别不安者有所不同，参看本书第六章的链接2"青少年性别不安者的相关心理工作"），其中最低资格是：

　　（1）具备临床行为科学领域的学术资质；在进行诊断时，有能力使用精神疾患诊断与统计手册（DSM）和国际疾病分类手册（ICD）；

　　（2）有能力确认和诊断共存的心理健康问题，并且从性别不安中鉴别出来；

　　（3）提出在心理治疗或谘商的专业上，接受督导训练和能力培养的证明文件；

　　（4）具备关于非性别常规的认同和展现，以及性别不安的鉴定与治疗的知识；

　　（5）接受性别不安的鉴定与治疗的继续教育，这可能包括参加相关的专业会议、工作坊或讲座；得到有相关工作经验的心理健康专业人员的督导，或参与和非性别常规与性别不安的相关研究。

除了上述的最低资格以外，还建议心理健康专业人员能够发展并维持文化能力，以便促进他们在处理变性、跨性别和非性别常规的个案的能力。这可能涉及了解与个案及其家庭相关之小区现况、倡议和公共政策相关的议题。另外，最好是能够拥有性学、性健康问题以及性疾患鉴定与治疗的相关知识。

初次接触这个领域的心理健康专业人员，应该接受拥有性别不安鉴定与治疗能力的心理健康专业人员的监督。

在处理性别不安的成人时，心理健康专业人员需要承担的任务包括：心理健康专业人员根据个案的需求，提供不同的方式来服务变性者、跨性别者和非性别常规者及其家庭成员。例如，心理健康专业人员可以是心理治疗师、谘商师或家族治疗师、诊断者/评估者、倡议者、教育者。心理健康专业人员应该确定个案寻求专业协助的原因。例如，个案可能会提出以下的健康照护服务的任意组合：需要心理治疗的协助，以便探索性别认同和展现，或促进出柜的过程；需要鉴定与转介的服务，以便接受促使女性化/男性化身体改变的介入治疗；家庭成员（伴侣、子女、大家庭）需要心理的支持；或无关于性别问题的心理治疗或其他的专业服务。（WPATH，2012：20—21）

二　肯定性咨询法实施的三个步骤

在自我探索的过程中，除了以上提到的三个步骤外，实践性与性别少数肯定性咨询法还有很多重要的策略。这里提出三个可能的策略，包括勇于宣称自己是性与性别少数肯定性咨询法的咨询师，表明自己支持性与性别少数的立场，以及解构异性恋主义/顺性别主义对性与性别少数来访者以及对咨询过程的影响。

1. 宣称为一个性与性别少数肯定性咨询法的咨询师

为了能够成为一个性与性别少数肯定性咨询法的咨询师，很重要的一点是要意识到异性恋者是不可能彻底从其异性恋规范的假设中解脱出来的。作为异性恋主流社会中的既得利益者，如果异性恋咨询师装作他们从异性恋假设的影响中解脱出来了，那么他们可能会给性与性别少数来访者带去更多的伤害而非好处。（Wetchler, 2004）为了更好地说明这一点，有西方学者提议借鉴反种族主义的研究，这些研究鼓励白种人同时接受自己的两种身份，那就是：种族主义者以及反种族主义者。（Hardy & Lazloffy, 1998）研究者认为作为一个白种人，是不可能完全非种族主义的，但一个白种人也可以声称自己作为反种族主义者的身份（也就是说，一个人致力于解构赋予白种人以天生的特权的种族主义体系）。因此，想要实践性与性别少数肯定性咨询法的异性恋咨询师需要承认自己既是异性恋主义的又是反异性恋主义的，或者换种说法，既是异性恋主义的又是支持性与性别少数的咨询师。

一旦异性恋咨询师接受了自己作为异性恋主义者以及反异性恋主义者的双重身份，他们就可以踏上成为支持性与性别少数群体咨询师的旅程了。这个过程需要咨询师从个体层面和政治层面行动来发展自己作为性与性别少数联盟者的身份。

个体层面行动的例子包括：与家人和朋友分享自己的承诺；批判反同的笑话和刻板印象；不对任何人的性倾向做假设；了解目前性与性别少数个体、伴侣以及其家人经历的压迫；读书或文章来扩展自己异性恋身份发展过程的知识面。异性恋咨询师在咨询中可以采取的一个重要的个人行动——在接待新的来访者以及还未确定其性倾向前，避免使用异性恋规范的语言（如妻子、丈夫）。比如说，当问及来访者的情感状态时，一个性与性别少数肯定性咨询法的咨询师可能会使用"目前承诺中的关系"而不是"婚姻"这个词。

可能的政治层面的行动包括：参加为性与性别少数平权的集会；请愿立法者支持性与性别少数个人、伴侣和家人获得基本的公民权（如婚姻合法化，收养权，反歧视法律立法等）；教育其他相关专家了解异性恋假设以及异性恋特权；在其专业机构中采取积极的立场来支持肯定性与性别少数的政策以及解构异性恋主义的实践。

所有这些个体和政治层面的行动都可以理解为是为了支持性与性别少数社区所做的一个公开声明。

2. 表明支持性与性别少数的立场

在临床实践中解构异性恋主义的第二个策略是在咨询中表明自己支持性与性别少数的立场。如马修斯（Matthews）（2007）所声称的，"对同性恋、双性恋来访者的肯定性咨询早在咨询师知道其来访者的性倾向前就应该开始了"。因此，作为性与性别少数肯定性咨询法的咨询师，需要在开始咨询前就让所有来访者知道自己为性与性别少数群体提供肯定性咨询法的承诺。

如前所述，这个承诺可以通过在第一次接待来访者时使用非异性恋规范的词汇，如"伴侣"而非"配偶"，为来访者可能是性与性别少数留下余地。另外，在来访者表明其在一段恋爱关系中时，很重要的一点是咨询师要问其伴侣的性别，以此来避免认为所有的来访者都是以异性为伴侣的。这样可以让来访者觉察到他们的咨询师没有对其性倾向做预先的异性恋假设。在最初的几次会话中，咨询师也可以问性与性别少数来访者是否曾由于过去的咨询师缺乏性倾向相关的知识或对性与性别少数群体存有偏见，而有过消极的咨询经历。

对于许多想掌握肯定性咨询法的咨询师来说，一个重要的问题就是如何指代跨性别个体。在英语世界，尽管大多数跨性别个体仍然使用"他"和"她"作为自我识别的代词，但是跨性别社区中的一些积极分子提出了许多可供选择的代词，例如sie、ze、hir等，他们希望用这种方式来模糊僵化的性别身份。（Feinberg, 1996）即使在中国，将一个来访者视为哪个性别，也是需要咨询师做出决定的。肯定性心理咨询开展的前提是，个体有自我决定的权力，所以肯定性咨询师会有多种方式来指代来访者，并且与来访者当前呈现出的形象保持一致。（Carroll&Gilroy, 2002）与所有的肯定性咨询一样，如果咨询师是不确定的，那么询问来访者更倾向于哪种认同是很重要的环节。（Shannon, Peggy, 2007）换句话说，当咨询师并不确定如何称呼跨性别来访者时，可以在咨询前询问跨性别来访者自我认同的代词称呼，以便咨询顺利的开展。

在跨性别的咨询中，还可能会遇到其他用词或语言方面的困境，许多咨询师对跨性别社区中变化的术语感到困惑。当谈论到自己的时候，一些跨性别个体发明出许多创造性的、自我肯定性的代词。

另外，咨询师也可以通过营造一个对性与性别少数友好的氛围作为实现肯定性咨询法的途径之一。例如，可以在接待室摆放与性与性别少数人群有关的杂志、报纸、书籍，有关性与性别少数社区资源的信息，对性与性别少数肯定性的标志（如彩虹标志），以及性与性别少数肯定性咨询法的书籍等。

最后，在整个咨询过程中，对异性恋咨询师来说，很重要的一点是一定要认识到异性恋主义会在很多方面限制自己充分了解性与性别少数来访者作为边缘群体的生活经历。例如，一个异性恋咨询师可能认为咨询中探讨的问题是由于沟通不畅产生的，却没能认识到同性恋相关的压力或异性恋主义在问题的产生和维持中所扮演的角色。当然，笔者并不是说性与性别少数来访者体验到的所有问题都是异性恋主义的结果；但是，对于性与性别少数肯定性咨询法的咨询师来说，很重要的一点是要考虑到异性恋主义可能会影响到其性与性别少数来访者对某个问题的体验。

3. 解构异性恋主义对性与性别少数来访者的影响

肯定性咨询法的中心应该围绕着反思异性恋主义在性与性别少数来访者的生活经历塑造中所扮演的潜在角色。帮助性与性别少数来访者解构异性恋主义的方式之一，是帮助其指出异性恋主义对其生活的影响，这可能意味着帮助性与性别少数来访者将其目前面临的问题放到其生活的异性恋主义社会的大环境中来考虑。因此，咨询师要鼓励性与性别少数来访者转变将问题产生的原因仅归结为个人或个体关系病理性这样的思考模式，而是要认识到自己的问题可能是整个社会结构的病理化导致的。这一点非常重要，因为被边缘化群体的成员常常被鼓励将社会对其的错误对待或歧视内化归结于自身的问题（如内化的恐同），这常常导致人们忽视了更大的社会体制进程的压迫作用。

刘易斯（Lewis）等人（2003）发现异性恋主义、同性恋相关的压力导致抑郁症状在性与性别少数个体中有很高的流行率。很多性与性别少数来访者要咨询的问题可能被自己作为性少数群体生活于一个充斥着异性恋主义的社会加剧了。由于同性恋相关的压力源于生活在一个异性恋主义的社会里，所以肯定性咨询法咨询师应该将性与性别少数个体中的高抑郁、焦虑、酗酒以及吸毒率解释为是异性恋主义导致的，而不是由于同性恋这一性倾向本身的不足导致的。

举例来说，一对女同性恋伴侣去做咨询，主要问题是其中一方由于另一方不能充分投入到这段关系中而觉得担忧。面对这样的来访者，一个肯定性咨询法的咨询师不是先探索来访者之间伴侣关系的发展程度，而是应该先与来访者讨论由于异性恋主义及异性恋假设的存在，她们的关系是如何可能不被其家人、雇主以及朋友认可的。一个肯定性咨询法的咨询师明白来访者最初体验到的由于缺乏关系承诺而导致的问题，事实上可能是由于伴侣中不够投入的那一方害怕自己的雇主发现自己是同性恋后会开除自己。这个例子说明在咨询中首先在一个大的异性恋体制的社会中来探讨问题的重要性。

表4中的问题可以用于指导咨询师解构异性恋主义对其性与性别少数来访者生活的影响。再一次声明，性与性别少数来访者的问题并不都会直接或间接的

与异性恋主义相关；但很重要的一点是，性与性别少数肯定性咨询法咨询师在咨询中要有探索异性恋主义可能会影响其性与性别少数来访者的经历或所呈现问题的意识。

表4　解构异性恋主义要反思的问题
示例问题
在这个问题上，是否有可能是恐同或者异性恋主义消极地影响了你的体验？ 如果这个问题更多的是与你生活的这个恐同的、异性恋主义的社会有关，而不是你个人或人际关系的缺陷，你会怎么想？ 生活在一个恐同的、异性恋主义的社会，你体验到了哪些额外的压力？ 这些额外的压力对你的生活或人际关系有何影响？ 生活在一个恐同的、异性恋主义的社会对你自我感觉或人际关系质量有何影响呢？ 你认为社会对你的性倾向的消极信念是如何影响了你对自我的看法？对你的人际关系的看法？对你目前面临问题的看法？ 生活在一个对你的性倾向有敌对情绪的社会中，如何影响了你目前体验到的问题的发展？ 生活在一个阻止你自由而公开的表达你的性倾向的社会，对你有何影响？如果你有伴侣的话，生活在一个阻止你自由而公开地向你爱的人表达承诺的社会，对你有何影响？ 如果社会不仅依据你的性倾向来定义你，你的生活会有何不同？

由于性与性别少数人群必须继续面对来自社会的歧视与压力，所以当我们与这样的来访者进行咨询的时候，信任是最重要的问题。出于这个原因，建构主义疗法在性与性别少数来访者的咨询中特别有效。咨询师应该建立一种叙事立场，在这种立场下，来访者可以充分讲述自己的故事，而不受治疗师有关性与性别事先假设的烦扰。从根本上讲，咨询师需要建立一种氛围，在这种氛围下可以解构有关异性恋和性别的文化叙事，丢弃自己的文化偏见和先前理解，进入到其他人的经验中。

最后想提示两点：

第一，不要只盯着来访者性与性别少数的身份。

许多性与性别少数来访者提出要获得咨询服务，这众多理由均与他们的性与性别少数身份无关。咨询师不应该做出性与性别少数身份就意味着需要或必须进行咨询这样的假定。

对于肯定性咨询法咨询师来说，重要的是运用和对待其他来访者相同的方式，探索性与性别少数来访者所遇到的问题。换句话说，肯定性治疗就是看到与我们坐在一起的人，并且解决他们所带来的问题。

第二，不要把简单的咨询复杂化。

性与性别少数的一些咨询，不要全部视为"心理问题的咨询"，而可以视为一种社会工作，一种需要建议的来访者。这时，咨询师可以提供此领域的各种可能，以自己丰富的经验提供不同选择，以及选择的后果，供来访者参考。这其实是一个资讯提供的过程。至少在今天中国的情境中是这样的。

常规的心理咨询，通常规定要10次来访，每次50分钟至1小时，过于死板僵硬。来访者有些受不了，要求加时间，却碍于死板规定不能加。来访者当然不满意。

所以，有些性与性别少数来访者的咨询，要有社会工作的处理视角，不能全部按照传统的心理咨询脉络。

第五章

支持肯定性咨询的相关理论

第一节 女权主义理论与肯定性咨询

女权主义心理咨询也称女权主义咨询法，兴起于20世纪60年代的女权主义运动。它将女权主义研究与心理咨询的理论与实践有机地结合起来，以弥补传统心理咨询研究的不足与偏颇。女权主义心理咨询对传统心理咨询中的实证主义假设、性别偏见以及咨询关系中的权力不对等之类的问题提出了挑战。它以社会性别视角透视心理咨询的理论与实践问题，关注社会情境对来访者心理健康的影响，主张建立平等的咨询关系，促进社会变革与发展。女权主义心理咨询提出了一种生物的、心理的、社会的、文化的以及结构的咨询模式，这不仅有助于对个体心理功能的全面理解，而且为心理咨询的发展指明了方向。（郭爱妹，2006）

女权主义心理咨询原则和技术等主要是基于女性来访者的体验而提出的，性与性别少数者虽然不全是女性，但其在咨询关系以及社会环境中的地位和感受与传统心理咨询中的女性有相似之处，所以值得借鉴。而且女权主义心理咨询作为一种后现代主义流派，所提出的很多思想和技术，对于咨询师改变对性与性别少数的态度及咨询取向都有很大的启示意义。

一 女权主义心理咨询的基本宗旨与肯定性咨询

女权主义心理咨询鳞次栉比，流派各有不同，但它们都坚持一些共同的咨询宗旨和原则，虽然侧重点不完全一致，但也不乏重合之处。具体到和性与性别少数来访者的联系，这些基本的宗旨包括以下内容。

1. 个人的就是政治的

女权主义咨询师认为来访者个人的问题有着深深的社会和政治根源。因此，要从根本上解决来访者的问题就不仅要促进其个人的改变，更重要的是要改变社会，要促进和推动社会改革。这种认识也促成了病理学原因的转变，来访者的痛苦和"精神疾病"被重新定义。女权主义咨询师认为内部心理和人际因素只是人们由于痛苦来寻求咨询的部分原因，外部因素也是非常有影响的。心理痛苦被重新定义，不是被看作一种疾病，而是对不公正制度的反应。痛苦不是被看作缺陷的证据，而是被看作抵抗和生存能力及愿望的证据。抵抗被看作是在面临压迫时个体能够保持活力和力量的标志。（科瑞，2004：239）女权主义心理咨询以社会和社会制度为焦点，而且强调个人改变与社会政治改变之间的关联。

性与性别少数的心理问题在很大程度上是由于外部社会环境对性与性别少数的排斥和歧视才产生的，主流文化充斥着异性恋霸权主义的思潮，这对性与性别少数构成了制度性的压迫和贬抑。所以，在面对性与性别少数来访者时，咨询师应该要有这种"个人即政治"的观念，这样才能真正保证性与性别少数咨询的"去病化"理念。

2. 平等的咨询关系

女权主义心理咨询的精髓是咨询师和来访者之间平等的咨询关系，认为应该淡化咨询师与来访者之间的地位差异，促进双方平等地共享资源、权利和责任。（郭爱妹，2006）要想帮助来访者在轻松自由的咨询环境中有所改变和提升，女权主义咨询法认为必须解除咨询的神秘性。咨询的关系不能演绎现实社会中权力不平衡的来访者经历，咨询师是自己领域的专家，而来访者是自己感受和经历的专家，所以咨询的过程实际上是二者在平等价值基础上的合作。

面对性与性别少数来访者，很多心理咨询师首先认为自己是二者关系中的主导者，有权驾驭整个咨询过程，告诉来访者应该怎么做。其次，异性恋咨询师在来访者坦承自己的性与性别少数性倾向后，不自觉地会产生一种异性恋优越主义的感觉，很难和性与性别少数来访者共情，建立平等的咨询关系。

3. 性别及其他压迫的整合

女权主义咨询师认为男女两性都受到由于不同性别被区分对待的文化的影

响。男性被期望是坚强的，所以他们在咨询关系中和咨询关系外都疏于表达自己的情感，这种长久的压抑必然不利于其身心的调节。而女性的性别角色认同是被动服从，关怀照顾他人，这使得她们在生活和咨询中忽视自己的真实感受，对于自己想要得到什么的问题感到不知所措。此外，咨询师也有性别，咨询师的感知受到其自身体验的影响，可能与来访者的体验和感受大相径庭。虽然强调性别，但是女权主义咨询师认识到各种形式的压迫都会对信念、意见、感知产生很大影响，对于基于种族、阶级、文化、宗教信仰、情感或性倾向、年龄、身体能力和特点的压迫他们都会同等对待。因此，女权主义者对所有形式的压迫都提出挑战，而不只是对于女性的压迫。（科瑞，2004：240）

例如，心理咨询中，咨询师应该意识到一些女同性恋来访者，首先由于生理性别是女性，可能会在社会中感受到父权文化的压制；又由于其性倾向是"少数派"，还会感到异性恋霸权主义带来的心理问题；如果再综合考量一个女同性恋来访者面对的具体阶级、文化及身体能力等的压迫，那么女同性恋者就面对着多重的社会压力。而对于男同性恋来访者，首先是会感受到社会对其传统的男性气质期待带来的压抑感；而且正是由于这种男性霸权主义的盛行，使一些不符合传统社会性别角色的男同性恋行为主体体验到了严重的同性恋恐惧情绪，产生了基于多重压迫的心理问题。对于变性别欲者、易装者，类似的压力也是一样的。

4. 多元方法论

在论及女权主义心理咨询的多元性时，女权主义心理学家布朗（Brown）指出："女权主义心理咨询是受女权主义哲学影响的、以女性心理学及社会性别心理学中的多元女权主义学术为基础的咨询实践"。（Brown, 1994）女权主义心理咨询承认和尊重所有的咨询方法，倡导多元方法论，这是基于女权主义咨询师对来访者经验多元化的认识。女权主义心理咨询认为没有哪一种方法本身是女权主义的或非女权主义的，任何咨询方法都可以以性别主义的方式使用。女权主义学者恩斯（Enns）认为，关键的是咨询师不管使用哪一种流派的咨询方法，都要遵守两点基本的原则：一是知识主张与研究从来都不是完全价值中立或客观的；二是社会性别意义的形成受政治、社会及历史等因素的影响。建立在这两项原则的基础上的心理咨询才是女权主义的心理咨询。她还指出："如果心理咨询学家能以社会建构主义的观点使用心理咨询的研究方法与咨询方

法，那么所有的心理咨询方法均可以是女权主义的"。（Enns, 1997）

所以面对性与性别少数来访者，咨询师不管用那种流派的咨询方法，都可以将女权主义所主张的一些基本宗旨融合进咨询过程中，而没必要严格地区分自己到底是否用了女权主义心理咨询法或其他咨询法。而且，有些时候，咨询师也可以不去刻意区分哪种方法是专门针对性与性别少数来访者的，因为有时候刻意地把性与性别少数来访者和非性与性别少数来访者区分开来的过程，对性与性别少数来访者来说可能是又一次感受歧视与压力的过程。

二　女权主义心理咨询的主要技术与肯定性咨询

女权主义心理咨询有很多可以运用于实践的咨询技术，结合性与性别少数来访者的特点和常见的心理问题及其原因，以下这几项技术颇有借鉴意义。

1. 诊断与标签——重新定义和贴标签

重新定义意味着将"责备受害者"转移为考虑引起来访者问题的社会因素。在重新定义时，咨询不是放在内部心理因素，而是考察社会或政治维度。重新贴标签的干预方法是对某些原本"病理性"的症状重新做出评估。

女权主义心理咨询反对随便给来访者贴标签。因为咨询师对来访者症状的评估和诊断除了受性别主义的影响外，还会有种族主义、异性恋主义、年龄主义或阶级主义等因素交互作用产生的微妙影响。在接待性与性别少数来访者的过程中，一些受异性恋主义影响的咨询师很有可能以性倾向及性别实践的优越感自居，从而在对性与性别少数来访者症状的评估和诊断中产生一些不良的局限性，例如，注重于个体的症状，而不是注重引起不良行为的社会因素；受异性恋主义的影响，诊断有时候是一种压迫的工具；诊断（特别是个性障碍诊断）可能会强化来访者的角色定型，因而鼓励的是根据规范进行调整，即可能鼓励来访者改变性倾向或性别认同、性别实践方式；可能反映了咨询关系中不适当的权力；导致过于强调对个人的问题解决而不是社会改变；可能降低对来访者的尊重。（科瑞, 2004：244）

2. 权利分析和干预

权利分析和干预强调的是让来访者认识到我们社会中主流群体和弱势群体

的权利差异，授权给来访者控制自己和生活。权利分析的过程是使来访者认识到其具有的或可以得到的各种权利；权利干预的目标是帮助来访者学会接受和欣赏自己现在的状态，让其基于自己所具有的个性特征重新获得自信和自我认同感。

咨询师应该明白性与性别少数行为主体作为我们这个社会的性少数群体，与异性恋人群相比，他们迫于制度性或自身心理障碍的原因，确实难以得到一些该有的基本权利。当然，帮助性与性别少数来访者分析其权利并进行干预的前提是咨询师对我们社会中的性与性别少数行为主体要有深刻的认识和了解。

3. 参与社会活动

女权主义咨询的最终目的是要使来访者明白其个人的痛苦是如何与群体中所有妇女的集体权力联系在一起的。因此，在咨询过程中，咨询师同来访者分享自己通过参与一些社会活动改变现状的社会经历，鼓励来访者参与社会活动，在社会政治活动中释放自己的情绪，通过与自己经历相似或截然不同的社会人的接触，引起来访者一些社会认知上的转变。

对于性与性别少数来访者，咨询师可以建议其参与一些与性与性别少数相关的社会活动，如在自己群体的中心当志愿者、给立法人员提建议、进行有关问题的社区教育等。参加这些活动可以增加来访者的信心，帮助其意识到个人体验与其所生活的社会大背景之间的联系。

4. 文献咨询法

文献咨询法主要是帮助来访者认识到其自己的经历与女性是有联系的，帮助来访者了解其个人痛苦不是只限于其自己，许多女性都有类似的挣扎。而性与性别少数者作为性选择少数群体，也有许多共有的心理体验和痛苦。对于性与性别少数来访者，咨询师可根据来访者的状况，提供相应的文献资料或书籍，让来访者阅读。此外，非文学作品、心理学和咨询书籍、自传、自我帮助书籍、教育录像和电影都可以作为文献咨询法的资源。有时候，一本小说可能非常具有咨询作用，可以为咨询过程的讨论提供丰富资料。（科瑞，2004：247）来访者通过探讨文献内容和感受在增加其相关知识的同时，还可以学到具体的应对技能，运用到自己的行为选择中。相应地，咨询师在这个过程中也可以学到关于性与性别少数的知识，增加对性与性别少数的了解和科学认知。

三　"价值中立"与肯定性咨询

女权主义心理咨询在涉及性别平等权利等人权问题时，要求有明确的对来访者进行"赋权"的努力——使来访者认识到父权文化和体制对自身的压迫，具备对这种文化与体制的反思、抗拒能力。

这些，均与主流心理咨询所强调的"价值中立"，在一定程度上，出现矛盾；也与主流心理咨询所强调的"来访者中心说"、"尊重来访者意愿"，在一些时候构成冲突。我们应该如何面对这种冲突？

本着"价值中立"、"来访者中心"、"尊重来访者意愿"这些原则，一些心理咨询工作者认为，如果一位性与性别少数来访者自身要求进行"扭转性治疗"，咨询师便应该对他进行这样的治疗。这显然是不对的。

性与性别少数的肯定性咨询法主张，当来访者要求进行扭转治疗的时候，要帮助他检讨是什么因素使他希望进行扭转治疗，从而帮助他成长，认识到异性恋中心主义的压力，从而完成赋权的过程。我们在扭转治疗一章中已有过详细的讨论。显然，女权主义心理咨询关于"赋权"的论述，为此提供了理论支持。

一位资深的心理咨询专家对笔者说，在面对此类来访者的时候，她所做的，是通过谈话帮助来访者找到自己的"矛"和"盾"，从而自主地放弃要"扭转"的初衷。这既是赋权，也是真正的"价值中立"。

小　结

性与性别少数与女性体验和感受的一致性使得在面对性与性别少数来访者时运用女权主义心理咨询理念和技术成为可能。女权主义产生以来，对心理咨询有重要的方法论指导意义。整合传统心理学理论与女权主义，建构没有性别歧视及其他歧视的人类发展理论，是当前心理学发展的方向。只有心理咨询师能够从个体所处社会环境的角度去了解个体所经历的困境，而不只是局限在探索个人单向的改变，心理咨询才能达到增进来访者幸福的目的。

目前，几乎没有专门针对性与性别少数群体的女权主义心理咨询观的系统研究，女权主义心理咨询作为一种咨询模式，可以与多种心理咨询方法结合使用。以上提到的这些与性与性别少数相关的基本宗旨和咨询法，可能在其他心理咨询流派或方法中早已存在或一直在运用。但面对性与性别少数来访者，心理咨询师是否是在女权主义心理咨询的哲学范式指导下，在其真正明了自己对性与性别少数的认知与态度的前提下，在咨询过程中正确地运用和贯彻了这些咨询观？这是笔者想特别强调的问题。

第二节　性人权理论与肯定性咨询

性人权理论认为，性不是一种和身份联系在一起的权利，而是人作为个体与生俱来的人权，应该站在人权的角度考察人类性的多样性。

可以说，性人权就来源于人性、性的尊严和价值，其目的也是维护人性、性的尊严和价值。性人权注重一般的人性，更注重每个人的独特的人性，强调每个人独具的性的尊严和价值："性自由权、性平等权、追求性福权，就成了三种核心的性人权"。（赵合俊，2007：5）

同性恋者选择自己的情欲和情爱对象，跨性别者选择自己的性别认同与性别实践，这是其基本人权的组成部分，他人无权干涉，更无权通过种种途径要求其"逆转"。

有人认为性与性别少数者不符合主流的性道德。有学者反驳说，性人权具有普遍性，性道德则具有文化性和历史性，因此性人权与性道德的关系应该是，性人权是性道德的基础，对性道德的评价以性人权为转移。维护性人权的性道德就是好的性道德，危害性人权的性道德就是坏的性道德。也可以说，性人权高于性道德，符合性人权的性道德是真正的性道德，而违背性人权的性道德便是侵犯他人权益的、虚伪的性道德。（方刚，2011：3）

此外，说到性人权与性与性别少数的性选择，我们可以参考《日惹原则》中的一些基本规定。2006年11月6日至9日，在印度尼西亚日惹市召开的法律专家国际学术会议，通过了《日惹原则》，强调了国家在保护人们免受基于性倾向或性别认同歧视的义务。

《日惹原则》强调，各种性倾向和性别认同的人应该平等享有所有人权。"性倾向"是指每个人受到特定性别的人的情感、浪漫或性的吸引的可能，这里使用的性倾向分类是异性恋、男同性恋、女同性恋和双性恋；"性别认同"是指每个人对属于某个特定性别的深刻感情和内心感觉，这可能与出生时分配给他或她的性别一致或不一致，这包括对认同和外部特性感觉——如衣着、爱好、言语方式、社会互动以及个人和文化表达的其他方面——的表达。性倾向和性别认同是根深蒂固的，是人的人格和尊严的基本方面，对个人的认同和归属感来说是必不可少的。男女同性恋、双性恋和跨性别者来自世界上各个地区，来自所有种族、宗教和文化，而且像人类的人口一样具有多样性。尊重性权利、性倾向和性别认同是实现男女平等不可或缺的成分，传统的男女角色的改变是在社会上实现完全平等的必须。各国必须着眼于消除偏见和习俗所称的性或性别优势与男人和女人的刻板角色，采取措施努力修正男人和女人的行为的社会和文化模式。

所有人生而自由，平等享有尊严和权利，有权享有所有人权，不受基于性倾向或性别认同的区别对待或歧视。这些歧视包括任何基于性倾向或性别认同的区别对待、排斥、限制或偏好，其目的或结果是取消或损害在平等的基础上承认、享受或行使人权。

《日惹原则》特别提到："确保禁止任何与性倾向或性别认同有关的精神或心理咨询和医疗不明确地或暗中地把性倾向或性别认同作为要咨询、矫正或抑制的医学疾病来对待。"

可见，说性与性别少数需要"治疗"或"矫正"，这本身是说不通的，因为事实上，性与性别少数根本不是病，而是一种基本人权，谈何"救治"。有心理医生说是性与性别少数来访者主动要求帮助改变其性倾向的，性与性别少数者之所以会认为自己有"病"，这是社会观念影响的结果，是异性恋霸权主义和主流文化的道德审视和价值评判给作为性少数人群的性与性别少数者带来了"病症"。所以说，"我们不是反对心理咨询，而是反对将性的多元选择作为'心理问题'来对待的心理咨询，鼓励的是将因为社会主流价值观对性的少数选择的污名化而带来的心理问题的心理咨询"。（方刚，2012：43）

综上所述，我们可以看到，扭转疗法是违背性人权的，而肯定性咨询法是尊重和维护性人权的。

第三节　酷儿理论与肯定性咨询

一　酷儿理论

酷儿理论是当今思考和研究涉及性与性别问题时的一个非常主流的理论。说到酷儿理论，不能不提到法国思想家福柯。

福柯的观点极富挑战性和反叛性，他的思想体现和代表了后现代哲学思潮。"后现代强调不稳定、不确定、非连续、无序性；后现代是一个告别了整体性、同一性，彻底多元化的时代；后现代的基本经验是完全不同的知识形态、生活设计、思维和行为方式的不可剥夺的权利"。（钱善行，1993：96—97）

福柯的思想和著作在人类思想史上占有极其重要的地位，其关于同性恋问题的看法更是颠覆了人们以往对同性恋的刻板印象。首先，在性别的两分结构上，福柯解构了生理性别和社会性别二元模式。他认为，生理性别，无论是男性气质还是女性气质，都是随历史的演变而变化的，是话语的产物，是异性恋主义的产物，它是在性实践和性别实践中形成的。此外，福柯挑战了传统的以婚姻、生殖为目的的异性恋人际关系模式，他对20世纪60年代兴起的同性恋解放运动的评价是："今天，一个运动正在形成，在我看来，这个运动不是几个世纪以来我们一直迷失在其中的'更多的性'和'更多的关于性的真理'的潮流的逆转，而是快乐、关系、共存、依恋、爱情和精神强度的其他形式的创建——我不是说'重新发现'"。（Halperin，1995）福柯认为同性恋的生活方式对于现存文化秩序来说是一种"发明"，因此，"重要的不是让同性恋者去适应社会，而是让社会从同性恋的生活方式中汲取新型人际关系的形式"。（李银河，2009：449）

福柯之后，著名的女权主义者罗丽蒂斯（Teresa de Lauretis）于1991年提出了"酷儿理论"，其观点包括以巴特勒的"操演"理论为依据的对异性恋霸权及异性恋和同性恋的两分结构的挑战。

被称为"激进的福柯主义者"的巴特勒深受后现代主义的影响，其性别操演理论认为人们的同性恋、异性恋或双性恋的行为都不是来自某种固定的身份，而是像演员一样，是一种不断变换的表演。酷儿理论完全颠覆了传统的性别观和政治身份观念，向男女同性恋身份本身质疑，批评静态的身份观念，提出一种流动和变化的观念，提供了一种表达欲望的方式。酷儿理论不把男女同性恋身份视为具有固定不变的内容的东西，而将身份视为弥散的、局部的和变化的。对于一些人来说，身份是表演性的，是由互动关系和角色变换创造出来的。酷儿理论批判了传统同性恋理论在身份问题上的排他性，揭示出在建构男女同性恋身份的尝试中，异性恋是如何被正规化的。（李银河，2002）

另一位酷儿理论家葛尔·罗宾提出的"性的等级制"。葛尔·罗宾认为如果把性仅看作是生理现象或个人心理学的一部分，就不可能对它进行政治分析。她主张性不是一种自然本能，而是被社会和历史建构的。在她提出的性的等级制中，用环形来表示，分为内环与外环。内环是美好的、正常的、自然的、受祝福的性，包括：异性恋的、婚内的、一夫一妻的、生殖的、非商业性的、配偶的、熟人之间的、同代人之间的、私密的、无淫秽品的、仅用身体的。外环则是邪恶的、反常的、不自然的、受诅咒的性，包括：同性恋的、非婚的、滥交的、非生殖性的、商业性的、独自一人或群体的、陌生人之间的、跨代的、公开的、有淫秽品的、使用工具的、虐恋的；等等。（葛尔·罗宾，2000：32）

另外值得一提的是，凯特·伯恩斯坦所著《性别是条毛毛虫》，对于批判性别二元论、探讨性别流动性非常具有启发意义。该书中文版由廖爱晚翻译，新星出版社2013年出版。

二 酷儿理论对性与性别少数咨询的启示

无论是福柯还是酷儿理论，其关于性与性别少数问题的思想和观念都有鲜明的批判性指向。酷儿理论为人们重新认识性与性别少数人群提供了新的视角，为创造新的人类生活方式和新的人际关系结构提供了理论基础。从心理咨询角度来说，这些认识论和方法论有利于心理咨询师从全新的视角看待性与性别少数，进而影响其面对性与性别少数来访者时的咨询理念和取向。

葛尔·罗宾关于性的等级制的论述，告诉我们，这种等级制是主流社会按照多数人的标准建构起来的，性与性别少数被建构为反常的、不自然的，传达给社会和个人的信息就是"病态的"。这种信息影响着性与性别少数者的自我认同，也影响着咨询师对性与性别少数的认知，从而也会影响到性与性别少数心理咨询过程及咨询效果。那么在咨询中就要处理这种影响。

有性与性别少数运动的领导人反对酷儿理论。他们的担心是，如果性倾向与性别认同是流动的，那么反对性与性别少数的人便会说："看，性倾向是可以改变的，所以你是应该被'治疗'的。"

但我们认为，性与性别少数不是"病"，与其是否能够"改变"，是完全不同的概念。首先，可以"变化"，不等于是病，也不等于一定要"改"。酷儿理论讲的可以"变"，是指完全无意识的情况下，产生的自发变化。而不是人为干预，变成另一个样子的"改"，这不是自发产生的。也就是说，酷儿理论所讲的"变"，是不能通过外在强制来"改"，是不冲突的。

第四节　多元文化咨询理论与肯定性咨询

多元文化咨询理论注重来访者所处文化背景对其自身的影响。这一咨询理论对于性与性别少数咨询具有重要启发。

一　多元文化咨询理论

传统的心理咨询实践中，咨询师往往不会将种族、民族以及性别认同发展问题等各种因素纳入对来访者的评估和干预过程中，这样的心理咨询模式常常无法保证有着多重压迫身份的个体达到全面的文化认同。咨询师了解相关的文化变量交互作用对个体产生的影响，有助于咨询师对来访者做出更准确的诊断，并相应地提供更有效的干预和咨询方法。（Constantine, 2002）

多元文化咨询理论在过去30多年的发展过程中，在社会政治语境中介绍了被边缘化的人群的生活经验，这些边缘化人群包括女性、性与性别少数者、工人阶级、有色人种、残疾人以及其他被污名化的群体，他们的存在价值曾一度被贬低乃至被忽视。多元文化咨询理论对于人们理解社会、政治、经济以及历史因素对文化认同，尤其是被污名化群体的文化认同的影响有重要意义。（Arredondo et al., 1996）

多元文化咨询理论与欧洲中心主义的咨询理论形成了鲜明的对比。欧洲中心主义的咨询理论赋予白种人的、中产阶级的、异性恋者的男性以特权，并将一些与传统男性气质相联系的特征，如个人主义、独立性以及自主性看作是心理健康的标志；而多元文化范式则倾向于考虑各种文化变量对边缘化人群生活经验的影响，也就是通过检验性别、种族、民族、性倾向以及阶级等因素相互

作用对拥有多重身份的个体生活经验所产生的影响。（Carmen, 2005）

在将多元文化咨询理论用于临床实践的过程中，有研究者提出了一个全面考量作用于个体的文化、历史、家庭以及社会情境的三维度概念化框架。第一个维度包括种族、民族、文化、性别、语言、身体残疾、性倾向以及社会阶层等因素；第二个维度包括个体的教育背景、地理位置、收入、婚姻状态、宗教信仰、工作经验、公民身份、军事经验以及爱好等因素；第三个维度包括历史性时刻和事件。（Arredondo, 1999）这个模型突出了个体各种文化认同多重的、相互交叠的层次感；并且强调了咨询师在了解来访者及其生活经验时，应该同时考虑这些认同的复杂性和交互作用性；而且咨询师应该重视个体文化身份的动态性和不同维度间的流动性，而不是将其看作是静止的和二元的。

二　多元文化咨询和性与性别少数咨询的异同

多元文化咨询相比性与性别少数咨询有更长的发展历史，并且在咨询师能力建设方面有着显著的贡献。多元文化咨询理论最初应用于心理咨询实践中时，主要是针对少数族裔个体的咨询而提出；尽管性与性别少数个体在某些方面与少数族裔人士有不同之处，但两者之间也有相似的地方。例如，少数族裔群体和性少数人群在被心理学、社会文化生活以及主流社会群体刻板定型、污名化方面的经验是相似的。另外，有色人种和性与性别少数个体在身份发展方面会经历相似的过程。少数族裔群体与性与性别少数群体经历和体验的相似性使得将多元文化咨询理论引入性与性别少数心理咨询的过程中成为可能，并且在进一步将多元文化咨询模式用于引导咨询师接待性与性别少数来访者的能力建设方面有很大的发展潜力。

不过，少数族裔和性少数群体在一些重要的概念和咨询上也存在差异性。其中的一个关键区别就是与大多数少数族裔人士不同，大部分性与性别少数个体都是在一个无法分享其少数身份和地位的家庭及社区环境中长大的。另外，与处理种族问题不同，在解决与性倾向有关的问题时，往往会涉及讨论性方面的话题，而探讨这个话题对很多人来说是有困难的。此外，少数族裔和性与性别少数个体的少数身份的可见度是不同的，少数族裔身份相比性倾向，更容易通过视觉来确定。最后，主流社会关于性倾向的"病因"以及知觉到的性倾向可塑性方面的观点会引发很多重要的顾虑。比如说，个体会害怕自己是或成为性与性别少数者，或者害怕自己的孩子是性与性别少数者。相比之下，很多人并不担心自己内心深处是非裔美国人，也不会因为一个拉丁裔老师出现于自己孩子的生活中而感到担忧；但在针对性与性别少数人群时，往往会出现这些类型的顾虑。可见，尽管人们也会害怕来自各种少数族裔团体的人，但这种类型的害怕与对性与性别少数个体的害怕是不同的。所以说，少数族裔和性少数群体间的相似性使得将多元文化咨询理论用于培训咨询师接待性与性别少数来访者的能力建设方面成为可能，但二者间的差异在相关的概念化、培训和评估中也会产生很大的影响。（Israel & Selvidge, 2003）

　　少数族裔来访者的少数群体地位往往是可见的，而咨询师很难一下子觉察到自己的来访者是否是性与性别少数。性倾向并不像种族身份那样容易识别，因此，咨询师必须对所有的来访者都持有对性与性别少数支持与肯定性的态度。接待性与性别少数来访者时，一个适宜的、支持性的以及安全的沟通过程往往在来访者迈进咨询师的咨询室之前就应该开始了。

三　多元文化咨询理念在性与性别少数咨询中的应用

　　在多元文化咨询领域，已经发展出了咨询师有效接待不同来访者群体时应有的知识、态度和技能模型，这些咨询师能力建设的多维模型为概念化咨询师接待性与性别少数来访者时应有的能力提供了坚实的基础，相关的实证研究也深化了咨询师接待性与性别少数来访者时的知识、态度和技能组成结构。（Israel, Ketz, Detrie, Burke, & Shulman, 2003）

　　我们已经反复强调了咨询师在接待性与性别少数来访者时应该具备的知识内容，其中的很多方面与多元文化知识基础是相似的，比如强调咨询师应该了解与性与性别少数相关的社会政治历史、精神健康服务评估中的偏见、同一群体内的异质性以及身份发展等知识内容；但还有一些知识内容与多元文化模型有所不同，比如性与性别少数的养育和家庭结构、出柜过程以及原生家庭的顾虑等。咨询师具备关于LGB社区支持资源的相关知识非常重要，因为很多性与性别少数来访者是在一个反对其边缘化身份的家庭和社区环境中长大的。

　　另外，作为多元文化咨询，咨询师处理性与性别少数相关问题时，很重要的知识构成之一是要理解不同类型的压迫（如性别、种族、阶层以及性倾向等）交互作用对性与性别少数来访者产生的影响。因此，为了能胜任接待来自不同人群的LGB来访者，咨询师需要理解多元文化咨询文献中发展出来的关于同化、世界观以及身份方面的知识。生活中，主流文化倾向于推崇某种特定的单一的文化身份模式，这样的困境使得很多性与性别少数只能选择一种身份来生活，无法完全融合所有的身份。咨询师应该解构本质主义的影响，全面理解性与性别少数来访者的身份和生活经验，这有助于咨询师为来访者提供更为有效的干预方法。

性与性别少数肯定性咨询法也要求咨询师在接待各种更少数的性多元来访者时需要关注的独特方面，比如，双性恋与同性恋相比便具有其独特性，既是变性别欲者又是同性恋者的来访者也有其独特性。这些独特性的相关知识构成了咨询师能力建设的新兴领域，咨询师对这个群体的关注有助于挑战其关于性别与性倾向的传统观念，这可以帮助咨询师更加清楚地理解性倾向的多维性和流动性。

在多元文化咨询对咨询师的态度要求方面，强调咨询师探索他们自己对各种少数族裔群体的刻板印象的重要性；同样地，咨询师在接待性与性别少数来访者时，也需要探索他们对性与性别少数个体的刻板印象。总的来说，与接待主流种族和性倾向来访者相比，咨询师在接待少数族裔和性与性别少数来访者时，会更多地病理化这些少数群体，但咨询师对少数族裔来访者与对性与性别少数来访者的态度还是有差异的。例如，咨询师不太可能觉得来访者属于少数族裔群体中的一员在道德上是错误的，但他们可能会觉得性与性别少数是一种罪孽。另外，咨询师可能会将一些道德评判与少数族裔群体的某些行为相联系，比如吸毒、未成年人怀孕以及利用公共福利体系等，但通过提供正确的信息，咨询师对这一群体的这些态度是有可能改变的；然而，这样一种途径是不可能改变咨询师关于性倾向的一些观点的。（Schreier & Werden, 2000）虽然有研究表明由性与性别少数父母抚养孩子并不会对孩子产生消极影响，这样的研究也许会影响个体对性与性别少数养育问题的看法，但相关的研究结果却无法改变个体认为性与性别少数对人类来说是违背自然或上帝旨意的态度。（Israel & Mary, 2003）

同时，多元文化咨询师能力建设要求咨询师意识到自己对少数族裔来访者产生的反移情以及防御性反应会对咨询过程产生影响。同样地，咨询师为了有效接待性与性别少数来访者，也必须注意咨询中的反移情效应，尤其是有些咨询师可能还没有准备好处理自己对或来自同性别来访者的爱恋之情。要解决这些问题，需要咨询师发展自己对来访者产生的反应的意识能力，并且寻求督导或通过与其他咨询师磋商来展示自己接待性与性别少数来访者的能力。（Israel et al., 2003）

多元文化咨询中包含的很多技能要求也同样适用于接待性与性别少数来访者。一个具备多元文化技能的咨询师应该能够在来访者生活的宏观和微观文化情境中全方位准确评估来访者，这一点尤其适用于性与性别少数来访者。因为很多性与性别少数来访者呈现出来的病理迹象事实上并不是他们的内部问题，而是其生活的恐同的社会环境造就的。有时，咨询师对那些挣扎于出柜过程中的个体的误诊会产生严重后果，例如，某个性与性别少数来访者表现出来的症状可能符合某种人格障碍的诊断标准，并且需要长期的咨询来恢复；但事实上，个体的举动可能只是作为对于事实上的或其预期的家庭排斥的应激反应，需要的是家庭咨询法来帮助个体走出困境。另外，咨询师为了有效地接待性与性别少数来访者，还必须了解，有些时候，性倾向不应该成为临床关注的焦点。一个熟悉性与性别少数来访者接待工作的咨询师也要学着承认和调整传统评估工具中存在的偏见性。所以，对咨询师来说，有些情况下，合适的做法应该是通过结构化访谈来评估性与性别少数来访者的问题，而不是运用那些已经存在的带有异性恋主义偏见或还没有包含性与性别少数人口范数的测评工具来评估性与性别少数来访者的问题。（Buhrke & Douce, 1991）

多元文化视角的咨询鼓励咨询师为来访者提供符合个体特定身份发展阶段的干预措施，这一点也适用于咨询师接待性与性别少数来访者。咨询师应该依据性与性别少数来访者所处的性身份发展阶段为其量身制定相应的干预方法。

与多元文化咨询的能力相应，咨询师接待性与性别少数来访者的能力要求中也包括倡导技能的建设。倡导技能包括通过适当的渠道开展多层次的工作，以促进体制变革等。咨询师可以通过研究和宣传来传播关于性与性别少数的相对正确的信息，参与性与性别少数社区的活动，以及接触性与性别少数相关的活动家等方式来为性与性别少数人群争取权利。

在为性与性别少数来访者提供咨询时，特定的伦理方面问题的考量，对于提升咨询师的技能有很大的启示作用。例如，一个善于接待性与性别少数来访者的咨询师，通常明白扭转咨询法的伦理挑战；并且遵守相关的伦理守则，强调为来访者提供知情同意和公正的咨询服务。这样的咨询师往往不会就表面上同性恋来访者想要改变自己性倾向的意愿而通过扭转咨询法为来访者咨询，而是通过为有这种意愿的来访者提供关于内化的恐同方面的知识和信息，帮助来访者对抗内化的恐同，获得与其真实的价值观和信念体系相一致的自尊感和自我接纳感。这样的咨询师在接待性与性别少数来访者时，明白一些来访者对于保密性的格外关注；所以，他们会采取措施来严格确保来访者的信息保密性。

尽管多元文化咨询中大量的技能可以用于接待性与性别少数来访者的技能建设中，但二者之间也存在差异性。咨询师可以通过鼓励少数族裔来访者接受自己成长于其中的文化来帮助来访者解决相关的困境，对于性与性别少数来访者来说，则需要咨询师帮助其在与原生家庭和社区维持联系方面做出相对安全的决定；同时发展与性与性别少数社区的联系，而性与性别少数社区往往并不是性与性别少数来访者从小生活的环境。因此，咨询师需要熟悉各种性与性别少数社区的社会支持资源，以便于在必要的时候提供给性与性别少数来访者。

小　结

对于性与性别少数来访者来说，要提供有效的咨询服务，咨询师除了要了解性与性别少数相关的知识、态度、技能等，还要关注来访者的民族、种族、阶层、性别等各种因素与性倾向相互作用对来访者文化身份的影响，在多元文化视角基本原则的基础上，解构异性恋主义和恐同、恐跨，为性与性别少数来访者提供真正有利于个体乃至整个社会多元化发展的咨询。

第六章

身份认同咨询

当性与性别少数来访者无法面对自己的同性恋或跨性别身份时，咨询师有两种策略。一种是帮助其改变这一身份，这即是我们前面否定过的"扭转疗法"；另一种则是帮助其悦纳自己的身份，这是我们所说的肯定性咨询法中的重要环节。我们也可以称之为身份认同咨询，或身份发展咨询。关键是，咨询师要了解、理解性与性别少数从自我身份觉察，到走向自我接受、自我整合的全部过程，结合来访者身份发展/认同的阶段，有针对性地进行支持的、肯定的咨询辅导，以帮助其完成身份发展。其中，去除污名化标签对其身份认同的影响，应该得到特别的关注。

在讨论身份认同咨询时，我们想特别强调的一点是：身份认同不等于要给来访者贴标签。让来访者认识到性与性别认同是一个需要长时期自我探索的过程，慢慢走向身份认同。也许一辈子都没有标签化的认同，但对于"我是谁"有了认识。

咨询中有时会用标签这个技术，但什么时候用很重要。这个标签对于个体产生什么作用，也是很重要的。如果一味让来访者认同性与性别少数的身份，也是一种压力。如果一上来就告诉一位要求进行扭转治疗的来访者"你没有病，不能改"，对于一些来访者也是一种压力。可以告诉他：这是一个自我成长的过程。然后，帮助他成长。

第一节　同性恋者身份认同概述

同性恋身份的发展与认同过程，包括性身份的形成与整合，即同性恋者从开始意识到自己的性倾向与主流异性恋身份不同，到其逐渐厘清、接受自己的性身份的过程。达到积极的身份认同的同性恋者往往会积极参与社区活动（如去同志活动中心、酒吧、咖啡厅等），对同性恋持积极的态度，对于他人知道自己的性倾向没有觉得不舒适，可以向他人公开自己的性倾向等。

1979年，卡斯（Cass）提出了首个同性恋身份形成的模型，彻底革新了人们对性少数人群的理解观念，她提出的六阶段模型也已经成为很多人理解同性恋身份形成的经典轮廓。Cass认为，个体看待自己的观点和她/他所感知的别人看待她/他的观点之间的一致和不一致性，形塑了其认同发展的过程。Cass因而提出了线性的六阶段模型：

（1）认同困惑（Identity Confusion）："我是谁？"

（2）认同比较（Identity Comparison）："我和别人不一样。"

（3）认同容忍（Identity Tolerance）："我可能是同志。"

（4）认同接纳（Identity Acceptance）："我是同志。"

（5）认同骄傲（Identity Pride）："同志是好的。异性恋是不好的！"

（6）认同结合（Identity Synthesis）："我的同志身份，是我的一部分。"

（大卫·圭南等，2005：23—24）

此后，又有很多研究者提出了其他的阶段模型，来描述同性恋者是如何从认识到自己的性身份与众不同，然后克服内化的恐同，到最终学会在充满压力的异性恋世界管理自己的身份的。（Hill, 2009）下面列举对比了几个较有影响力的模型，这些模型都认为同性恋者的身份发展是通过经历一件件有标志性的里程碑式事件后，从一个阶段发展到下一个阶段，并最终达成身份认同的。

同性恋身份形成重要阶段模型比较（Hill, 2009）

主题	Cass (1984)	Coleman (1985)	Troiden (1989)	McCarn & Fassinger (1996) Fassinger & Miller (1996)	
				轨迹1：个体身份	轨迹2：群体身份
在探索性身份前意识到自己的不同		出柜前：意识到自己的不同	觉知：感觉到不同了，但还没与性身份相联系	意识：承认自己与异性恋规范不同	
性身份的初期探索，尝试自我鉴定	身份困惑：当意识到自己的感情/认知/行为表明自己可能是同性恋者时，感到困惑	出柜：承认自己是同性恋者，并向他人公开自己的性倾向	身份困惑：当意识到自己的感情/认知/行为表明自己可能是同性恋者时，感到困惑	探索：发现了自己的性身份以及对同性的感觉	意识：认识到存在不同的性倾向/性身份
与异性恋他人分离的感觉	身份比较：体验到与异性恋者相分离的感觉				
与同性恋他人相联系的感觉	身份容忍：增加了对同性恋身份的认可，并开始与其他同性恋者相联系	探索：通过与其他同性恋者发生性关系或进行社会接触，来试验自己的性身份	身份假想：自我指称为同性恋者；增加了与其他同性恋者的联系、社会交往以及性尝试	深化/承诺：增加了自我意识以及对性倾向选择一致性的感觉	探索：明确在同性恋参照组的位置
深化的与同性恋他人相联系的感觉	身份接受：对同性恋持积极的态度；发展与其他同性恋者的友谊；并开始有选择性地向周围的异性恋者公开自己的性倾向				
意识到压力并作出回应；继续深化与同性恋他人相联系的感觉	身份骄傲：对同性恋的忠诚；有些人甚至开始贬低异性恋	初恋：在一段承诺的关系中向性亲密伴侣投入了感情；觉知来自他人的相关歧视			深化/承诺：参与同性恋社区；意识到了压迫
感觉到性身份是自己诸多复杂身份中的组成部分之一；提升了与异性恋他人及同性恋他人进行人际交往的能力	合成：将性倾向身份整合进其他身份之中；平衡了对异性恋的观点；向所有人公开性倾向	整合：发展了稳定的性身份，统一了公领域和私领域的自己	承诺：接受并对同性恋生活方式感到满意；向所有人公开性倾向	内化/合成：性身份固化；将性身份整合进其他身份之中	内化/合成：将自己作为受压迫群体中一员的身份整合进所有身份之中

不难发现，这些早期的身份阶段模型都遵循着一个大致的发展轨迹，即：青春期之前，个体开始了解社会对同性恋者的态度，并开始体验到自己与其他同性的不同，但还没有将这些不同归于性方面。随着时间的推移，个体尝试着指出性是自己觉知到的不同原因；他们常会寻求与自己类似的群体接触，以作为一种澄清自己的感受和评估刻板印象的方式。通过这种接触，个体探索并最终以自己的性倾向为骄傲，引导他们逐渐向他人公开自己的性倾向。

虽然也有实证研究基本证实了这些阶段模型的里程碑事件及其顺序，但这些阶段模型没有描述还有些男性少数者，并不是通过同性性行为来达到同性恋身份认同的。而且这些模型大都是基于白种男同性恋者提出的，过分概括了其他同性恋者的经验；这些模型都只有一个结果，即"一个在各种情形下的固定的、整合的同性恋身份"，但这样一种直线型的模型并不适合所有的同性恋者，研究显示同性恋者发展身份认同的途径是多种多样的。（Dworkin，2000）这些发展模型也忽视了大的社会图景（如社会历史语境等）对个体的影响；更何况同性恋身份并不一定是一成不变的，这些模型忽视了性倾向的流动性。（Eliason, 1996）针对中国文化背景下同性恋的研究，尚未提出自己的模型。

事实上，现实生活中，同性恋者由于具有不同的年龄、性别、种族、阶层等社会人口学特征，再加上整个社会的政治、经济、文化环境的不一致，他们的身份发展也具有群体内部的差异性。每个同性恋者在身份形成的过程中，并不必然会按顺序经历每一件里程碑式事件，有的甚至根本不会经历其中的部分事件。而且，同性恋者的身份发展受多种因素的影响，有些因素，如积极的社会情境、肯定性社会关系（包括父母、朋友等），在其中起促进作用；而有些因素，如消极的社会情境与社会关系、同性恋相关的压力等，则会阻碍同性恋身份的整合。（Rosario & Schrimshaw, 2008）所以说，同性恋者的身份发展是一个非常复杂的过程，需要考虑各种层面的特征和因素，不能一概而论。

第二节　跨性别者身份认同概述

　　跨性别者认同其跨性别身份的方式各有不同，同时他们发现自己存在跨性别意识的年龄也不尽相同。一些跨性别者可能从有记忆起便有了跨性别身份的感觉和认同，可能存在与"同性"相处不来的模糊感觉，或者希望变成所赋予性别以外的人；另一些跨性别者可能在青春期或之后才感知到自己的跨性别意识，或开始探索和体验与被指定性别不同的态度和行为。

　　跨性别者开始质疑自己的性别或认为自己是跨性别者可能通过以下的方式（包含但不限于）：

　　（1）有一种内在的感觉，感觉到自己与出生时所赋予的性别不符、性别混合、中间性别或无性别；

　　（2）当看到其他跨性别者、在电视上看到与跨性别相关的节目或阅读有关跨性别的资料时有一种亲近感；

　　（3）对于作为女性或男性生活、被人称为女性或男性、进行某性别的特有活动（如使用女洗手间）等感觉不适应；

　　（4）喜欢穿异性服饰；

　　（5）不喜欢与性别联系在一起的身体部分（如乳房、阴道、面部毛发、阴茎、明显的喉结等），或喜欢想象拥有"异性"的身体。

　　目前已知最早的认识到自己跨性别身份的孩子是两岁左右。美国有学者进行了一项针对166名跨性别成年人的样本研究，其中包括50名男跨女，52名女跨男和64名性别酷儿（既不完全认同自己是女人，也不完全认同自己是男人）。研究发现，第一次体验到自我性别与出生时所被指定的性别不同的年龄，不同跨性别组之间没有显著差异；第一次意识到他们不同于自己所被指定的性别，

男跨女会比女跨男略早。（Factor.R & Rothblum.E, 2008）

跨性别的情感体验往往会在青春期达到高峰。伴随第二性征（如乳房的发育、变声、胡子和阴毛）的出现，跨性别青少年常常会体验到失落感和来自身体的背叛。（Gainor, 2000）跨性别青少年经常会感到被孤立与排斥，这往往会导致药物滥用、自责、抑郁、企图自杀和自杀。其中，应当格外注意自杀的问题；有50%—88%的跨性别青少年考虑过自杀或企图自杀。（Israel&Tarver, 1997）

跨性别成年人可能会忍受由压力引起的身体状况，包括社会压力、有限的支持系统、隐身生活和情感压力。一些跨性别个体会有种强烈的紧迫感，想要公开表达他们的跨性别身份，特别是那些从儿童期或青春期便开始抑制自己跨性别身份的个体。（Gainor, 2000）

像同性恋者一样，跨性别者也可以走向自我的身份认同，最终愉悦地自我接受，完成自我整合。下面便是一个跨性别者的身份认同模型，展示了个体的身份认同是如何被性别认同、性倾向、文化取向、时间等因素影响，从而形成在身份认同发展上的个体差异。

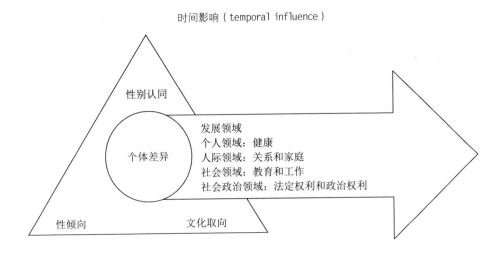

1. 时间影响

时间影响包括世代经验（cohort experiences）与年龄经验（age experiences）两种模式，它们不仅是身份认同发展的背景环境，同时还渗透于身份认同的发展之中。世代经验是指在广阔的历史背景下，在任何特殊的时间点塑造人们的社会、法律和人际背景，这些影响他们在社会层面以及在特定性少数社区中的行为。

2. 性别认同

在这里使用的性别取向一词是指成套的情感、认知和行为特征组成的个体自我意识，即自我认定为男人或女人，男性气质或女性气质。其中，这些因素包括社会期待与社会角色、自我呈现与自我标签、认知图式与信仰、感觉与价值观、行为表达等。

3. 性倾向

在这里使用的性倾向一词是指成套的情感、认知和行为特征组成的个体自我意识，即自我认定为一种性的亲密关系的存在，包括如下因素：自我标签、信仰与图式、感觉与偏好、行为表达、社会性少数社区的期待与角色。在这里的"性倾向"一词要与同性恋、双性恋、异性恋等做区分，仅仅是指一个人亲密伴侣的性别选择，问题在于这个概念聚焦于性对象的性与性别，忽略基于另一种社会类别（如年龄、体型、种族与种族划分、个性、宗教、社会地位和其他与性别无关的变量）的"性倾向"（如倾向于特定的亲密伴侣偏好）。（Stearns, 1995）

4. 文化取向

文化取向是指影响性与性别少数群体身份轨迹的一系列因素，如宗教、政治、地理位置、种族和种族划分、社会经济地位和社会阶级。

在理解了跨性别者身份认同历程如何受各种因素影响之后，我们再来看一看，一位跨性别人士从成长到发现自我，可能会经历哪些阶段。有香港跨性别运动组织（跨性别资源中心，2012）总结了三个阶段：

启蒙期：从出生到入学，开始有机会接触及学习到男女之别，或在幼儿园时期，上洗手间或排队时，老师要求男女分开。这种种的机会都会引发当事人对性别的疑惑，所以有人说一般的跨性别人士都是从2—8岁开始认识自我的不同，此为启蒙期。

疑惑期：整个在校期间，越来越多的疑问及挣扎会充斥及伴随其成长，这个时期也正是身心发展的重要阶段，若不能接受自己的不同而我行我素的话，就可能会活在痛苦与困惑当中，既找不到倾诉对象，也不知怎样面对，当事人也很可能会成为校园的欺凌对象，此通常为一段疑惑期。

探索期（挣扎期）：到当事人开始明白到自己的与众不同，尝试去寻觅答案，及至出外工作，拥有经济独立能力时，都会不停地去探索及发掘自己的需要，到处找寻相关资讯，或开始添置异性衣物。但这个阶段最可能令当事人产生极大的痛苦与矛盾，在渴求与自责中反复纠缠，当中很多人会萌生轻生的念头。如果此时他也正在面对恋爱的问题，事情会变得更加复杂，面临的压力会更大。此阶段可视为探索及挣扎期。

在挣扎期，一些跨性别个体会向外寻求帮助，可能是社工、心理辅导、医生，甚至教会，如果这些被求助的人对跨性别的认识有限，甚至错误，可能会使事情更加恶化。作为肯定性咨询法的咨询师，应该积极扮演帮助跨性别者度过这一艰难阶段的角色。咨询师应该先处理好来访者的情绪及心理状态，使其确立及认识自己，再积极正面去处理人生将来的路。

一些经过挣扎期的跨性别者会选择进行变性手术。列夫（Lev）概述了当跨性别者清醒地决定要进行性别重塑手术时，他们的自身体验将经历六个层次的发展阶段（Lev，2004），具体如下：

第一阶段：意识。在第一阶段中，性别多元人群通常会感到极大的困惑；治疗任务是使个体将跨性别体验正常化。

第二阶段：寻求信息/出柜。此阶段中，性别多元人群为变性过程寻求更多的指导与支持；咨询任务是促进他们的连接并鼓励出柜。

第三阶段：对重要的人出柜。第三阶段包括对重要的人出柜，例如配偶、伴侣、家庭成员和朋友；咨询任务是支持跨性别者在家庭系统中的整合。

第四阶段：探索性别身份与自我标签。此阶段包括探索多样（跨性别）的性别身份；咨询任务是支持跨性别者整合与适应自身的性别身份。

第五阶段：探索变性的问题/可能的身体改造。此阶段包括了解变性的过程，涉及身份、描述与身体改造；咨询任务是帮助跨性别者做出决定并且支持他们的决定。

第六阶段：整合接纳与变性的后续问题。在第六个阶段，性别多元人群已经有能力整合（跨性别）身份；咨询任务是鼓励跨性别者适应变性的相关问题。

在这六个阶段，心理咨询师可以做非常多的工作。

相比较于变性别欲者，易装者没有手术前后的诸多困扰。但是，易装者当中绝大部分的自我认同度都偏低，觉得易装这种行为不正常，甚至变态。自我认同比较强的，就会觉得其他人不能理解和接受其行为，以至于不敢向人表白，或显露人前。他们一方面觉得自己的易装行为不妥，但无论如何努力也摆脱不了心里的欲望。

有香港学者在访问一些易装者后，发现大部分人士都希望能成为另一性别，只是觉得自身条件不足，根本无法实现这种愿望。也有在衡量过得失以后，毅然决定不作此想。当然，也有觉得没需要或没必要去伤害身体，去换成另一种性别。但如果将问题换个角度，说如果有一种药只要吃了，就能变成另一种性别的，很多这类人士都表示会吃，甚至"想也不想、二话不说就会吃掉"！

变性别欲者通常都有固定的工作，生活模式与一般人无异，也可能有伴侣，甚至已为人父，有部分家人亦了解当事人的易装行为。只不过他们自知社会不能接受他们此种行为，无论如何努力，他们也改变不了这种焦虑。事实上，易装者都不希望影响他人，只不过在有限程度上去表达及抒发其个人的性别实践渴望，如果说他们是病态，倒不如说社会对多元性别认同和表达的不包容吧。

5. "性别不安"处置的多种选项

世界跨性别健康专业协会（WPATH），在《变性者、跨性别者和非性别常规者的健康照护准则·第七版》中，强调了"性别不安"者的个体差异。

这个准则提出，帮助一个人减缓性别不安的方法，可能与帮助另一个人之间有极大的差异。这个过程可能会或可能不会涉及性别表达的改变，或是身体的矫治。治疗处置的选择包括很多，例如，透过荷尔蒙治疗和/或手术，造成女性化或男性化的身体改变，因而产生减缓性别不安的效果，这对很多人而言，是有医疗上的必要的。性别认同和表达是多样化的，协助人们达到对自己和认同感到自在的选项很多，荷尔蒙治疗和手术只是其中的两项。

性别不安经由治疗之后，绝大部分都可以获得缓解。因此，虽然变性者、跨性别者和非性别常规者，可能在生命中的某一时刻经历到性别不安状，许多人在接受治疗之后，将可以找出一个令自己感到舒适的性别角色和表达，尽管这些是不同于他们在出生时的指定性别，或是主流的性别规范与期待。
（WPATH，2012：4—5）

尽管有许多人同时需要荷尔蒙和手术治疗，以便减缓他们的性别不安状况，但是其他人只需要这些治疗选项的其中之一，甚至有些人什么都不需要。通常在心理治疗的协助下，有些人整合了跨性别的感觉，并且融入于他们出生时所指定的性别角色之中，而不认为有将身体变成女性或男性的需要。对于其他人而言，性别角色和表达的改变，将有效地减缓性别不安状况。有些患者可能需要荷尔蒙、性别角色的改变，但不需要手术；其他人可能需要经由手术来改变性别角色，但不需要荷尔蒙。换句话说，性别不安的治疗已经变得更加个别化。（WPATH，2012：8）

当这一代的变性者、跨性别者和非性别常规者到达一定的年龄时——当中许多人已经从不同的医疗措施中受益——他们变得更具公众能见度，并且示范着他们的性别认同、角色和表达的多样性。有些人不是以非性别常规来描述自己，而是明确地跨越性别（成为另一个性别的一员）。其他人则肯定自己独特的性别认同，并且不再认为他们是男性或女性。相反地，他们可能会以特定的词汇来描述自己的性别认同，例如跨性别、双性别或性别酷儿，以便显示出他们的独特经验，而这可能超越了男/女性别二元论的理解。在他们确认认同的过程中，可能没有经历到所谓的"转换"，因为他们从未完全地接受出生时被指定的性别角色，或是当他们具体化自己的性别认同、角色和表达时，并没有涉及从一个性别角色改变到另一个。例如，有些年轻人以性别酷儿来认同自己，并且他们经历到的性别认同和角色正是如此。提高公众的能见度和性别多样性的觉察，能够进一步地扩大性别不安者在具体化认同时的选择，以及寻找一个令他们感到舒适的性别角色和表达。

健康专业人员能够协助性别不安者确认他们的性别认同，探索认同表达的各种选项，以及在减缓性别不安的治疗选项中做出决定。这些选项包括：

改变性别表达和角色（可能会涉及在部分时段或全部时段，以与自己性别认同一致的另一种性别角色生活）；

以荷尔蒙疗法促成女性化或男性化的身体改变；

以手术改变主要和/或次要性征（如乳房/胸部、外部和/或内部生殖器官、脸型、身体轮廓）；

借着心理治疗（个别、伴侣、家庭或团体）达到探索性别认同、角色和表达的目的；处理性别不安和污名化烙印在心理健康上所造成的负面影响；减轻

内在的跨性别恐惧；加强社会和同侪的支持；增强身体意象；或促进复原力等目标。（WPATH，2012：9）

无论何种选项，社会支持对性别不安当事人都非常重要，这种支持包括"离线（offline）和在线（online）之同侪支持的资源、团体或小区组织，其能够提供社会支持和倡议；离线和在线之家人和朋友的支持资源"；等等。（WPATH，2012：10）

第三节 污名化对身份认同的影响

讨论性与性别少数的身份认同，污名化是必须要格外讨论的。

虽然国际社会围绕性与性别少数去污名做了很多努力，但是主流社会对性与性别少数的污名化会引发一系列性与性别少数当事人相关的压力，进而导致了很多性与性别少数个体产生相关的心理问题，一些人甚至试图或已经自杀。

污名化是指主流群体贬低或不接受个体及其所属群体的某种身份或特征而引发其社会耻辱感的过程。一旦一个群体被污名化了，那么这个群体内的个体身份中被污名化的部分"就超越了其所有其他的特征和品质……他人主要是根据其被污名化的部分来对待个体的"（Herek, 2004）。主流社会对性与性别少数的污名化不仅会贬低性与性别少数个体，而且导致对性与性别少数个体的敌对行为（可能来自主流社会，也可能来自性与性别少数群体内部）、身份限制、排斥、歧视，并减少其权利以及资源。

人们之所以会污名化性与性别少数，一个原因是因为主流社会还不了解这个群体。在异性恋主义的影响下，很多人是依靠对性与性别少数的刻板印象来看待他们的。刻板印象就是个体对一个群体及其成员所具有的属性和特征的看法和观点。人们对性与性别少数的刻板印象，从大的方面说，首先是觉得性与性别少数是不正常的，甚至是"病态"的；具体到性与性别少数个体，大部分研究发现，人们认为性与性别少数呈现出更多的违背传统性别角色或进行非典型性行为的趋势。比如，认为男女同性恋者的职业以及兴趣爱好等更符合传统上相应的异性角色的特征。此外，他们的声音、动作以及外表装扮等也被认为会表现出更多的违背传统性别角色的特点。也就是说，大部人觉得女同性恋者都是男性化的，而男同志都是女子气、"娘娘腔"的。而且，有人认为同性恋者从孩提时代起就表现出与传统性别角色不一致的言行举止；并且这种异性相关的言行举止可以作为一个很好的预示他们将来可能成为同性恋者的指标。（Skidmore, Linsenmeier & Bailey, 2006）

　　一部分同性恋者的言行举止打破了传统性别角色的二元划分模式，呈现出中性或兼性的性别特质。而且，由于父权制社会对男性气质的崇尚，那些具有男性气质的女同性恋者往往不会受到像具有女性气质的男同性恋者那么多的诟病和欺辱，所以大量的研究倾向于探讨违背传统男性角色的男同性恋者的性倾向及其心理压力间的关系。研究发现，由于同性恋个体常常面临着持续的、广泛的伤害，而具有女性气质的男性又经常轻易被认为是同性恋者，所以那些不符合传统性别气质的男同性恋者与符合传统性别气质的男同性恋者相比，会经历更多的污名化，而这可能导致这些男同性恋者承受更多的心理压力。此外，由于人们对违反性别规范者的消极态度，一个男同性恋者越不符合传统性别规范，他得到的社会支持就越少，他们也就越容易遭受心理困扰。而且，那些违反传统性别角色的男同性恋者不仅会遭受异性恋者的排斥，也会受到同性恋群体内部的排斥。来自少数群体内部的社会支持原本可以在一定程度上起到保护群体成员免受污名化影响的效果，而女子气的男同志由于缺乏来自群体内部的支持，可能承受更大的心理压力。（Skidmore, Linsenmeier, & Bailey, 2006）此外，那些女子气的男同志，总体来说社会经济地位可能较低，而较低的社会经济地位也与较大的心理压力相关。（Mulatu&Schooler, 2002）

　　对性与性别少数的污名化还将引发一系列性与性别少数相关的压力，这些压力产生于内化的恐同恐跨、对排斥和歧视的觉察（觉察到的污名化）以及事实上的偏见事件等多个维度和过程。

　　尽管恐同、恐跨之前是用于描述一个外在于性少数群体的过程，但它也可以通过内化体现出来。由于被污名化的少数群体中的成员都是在这个社会中生活及成长的，久而久之，社会对他们的污名化带来的羞辱、排斥以及相关的群体刻板印象等就会被个体内化。性与性别少数个体受这些负面的、占主导地位的观点和信息的影响，逐渐地就会遭受一系列相关的压力，并相应地产生很多心理应激障碍和问题。简单来说，内化的恐同、恐跨是指性与性别少数个体由于社会对性与性别少数的污名化而对自己的身份产生消极的看法；它涉及个体对自己身份的消极归因，而这种消极归因是由于主流社会认为性与性别少数是"不正常"的造成的。总体而言，内化的恐同、恐跨会使性与性别少数个体认同主流社会对性少数群体的偏见，并将这种价值观和态度内化为自己的一部分。内化的社会态度和信念会在性少数群体内部显现出来，威胁群体成员的自我认同感，甚至导致他们的自我厌恶感。那些还没有公开自己的性少数身份的个体更有可能体验到内化的恐同恐跨。然而，即使是那些表面上对性与性别少数持肯定态度的并且自我接纳的性与性别少数个体，也可能由于消极的社会信息而有着挥之不去的自卑感。有人用"隐性的内化恐同恐跨"来描述内化的恐同恐跨对那些挣扎着对抗社会刻板印象的个体产生的持久影响。（Dermer, Smith, & Barto, 2010）

每个孩子在成长历程中，都会内化异性恋主义，当他察觉自己性意识里非异性恋的部分时，内在的异性恋主义攻击他的自我，这就是最早的内化同性恋恐惧。为了保护自我不被威胁，同性恋少年在察觉自己的与众不同时，经常有意无意地修改自己的行为及想法，使自己合乎异性恋主义的期待。然而，在这些修改里，他们可能会倾向压抑、忽略、贬抑、批评，甚至憎恶自己身上不符合异性恋主义期待的部分，因而否定真实自我，造成自我概念形成时发生缺损，并且在属于他的正常身份认同（也就是同性恋认同）形成的过程受阻。他需要隐匿身份、否定一部分的自我、消灭正常的情欲发展、监测自己的行为表现、更阻止自己发展健康的亲密关系。甚至，他也会内化异性恋主义对同性恋的负面形象至自我概念中，进一步使得其自尊低下。这种情况为同志带来极大的情绪困扰、心理压力以及对自尊和自我概念的伤害。

就算有很好的复原力（resilience），使得他在面对偏见威胁的过程里，仍然能够逐渐面对真实自我、建立自尊和自我肯定、寻求资源帮助，并且有好的技巧处理各种间接或直接的攻击。但是在身份认同形成及出柜的过程里，他仍然需要一直面对自幼深植于价值观深处，并且在成长过程里被不断强化的异性主义教条的影响。就算能够逐渐认同、展现自己的同性恋倾向，甚至拥抱它踏上作为一个人普遍的正常发展道路时，他仍然会一直受到内化的同性恋恐惧的挑战。甚至，许多在意识层面乍看已经"完成"自己同性恋身份认同发展的人，其情绪和行为在某些特定情境下，却仍然隐微地呈现因内化的同性恋恐惧而导致的自我毁灭倾向。内化的同性恋恐惧，其影响可以持续一生。出柜，是一辈子的事。（大卫·圭南等，2005：19—20）

内化的性与性别少数消极观念会导致一些性与性别少数个体发展机遇的丧失、自我怀疑、感情冷漠、社交警觉、回避社会机会以及虚假的异性角色扮演或异性恋爱关系等。（Dermer, Smith & Barto, 2010）遭受偏见的个体自我防卫的"特征"之一，就是充满警觉性。少数群体成员觉察到的高度污名化会导致他们的高度警觉性，考虑到他们身份中的少数群体特质，这些人在与社会主流群体成员互动时就会对被排斥、歧视以及遭遇暴力等有很高的预期值。警觉性在少数人群每天的生活中不断地被激发，所以是一个长期慢性的过程。而且这种警觉性是充满压力的，因为它需要个体每天投入大量的精力和资源来适应它。（Meyer, 1995）有人将"学着隐藏自己"描述为青少年同性恋者最常用的应对策略，并且注意到同性恋"个体处于这样的地位，必须在各种情况下不断调整自己的行为，因为其穿衣打扮、言谈举止的方式等都会成为自己的性倾向可能被发现的来源"。（Meyer, 1995）此外，高度警觉化的个体体验到的压力会导致其在与主流文化互动时，常常感到害怕和不信任；而且有种与整个社会不协调和被异化的感觉。个体在调和自己的同性恋身份与社会污名化的挣扎中，"牵涉到大量的情感力量的投入，以及巨大的精神损耗。"（Meyer, 1995）这种高度警觉化需要高额的"应对成本"，并导致应对疲劳。

但不管性与性别少数个体自己如何警觉，在充斥着异性恋主义的社会中，很多地方的性与性别少数依旧不受法律保护，他们因此会在住房、就业、权益以及很多公民基本权利方面受到法律不合理的对待；而且当越来越多的性与性别少数个体出现在公众的视野中时，他们也不断成为暴力、偏见和歧视的受害者。一些性与性别少数个体经历的性倾向与性别认同相关的偏见事件的范围从看似无关痛痒的玩笑，到恶意的言语评议，再到身体或性攻击，而身体伤害会干扰个体对这个世界的意义和秩序的觉知，并导致自我贬损。反性与性别少数暴力以及歧视最重要的一个方面可能是其在这个充斥着异性恋主义和对少数群体压力的社会情境中所传达的意义。偏见事件的强大影响力更多的是源于它们激活的深层次文化意义，而不是源于事件本身。（Meyer, 1995）一个看似微小的事件，比如对同性恋的诽谤，可能会激发与事件不成比例的深厚的被排斥感，以及对暴力的恐惧感。

总之，去污名，是咨询师在进行身份认同咨询时非常重要的一项内容。去除性与性别少数个体内化的污名，对于实现积极的身份认同，具有非常重要的意义。

在日常生活中，性与性别少数作为性少数群体，除了面对普通大众要面对的生活压力外，还有与其性倾向和性别认同相关的特有的压力。所有这些，使得性与性别少数与普通人相比，总体的身心健康水平较低，且有更高水平的抑郁率、焦虑障碍以及自杀行为等。咨询师要想有效地接待以及支持同性恋来访者，就应该了解性与性别少数生活中那些可能会带来消极影响的个体、关系以及社会力量，也应该明白社会关于性与性别少数的信息会通过一系列不正确的或误导性的、危险的乃至暴力性的观点和行为体现出来。咨询师除了需要在社会层面进行干预以减少反性与性别少数的态度和偏见，在个体层面帮助性与性别少数发展积极的身份认同；还应该在接待性与性别少数来访者的过程中进行肯定性咨询法，对性与性别少数的社会化、出柜过程以及显性和隐性的偏见带来的影响等保持敏感，以便能真正帮助来访者解决其困扰和问题。

第四节　身份认同有关的心理咨询要点

在前面讨论跨性别者身份体验的六个发展阶段时，我们已经提到不同阶段的咨询任务。下面，再从整体进一步论述咨询师针对跨性别者进行心理咨询的要点。

一　陪伴来访者探索自我

需要注意的是，我们这里强调的是"陪伴"和"探索"，并不一定是要带领来访者完成一个自我标签的过程。

生活在一个充满异性恋主义偏见的社会中，性与性别少数个体从开始意识到自己的性倾向、性别认同与众不同时起，就时时经历着内心的焦虑和各种不和谐的感受，体验着身份发展过程中的各种压力和不确定性，这些感受和经历促使一些性与性别少数个体寻求心理咨询援助，希望心理咨询师来帮助自己完成性与性别少数身份的认同和整合。而且一个人的性倾向、性别认同是其情感、认知与行为三者相互融合，并将它们置于社会、文化、政治以及历史情境中而社会性地建构起来的。（Broido, 2000）当一些性与性别少数个体无法完成这三者之间的有机整合时，就会对自己的性倾向或性别认同感到困惑，这些性与性别少数个体也会希望通过心理咨询的途径，来确定自己到底是哪种性倾向，或解决自己的性别认同问题。

治疗师在面对受到自己性倾向或性别认同困扰的人的时候，可以提供以下帮助：帮助他们积极主动地克服社会偏见，帮助他们成功解决与自我冲突有关和由之引发的问题，鼓励他们主动寻求幸福和令人满意的生活。专业的精神健康机构会要求他们的工作人员去尊重每一个来访者自主决定的权利；对来访者的种族、文化、族裔、年龄、性别、性别身份认同、性倾向、宗教、社会经济地位、语言以及残疾要保持足够的敏感，并避免由于这些因素而对来访者持有偏见。

咨询中的一个重要任务是帮助来访者克服内化的负面刻板印象，提升来访者的自我认同。咨询师了解性与性别少数来访者内化的恐同、恐跨的概念是非常重要的，因为这种恐同恐跨可能会影响到来访者的生活以及职业选择。阅读疗法不失为一种好的干预方式，咨询师可以让来访者阅读那些不掩饰自己性倾向的性与性别少数人物传记，或者是为他们推荐一些包括性与性别少数话题的书目去阅读。向性与性别少数来访者介绍那些已经出柜的性与性别少数榜样，对于增强来访者的选择能力以及帮他们意识到自己也可以积极健康的生活，是很有帮助的。

有些青少年性与性别少数个体在进行自我探索时，或者是因为无法确认自己的性倾向与性别认同；或者是就算确认了自己喜欢同性，或自我认同为生理异性，但无法顺利完成性身份的发展，他们也会独自或在父母的陪同下寻求心理援助。对于青少年同性恋来访者性身份方面的问题，咨询师，尤其是学校心理咨询中心的咨询师，除了要具备关于性与性别少数的理念或咨询技能外，还要明白青少年正处于身份发展的关键期，但也是最不稳定的时期，其身份形成过程中会存在很大的流动性，乃至在完成身份整合后依然会随着外界环境的变化而经历身份再整合的变化。（Rosario, 2008）对于青少年性与性别少数个体来说，应该努力减少其被排斥、被嘲笑以及被伤害的体验，这些对于他们完成身份整合是很重要的。另外，提供积极的情感关系支持、发展肯定性友谊以及努力促进父母对性与性别少数孩子的肯定性态度也有助于青少年性与性别少数个体健康的身份发展。当然，在个体层面开展这些干预措施是很重要的，同时还要尽力改变青少年性与性别少数个体生活的大的社会情境因素。例如，学校应该采取措施在减少对性与性别少数个体的伤害的同时，提供安全的肯定性空间。与此类似，促进青少年性与性别少数个体家庭环境的改变也是很重要的，咨询师可以帮助家庭成员逐渐对自己的性与性别少数家人发展出肯定性的态度，这在接下来的章节会有详细介绍。

一些同性恋者确认了自己的性倾向后，在完成新的与自己、与性与性别少数世界的联结，以及与异性恋世界的重新联结时，可能会面临一系列新冲突或挑战，咨询师可以扮演一种工具的角色，协助来访者处理每一个领域的问题。

咨询师在设计相应的干预措施时，都要以肯定性的态度为导向，尊重多元性倾向，注重来访者自身的力量；将来访者置于与其周围环境的独特互动模式中来为其提出干预措施，解决不同来访者的特定问题。

二　不受困于已有的发展模型

上文提及的各种发展阶段模型，对我们了解性与性别少数个体发展积极的性倾向和性别认同所面临的问题和挑战具有启发性。咨询师应该熟悉了解这些发展模型，将它们看作是基本的模式而不是发展规范，作为与来访者一起探索其性身份的起点。咨询师要明白这些模式可能会适用于一些性与性别少数来访者，但不能强行要求来访者顺应某个发展模型。心理咨询师应该明白没有哪一种明确的阶段模型适用于每个性与性别少数个体的身份发展。

有些来访者可能会困惑，性与性别少数有一些行为模式，如果我不符合其中的一种，还算是一个性与性别少数吗？对此，淡蓝公益发布的《不再恐同》是这样回答的：

> 不要理会什么模式。有些人符合这些，有些人就不符合。走你自己的路。同性恋和异性恋者一样，有各种行为方式。所谓的模式产生于无知与偏见。有的时候，一群人的固定模式不一定适合这群人中的所有人。有时，这个模式适合很少的人，有时适合的人就多一些。但是，一种模式从来不会适合任何群体中的每个人。例如，你可能听说男同性恋是"女人气的"，这种说法是不正确的，许多著名的运动员是同性恋。

咨询师要尽力做到以来访者为中心而不是以理论为中心，与来访者一起厘清和定义其性经验、偏好以及价值观等；并帮助来访者识别其生活中哪些因素有利于促进其完成身份认同，哪些因素会阻碍其进行身份整合；同时，咨询师要积极关注来访者的力量，尊重来访者的经验，将自我决定权还给来访者。

咨询师接待来访者的目标应该是帮助来访者发展足够强大的力量对抗内化的压迫感，尽量澄清性身份，发展足够的技能来应对性倾向与性别认同相关的问题，从而解脱出部分能量来解决生活中的其他问题，比如事业和亲密关系等方面的问题。而至于怎么样才算"足够好"，每个来访者的情况又不一样，有些性与性别少数个体可能一生都在探索、厘清，但有了相应的技能和理念后，这些问题就不突出了。

三 认识到多元选择的价值

本章前面已经提到，咨询师不应该急于给来访者贴标签，每个人的身份认同也是在成长变化过程中的，我们应该尊重多元选择，不必过于、急于突出"认同"。任何事情不是绝对的，存在诸多选择的可能性。

一些来访者的情感、认知和行为并不统一集中于同性，想让咨询师帮自己确定到底是同性恋还是异性恋。对于这样的来访者，咨询师要加深对多元性倾向的理解，抛开关于性以及性别的二元化主导话语体系对自己思维的束缚。包括酷儿理论在内的许多理论，都致力于挑战性别与性倾向的二元化划分，提出了一种细致入微的理解人类多元性的观点。性别和性倾向都不是本质的或固定的，身份的所有方面都是社会建构的以及流动的。那些认为自己是异性恋的人群中存在的差异性，异性恋的规范性是可以被解构的，性倾向与性别认同存在着多元可能。每个人的性倾向被认为是一种关于欲望与亲密的感觉、想法以及行为的独特混合体，不需要一致性，可以随着时间而改变。（Rothblum, 2000）

多元选择的理论为那些无法被明确划分为是女同性恋、男同性恋或异性恋的性倾向留有了余地。事实上，分类确实可能会掩盖一些多元的性倾向存在，而性倾向各种要素的差异性以及流动性并不是例外，而是一种规律，而且往往藐视标签。比如说，有些多元性倾向的个体选择不为自己贴性与性别少数或异性恋者的标签，这种拒绝标签的决定反映了一种认为任何标签都只能部分地涵盖一个人性欲的意识。

咨询师理解了这些知识和看法后，可以帮助来访者基于其自身的需要来塑造生活而不是为了迎合某些标签而生活。要使来访者明白，能通过探索逐渐确定自己的性与性别身份是一种解决自身问题的方式；但如果始终无法确认，也不需要自我责难，因为是整个社会强加给个体的标签意识，迫使人们不得不将自己归于某个标签下。咨询师一定要尊重来访者的个体独特性，不能急于引导来访者给自己贴上异性恋或同性恋、跨性别的标签。

在来访者想要探索自己到底是不是同性恋者的过程中，咨询师除了以多元的观点帮助来访者厘清思想上的问题，也可以通过将来访者引荐到当地的性与性别少数社区或介绍其他有关性与性别少数的资源（如同志热线、异性恋与性与性别少数的联盟、同志酒吧、咖啡厅等）给来访者。这样做，在帮助来访者建立与其他性与性别少数个体联系的同时，也可以使来访者在实践的过程中切身体会自己的性倾向是否指向同性。当然，咨询师能做到这一点的前提是其对当地乃至全国的性与性别少数组织、社区以及其他相关资源足够熟悉，这就需要咨询师在平时多关注这些群体，以积极包容接纳的态度对待性多元者。

下面几个来访者，似乎就在告诉我们多元的存在：

（1）我一直有个困惑的问题。我一直以为自己是gay，也确实交过男朋友，但为什么偶尔梦遗时候梦里出现的却是和女性发生关系。男的我也喜欢，我没和女的接触过。这说明什么？

（2）我是一名大二的学生。开始在校内有个男同性恋，经常骚扰我，多次跟踪我。我曾警告过，但后来他又开始骚扰我还跟踪我回家。时间长了我也习惯了。近日由于和女朋友吵架，他过来安慰我，我内心被他的执着与暖心触动了。我现在心里很乱，不知该怎么办。我应该怎么做？求助！

（3）本人男，喜欢女，是同性恋支持者。最近我发现我身边好几个好友都是同性恋，甚至我也被同性表白过，而且之前我追求的女孩子也是拉拉，我的高中老师也是男同性恋，他还撮合我和另外一个同性希望我也喜欢同性。这一切发生得太过突兀，我有时候也在怀疑我会不会被"掰弯"。尤其最近我也遇到一个让我特别感兴趣的男生，我有点不太淡定啊，我不知道自己是不是同性恋，是不是受了什么影响。我唯一确定的是我对女的还有感觉，还有生理冲动……我会不会是双性恋，老师？如果是我该怎么办……

（4）我叫Y，24岁的南方女孩，我不知道我的性倾向是什么，但是从小就不太会喜欢身边的男生，我认为是我遇到的男生都不够优秀，我都看不上，所以没有动心的。

初中时大家都有暗恋对象，就我没有，她们就问我是不是拉拉，我觉得这个问题完全是歧视，后来随便找了个比较帅的男生，就说我喜欢他，然后，就觉得我好像真的喜欢他，还因为他有了女朋友而偷偷哭泣。高中的时候就和我的初恋男朋友好了，我以为我是喜欢他，可是和他分手后，回头冷静地想想，那时是因为身边的女孩都有男朋友了，我自己一个人走回宿舍很孤独，而且说过了十八岁就失去了初恋的机会了，我就赶紧抓住机会早恋了。然后自以为很爱他，什么都给他。可是等真的过了那段失恋时期，才发现，我根本没有全心全意爱过他，没有好好想一辈子，现在真的是非常庆幸还好没有和他走下去。

上了大学，遇到了她，她是T，也叫T。她和我坦白她的性倾向，我和她就这么暧昧了起来，我不知道是我好奇还是我就是les……但是她那时刚刚追到了她的前女友，我当时也有男朋友，所以我们就到此为止了，但还是好朋友。我以为我根本不喜欢她，可是在我和男朋友分手后，她开始追我……一起散散步聊聊天，我就喜欢上了她，或者说从来没有从心里忘记她。

我不确定我到底性倾向是什么，我是爱上了T，可是不代表我不喜欢男的，我仍然会对男孩动心。

咨询师在处理这类咨询时，不必纠结于确定来访者的性倾向，虽然这是许多没有受过肯定性咨询训练的咨询师最常做的一件事。可以帮助来访者认识到：不必给自己贴一个性倾向的标签，一定要确定自己是异性恋还是同性恋，或者双性恋。我们爱我们爱的人，和性别没有关系。所以，无论你喜欢男生，还是喜欢女生，都是正常的，跟着感觉走就可以了，不必定义自己。咨询师要做的，只是引导来访者面对眼前的感情和内心体验。不必给自己贴标签，爱谁是谁，何必管性别。

性与性别少数拥有更多的性脚本，他们的存在本身便是对性脚本的探索。肯定性咨询法的咨询师尊重性与性别的多元身份，鼓励他们探索不同的生命存在。

四　变性别欲者的身份咨询

变性别欲者通常不会存在对于自身性别认同无法接受的情况，他们与身份有关的咨询通常是需要咨询师出具符合进行变性手术所需要的证明。

咨询师要明确：变性手术是变性别欲者的唯一选择，应该对其给予支持。但是，并不是所有要求进行变性手术的人，都是真正的变性别欲者。咨询师必须进行认真的甄别。

一些跨性别者会把自己误当成变性别欲者，或者一些人出于各种目的想进行变性手术。个别的易装者、同性恋者，或其他性与性别少数，会产生变性的念头。在寻求做变性手术的人中，还曾有精神病患者。通常的心理咨询师可能无法处理这个问题，可以将其转给精神科医生。

咨询师的一项重要工作，不是先诊断其是否是变性别欲者，再怎么办；而是考虑他的性别认同、表达与性别规范冲突时，应该怎么办。也就是说，不判断身份，而是针对性别表达进行讨论，和来访者一起确认是否需要进行变性手术。

咨询师还要明确的一点是：并非一定要完成身体的全部变性手术，才算变性别欲者。也就是说，有些女变男的变性别欲者，并不要求做下体的转换手术，但这并不影响其变性别欲者的身份。变性手术做到"一半"，也是一个正常的做法。做了一半，满足了，不等于不是变性别欲者。当我们假定必须上下身均做变性手术才算变性别欲者时，实际是在遵循着传统性别规范的一种：身体的标准化。而这，从性别多元的角度看，是可以挑战的。

从一种性别过渡到另一种性别是一个复杂的过程，每一个变性别欲者所要经历的过渡也都是不同的，变性别欲者通常会采用"一次改变一点"的方式逐渐达到自己的目标。尽管没有"正确"的方式来进行性别过渡，但通常来说变性别欲者的社会转换会经历以下的一项或几项：通过改变衣着和打扮来使自己符合自己所选择性别的外表、改用一个新名字、改变身份文件上的性别名称（如果可能的话）、采用激素疗法，和/或进行手术改造身体。

为了更好地帮助变性别欲的来访者，咨询师应该熟悉他们的支持系统。对变性别欲者来说，一个很重要的支持系统是医疗社区。一般来说，变性别欲人群拥有两套医疗服务人员，一是性别转换，二是常规的医疗保健。变性别欲者对医疗社区的依赖程度很重，不仅是因为医疗服务，还包括获得有关变性的有价值信息。遗憾的是，在许多与医疗保健相关的问题上，变性别欲者面对不少风险，包括歧视的治疗环境。

对心理咨询师来说，了解与变性别欲来访者相关的医疗问题是非常重要的，不是所有的变性别欲者个体都对外科手术感兴趣或想要进行外科手术。对一些变性别欲者个体来说，最重要的医疗手段包括激素治疗、美容整形手术和性别重塑手术。通过熟知这些过程与可用的资源，咨询师能够更好地满足来访者的需求。

心理咨询师的基本要求是了解性别重塑手术的医疗过程。性别重塑手术是帮助变性别欲者将物理身体与自我认同的性别保持一致的一种医疗过程，它不再被看作是实验性质的。符合医疗与心理专家的规定，就可以进行这种手术。

一些变性别欲的来访者，经济能力无法做变性手术，咨询师可以支持他们：持续保有自己的想法，但发展自己的生活；不要为了拿到变性手术的钱，就骚扰父母，影响父母的生活。

性别转变之后，实际生活的性别角色变更，或法律身份变更之后，社会适应有非常大的挑战。这是变性别欲者可能面临的一个非常大的身份咨询问题。变性人在手术后，无论是否很好地隐瞒了变性人身份，都可能面临各种心理压力。未隐瞒的，处于社会对变性人的直接歧视下。隐瞒的，因长期处于怕被别人发现身份的压力下，也容易引起情绪焦虑。一个现象是，手术后仍然保持与变性别欲者群体联系的人，比较能舒缓各方面的压力，从而活得更加开心。面对变性别欲的来访者，咨询师可以做的一件重要事情是：在他们手术前，与来访者探讨清楚变性后的各种可能。让他看得更远一些，看到后面有许多步棋要走。咨询师对此应该有充分的咨询准备，帮助变性人被自己和社区接纳。咨询师应该提醒来访者认识到，并且做好相关的身份咨询准备。

需要特别说明的是，本节的论述主要是针对成年的非顺性别者，未成年人的相关事宜，建议参阅本章的链接2：青少年性别不安者的相关心理工作。

总之，不管是遇到哪种身份困惑的性与性别少数来访者，咨询师首先要做的就是对性与性别少数以及多元文化的肯定性态度，要做到对来访者的无条件支持。（Hill, 2009）

链接1：同性恋身份的发展过程与咨询策略

大卫·圭南、吉尔·腾列等在《同志伴侣咨商》一书中，提出了同性恋者身份发展的五个阶段，以及不同阶段的咨询策略建议。转载于此，以供参考。

第一期
案主行为
·在儿童时期感觉自己在社交上"不一样"
·感觉被疏远寂寞
·有着模棱两可的被同性吸引的感觉
·察知到强烈的异性恋主义以及特定于性别的规范
·害怕被注意到自己的行为不正确，或是没有尝试做正确的行为
·让自己的想法和感觉保持私密

· 借由多种防卫机转，使自己免于自我觉察

· 感觉忧郁

· 以行为问题、身心症（psychosomatic illness）以及自杀企图等来传达其
内在冲突

心理治疗介入方式

· 同理案主被疏远及恐惧的感受

· 将其感觉在社交上"不一样"的感觉予以去标签化（destigmatize）

· 治疗案主的忧郁

· 处理行为问题

· 转介照会医疗系统

· 介入以预防自杀

· 需排除严重的精神病理

第二期

案主行为

· 青春期时，在性方面感觉到和别人"不一样"

· 了解到同性恋对个人具有意义

· 隐秘地将感觉标签为"可能是"（possibly）源自男同志或女同志的

· 使自我（self）远离自身的同性恋情欲感觉（homoerotic feelings）

· 使用否认、理智化，或讨价还价来限制自我觉察

· 承认自己被同性吸引，但觉得恐惧

· 维持自己的异性恋身份认同，但是开始怀疑它

· 问自己："我是不是男同志/女同志？"

· 觉得和其他人更加疏远

· 避免接触有关同性的资讯

· 压抑和作为男女同志相关的行为，而采用和作为异性恋者相关的行为

· 使自己同化进入异性恋同侪的团体

· 限制自己只和异性同侪接触

· 变成反同性恋的"十字军"

· 将自己沉浸在异性恋关系里

· 借由物质使用，逃避同性恋情欲感觉
· 寻求专业帮助以改变性倾向
· 搜寻资讯，以了解作为同志的情形
· 开始对其他人自我揭露
· 过度看重来自异性恋者的认可
· 体悟到异性恋的关于行为和对未来期待的生活准则，已经不再和自己相关
· 对于失去异性恋的生活蓝图感到伤恸

心理治疗介入方式
· 同理案主的困惑
· 探索这些困惑对于案主的个人意义
· 不鼓励过早而未臻成熟的自我标签（self-labeling）
· 帮助案主辨认、并承认他/她对同性的感觉
· 探索案主的恐惧和焦虑
· 反映予案主他内在的价值
· 依据案主的请求提供正确的资讯
· 消除关于男女同志的迷思和刻板印象
· 肯定案主有能力承认对同性的感觉
· 挑战案主批评性、处罚性的超我（superego）
· 将作为男女同志这件事，重新架构成正向的事件
· 同理案主的失落，并且帮助案主度过伤恸过程
· 反映予案主关于其压抑的策略（inhibition strategies），并和缓的挑战之
· 鼓励并支持案主克服恐惧
· 让案主接触正向的角色模范
· 帮助案主辨认出会接受他的支持者
· 需要时（有宗教面向的困扰时），转介给持肯定立场的神职人员
· 评估物质滥用的状况，予以介入或转介

第三期
案主行为
· 承认自己"很可能"（probably）就是女同志或男同志

- 容忍（tolerate）新的身份认同
- 承认自己在社交上、情绪上以及性方面的需求
- 向外寻求其他的同志或社群，以克服孤立
- 探索男同志或女同志的次文化
- 和同性发生性方面的尝试（男性）
- 和他人形成紧密的情感关系（女性）
- 在和同性的社交及性方面的交往，赋予同志身份的意涵
- 选择性的自我揭露，或是贸然出柜
- 经历"发展延迟"（developmental lag）
- 经历男女同志所面对的青春期
- 对于应该如何表现其行为以及如何处理新的、不熟悉的感觉，觉得缺乏能力
- 其行为表现在其他时候会被视为不妥
- 不公平地把自己评价为不成熟或没有道德
- 发展出人际技巧、魅力、性的信心及能力以及正向的自我概念
- 找到社群或同侪团体，在其中可以公开地分享其私密的自我

心理治疗介入方式
- 认可案主对自己"'很可能'就是同志"这种身份认同的自我觉知
- 对其身份认同形成提供洞见
- 提供关于社群资源的资讯，以及可参考的资源
- 促进案主对自我揭露的决策
- 在治疗中练习自我揭露
- 培养其人际技巧的发展
- 提供关于人类的性（human sexuality）的教育
- 提供关于第一个关系的观点
- 将其感觉和行为重新标定为"发展延迟"
- 帮助完成青春期发展的任务
- 持续地促进其离开父母，而完成个体化（individuation）
- 促成进一步的"修饰超我"（superego modification）
- 帮助案主建立新的个人和社会身份认同
- 将可能的被排拒重新架构为来自外在、而非源自案主自身的问题

第四期

案主行为

· 接受（accept）而非容忍（tolerate）同志的自我形象

· 增加和其他同志接触的频率和规律性

· 发掘自己对于同性别社交脉络的偏好

· 开始结交同志朋友

· 辨明自己的性欲和情感需求

· 感到对亲密感的强烈需求

· 寻找一个包含情感和生理吸引力两者的亲密关系

· 进入同性之间的爱情关系

· 常在还未固化其身份认同时，就和别人"形成伴侣"

· 对第一段关系常抱持不切实际的期待

· 对于关系之中伴侣、感觉以及情绪的影响极端的敏感脆弱

· 学习在同性爱情关系中活动运作

· 对于自我肯定、身体及性的接触以及情感的滋养达到基本的需求

· 合法接受（legitimize）同性可以是爱情及性满足的来源

· 将其身份认同重新概念化为自然、正常，且是有效的

· 表现出对于作为同志的满意，不愿意放弃这新的身份认同

· 向其他异性恋者揭露自我身份的渴望增加

· 使用"敷衍式乔装"（passing）策略，以及选择性的自我揭露

· 全然或是部分的合法化其自我身份

心理治疗介入方式

· 鼓励案主采用暂时性的身份认同标签

· 称呼案主为"男同志"、"女同志"或"双性恋同志"（gay, lesbian or bisexual）

· 支持其主动参与同志社群

· 重新架构"亲属关系"（kinship），以包括选择成为家人者

· 纯化案主关于自我揭露的决策

· 促进沟通能力，并获得维系关系的技巧

· 若案主要求，可提供伴侣咨询
· 促成在融合和个体化之间寻求平衡
· 辨明案主对于全然或部分合法化其身份的有意志的选择
· 协助案主有意识的选择如何使用"敷衍式乔装"（passing）策略
· 如需要，重新标定其职业目标
· 增加案主对于双重身份（dual identity）的不适感

第五期

案主行为

· 基于性倾向和认同，而将人们双极化（dichotomize）
· 贬抑异性恋者的重要性
· 放大其他男女同志的重要性
· 比起原先的异性恋自我形象，较喜欢目前的新认同
· 将自己融入同志次文化中
· 极为贪心的接触使用和同志相关的媒体和服务
· 成为同志社群的运动工作者（activist）
· 舍弃原先使用的"敷衍的乔装"策略
· 认识到自己和异性恋者有潜在的相似性
· 承认自己和社群中的其他同志有些可能的差异性
· 舍弃"他们VS.我们"的观点
· 较不被愤怒和骄傲所充斥
· 不以性倾向，而是以所感受到的支持程度来看待、区分别人
· 对于有足够敏锐度的异性恋者，产生更多的信任感
· 几乎自发地进行自我揭露
· 在这个已整合的认同里，感受到更多安全感
· 联合并统整公众的和私密的两个自我，以产生单一的自我形象
· 采用之前各时期所累积的技巧和资源，来应对生活中不同情境的要求
· 往前继续完成成年人发展的各项任务

心理治疗介入方式

· 认可案主作为同志的骄傲

·鼓励案主去庆祝其新认同的诞生

·合法化关于异性恋主义压迫的现实状况之存在（作者注：例如"现实情况就是这样"）

·同理案主的愤怒

·探讨拒绝"敷衍的乔装"所带来的负面结果

·将案主和异性恋主义环境之间的冲突提出来讨论

·讨论局限于同志社群的相处，所带来的疏离和隔绝

·挑战案主的双极化思考

·增加案主对其他被边缘化者的认同

·帮助案主探索自己和同志次文化的相似及相异处

·检视案主人格的其他面向

·促进案主形成对自我的整合性观点

·促使重新统整进入优势文化

·协助案主对其过去重新架构解释，以维持生命的延续性

·帮助案主重新定义过去的关系

·当案主出现退行（regression）时，重新进行对超我的修饰

·进一步讨论关于真正的亲密感以及创造生产（generativity）等议题

·提出关于成人正常发展的议题来讨论

（摘编自《同志伴侣咨商》，大卫·圭南、吉尔·腾列著，丁凡译，台北：心灵工作坊，2005：26—32）

链接2：性倾向认同与心理干预的目标和策略1

行为界定

1.性倾向不确定。

2.因对同性伙伴的性幻想和性渴望而导致痛苦。

3.有内疚、羞耻或卑鄙感。

4.情绪低落，对活动丧失兴趣。

5.向父母隐瞒性身份。

6.有导致性倾向问题的同性恋经历。

7.父母表达担心来访者可能是同性恋而悲伤。

8.近期向父母透露同性恋的身份。

9.父母因为来访者是男同性恋/女同性恋而表示感到失败。

长期目标

1.弄清自己的性身份并广泛参与同类人的人际交流。

2.减少有关性身份焦虑的频率和强度，以使日常功能不受损害。

3.向父母暴露性倾向。

4.回复以前的情绪、心理和社会功能水平。

5.父母接纳来访者是同性恋。

6.解决所有抑郁症状（如情绪低落、内疚、羞耻、卑鄙）。

短期目标

1.描述与性别认同困惑有关的害怕、焦虑和痛苦。（1，2）

2.约定不伤害自己。（3）

3.坦诚地讨论性渴望、性幻想和性经验的历史。（4）

4.表述关心自己性身份的原因。（5，6）

5.用1—10级评定对男性和女性的性吸引力的等级。（7）

6.写个未来传记，详细说明作为异性恋者和同性恋者的生活，来帮助自己确认基本取向。（8）

7.通过确认自己是同性恋还是异性恋，解决性别认同困惑问题。（9，10）

8.识别并表达与确认自己是男同性恋或女同性恋有关的感受。（11，12）

9.口头表达理解了信念对隐藏或否认性倾向的影响。（13，14）

10.表达对更安全的性措施的认识。（15）

11.罗列关于同性恋的传说，并用更实际、积极的信念来替代它们。（16）

12.罗列向生活中的重要人物暴露性倾向的利弊。（17）

13.描述与同伴的社会交往，并因为同性恋身份而被孤立和/或产生同性恋恐惧的经历。（18，19）

14.加入针对男同性恋和女同性恋的青少年支持小组。（20）

15.制订计划，详细说明何时、何地和对何人暴露性倾向。（21，22）

16.根据所写计划，向家庭成员揭示其性倾向。（23，24）

17.父母加入共同治疗过程，重点解决他们对来访者暴露同性恋倾向的感

受。（25，26）

18.父母表达对同性恋的进一步理解。（27，28）

19.父母加入针对同性恋者家庭的支持小组。（29）

20.父母确认任何致使拒绝来访者同性恋的信念。（30）

21.父母表示知道许多重要人士接纳同性恋。（31，32）

治疗干预

1.主动与来访者建立信任，并鼓励其表达对他/她性别认同困惑产生的害怕、焦虑和痛苦。

2.进行自杀评估；如果存在危险，建议来访者接纳一定监督程度的看护。

3.鼓励来访者表达，然后签订不伤害合约。

4.通过询问来访者性经验、幻想和渴望的历史，评估其目前的性功能。

5.询问来访者对他/她的性状态提出质疑的原因，具体了解他/她何时开始对他/她的性状态提出质疑以及为什么。

6.教育来访者同性经历在年轻时很普遍，并强调这并不一定意味着同性恋。

7.让来访者对男性和女性的性吸引力用1—10级评分（10表示强烈吸引，1表示根本不吸引）。

8.布置来访者家庭作业，写他/她作为异性恋者和同性恋者未来20年的未来传记；阅读并讨论这个传记（如问来访者哪种生活更令人满意、哪种生活更加遗憾）。

9.让来访者在非判断情况下评估来自他/她经历的所有方面，以解决他/她的迷惑并确认自己是同性恋还是异性恋。

10.要求来访者罗列所有导致确定他/她性身份的因素；讨论这个列表。

11.探寻来访者关于看待自己同性恋的感受。

12.探寻来访者与掩饰或否认其同性恋有关的负性情绪（如羞耻、罪恶感、焦虑、孤独）。

13.探寻来访者的罪恶感以及这些罪恶感怎样与确认他/她自己是同性恋发生冲突，并导致羞耻感或罪恶感。

14.向来访者推荐一个会慈悲地倾听来访者同性恋身份与信念冲突的人士。

15.教来访者更安全性行为的具体指导原则。

16.帮助来访者确认关于同性恋的传说（如差的教养方式导致同性恋、同性恋总不快乐），并帮助他/她用更实际、积极的信念替代它们（如没有证据表明教养方式导致同性恋，男同性恋者和女同性恋者能和异性恋者一样快乐）。

17.布置来访者罗列向家庭成员和他/她生活中的其他重要人物，暴露他/她性倾向的利弊。讨论这个列表。

18.探寻来访者和同伴的关系，并帮助他/她描述任何对同性恋者恐惧和/或被孤立的经历，以及与这些经历有关的感受。

19.通过回顾来访者在支持小组、学校或工作中遇到的人，鼓励他/她与找出的其他女同性恋和男同性恋青少年交往，并鼓励他/她参与社会活动。

20.建议来访者参加女同性恋和男同性恋青少年的支持小组（如男同性恋和女同性恋社区服务中心、青年服务中心）。

21.布置来访者家庭作业，写一个详细计划来暴露其性倾向，包括何时、何地和对何人暴露以及听者可能的问题和反应。

22.让来访者角色扮演向重要的他人暴露其性倾向的过程。

23.鼓励来访者根据所写计划向家庭成员暴露他/她的性倾向。

24.向来访者了解重要的他人对他/她暴露是同性恋的反应；给予鼓励和积极的反馈。

25.安排共同治疗，让家庭自由地交流思想和感情；鼓励来访者的父母加入和参与。

26.探寻来访者父母对他/她暴露是同性恋的情绪反应。

27.教育父母关于同性恋的知识并诚实、直接地回答他们的问题（如使父母确信同性恋不是由错误的教养方式造成的，也不认为是一种精神疾病）。

28.布置父母阅读提供关于同性恋者和同性恋青少年的积极、实际信息的书籍。

29.推荐父母参加针对同性恋者家庭的支持小组（如女同性恋者和男同性恋者的父母和朋友），并鼓励他们参加。

30.探求父母关于他们的信念对接纳其孩子是同性恋的影响。

31.推荐父母与接纳男/女同性恋者的人士讨论他们的忧虑。

32.布置父母阅读Beyond Acceptance（Griffin, Wirth and Wirth）第4章等书籍。讨论他们对所读材料的反应。

（摘自《青少年心理治疗指导计划》，Arthur E. Jongsma, Jr., L. Mark Peterson, William P. McInnis 著，中国轻工业出版社，2005：205—209）

链接3：性倾向认同与心理干预的目标和策略2

行为界定

1.个人性倾向模糊不清。

2.对异性缺少性唤起和性欲望。

3.对同性具有性幻想和性欲望，并为此而痛苦。

4.与同性有过性接触，为此心烦意乱、内疚和/或焦虑。

5.诉述抑郁心境，对学校内的各项活动和学业兴趣下降。

6.由于性倾向模糊不清，在建立亲密关系过程中左右为难。

7.由于性身份混乱，诉述有内疚感、害羞感和/或无价值感。

8.对其他重要成员隐瞒自己的性身份（如朋友、室友、家人）。

9.担心将性身份公开会招致校园里其他人的负性反应。

长期目标

1.确立性身份，鼓励建立广泛关系的兴趣。

2.减轻与性倾向有关的总体焦虑强度，以便日常生活和学业不受影响。

3.将性倾向告诉与自己有重要关系的人。

4.将情绪、心理和社会功能恢复到以前水平。

5.消除所有的抑郁情绪（如悲伤心情、负罪感、退缩、无价值感）。

短期目标

1.讨论因性和性倾向出现紊乱的情绪，由此遭遇到的困难。（1，2，3）

2.公开讨论性欲望、性幻想和性经验史。（4，5）

3.要求记日记，记录一周内出现的性想法、性幻想和/或性冲突。（6，7）

4.阐述宗教、文化、种族和/或民族身份对性身份紊乱的影响。（8，9）

5.讨论在学校中与性倾向有关的一些事。（10，11）

6.描述自己对性身份变异范围的了解。（12，13，14）

7.确定对性隐瞒或否认引起的负性情绪体验。（15，16）

8.讲述对安全性行为措施的理解，并在今后采取这些措施。（17，18）

9.列举10个有关同性恋、双性恋和异性恋的故事，并讨论更为现实的观点。（19）

10.与学生讨论，了解其家庭对他们的性倾向将会有什么反应。（20，21）

11.如果将自己的性倾向公示于亲朋好友，列举这样做的好处和坏处。（22，23，24）

12.讲述自己在看过这些可信资料后，对同性恋或双性恋的生活有了哪些更深入的理解。（24，25，26，27）

13.建议想表明自己双性恋或同性恋身份的人参加互助组或讨论组。（28）

14.在校区内寻找有关双性恋或同性恋活动的信息。（29，30）

15.用行为应对策略解决性身份有关的害怕情绪。（31）

16.认识并改变与性倾向有关的歪曲自我暗示，歪曲自我暗示导致情绪问题。（32，33）

17.认识并改变那些妨碍与他人就性倾向问题进行有效交流的不合理信念。（34，35）

18.确定一个可能对你的同性恋或双性恋行为做出正面反应的朋友。（36，37）

19.根据做出的计划，向几个关键的人表明自己的性倾向。（38，39，40）

20.在居住的环境中寻找支持系统，鼓励和帮助学生以本来面目生活。（41，42）

治疗性干预

1.主动建立与学生的信任关系，持续用眼神接触、主动聆听、无条件的主动关注和热情接纳学生，增强他们判别和表达因性倾向问题而带来的恐惧、焦虑和痛苦的能力。

2.帮助学生分析和认识因性身份混乱导致恐惧、焦虑和痛苦，继而产生的特定情绪和问题。

3.评价学生利用过或回避过的时机，以减少性身份混乱导致恐惧、焦虑和痛苦带来的麻烦。

4.了解学生从儿童期、青少年期至当前的性活动史、性幻想及相关想法。

5.帮助学生认识生活中引起兴奋、满足和情感愉悦的性经验。

6.布置学生记日记，记录一周内的性想法、性幻想和/或性冲突。帮助他们增强对性吸引和性冲突的了解。

7.给学生布置一项作业，自我评定对男性或女性的性吸引度，按1—10分评分（10分是极其吸引，1分是毫无吸引）；要求他们每天在日记中记录下与他人交往时所做的评定。

8.了解学生的文化、民族和种族群体是怎样定义和看待同性、双性性行为和性身份的。

9.了解学生的宗教信仰，认识到同性、双性性行为和性倾向与此相冲突，并导致自己的害羞感和内疚感。

10.总结与之有关的一些潜在冲突，这些潜在冲突也许是和室友、队友、同学在课外活动中产生的。

11.了解学生已体验了的，因自己的性倾向而产生的人际关系冲突（如被嘲弄、被排斥、被羞辱以及被回避）。

12.讨论人类性行为变异的范围（如异性恋、同性恋、双性恋、变性）。

13.布置学生一项家庭作业，写三篇传记性文章，分别描述将来20年作为异性恋、同性恋、双性恋的生活，在下一次面谈中就这些内容进行讨论（例如，问学生哪一种生活更令其觉得满意或懊恼）。

14.要求学生阅读Katz所著《异性性倾向的建立》，并在以后的面谈中讨论。

15.了解学生由于对性隐瞒或否认所产生的负性情绪（如害羞、内疚、焦虑、孤独）。

16.了解学生是否存在由于性倾向问题而产生的自杀意念，为了免受此类伤害，应安排住精神病院或指定专人24小时监护（见本书"自杀意念"章节）。

17.详细讲解性安全指南，鼓励学生在将来的性行为中必须采取安全措施。

18.监测学生采用性安全措施的情况，强化成功，淡化失败。

19.布置学生家庭作业，列举10个有关同性恋或双性恋的故事，帮助学生采用更现实和积极的观点纠正故事主人公的性倾向。

20.与学生讨论，如果其家庭成员知道了他/她的性倾向，他们的反应将会是怎样的，学生该怎样应对。

21.布置学生家庭作业，描写如果将性倾向告诉了家人，每个成员详细地反应将会是怎样的。

22.布置学生家庭作业，列举将自己的性倾向公示于亲朋好友可能带来的好处和坏处（如家庭成员、室友、同学、队友、朋友），并在以后面谈时讨论。

23.采用角色扮演和角色转换，将性倾向公示于亲朋好友，并就练习中的感受进行讨论。

24.布置学生家庭作业，要求阅读准确、正面描述同性恋的书，例如，Marcus的《这是一种选择吗：对有关同性恋的300个常见问题的回答》，Signorile的《自我解脱：作为同性恋者如何面对家人、朋友和同事》，Eichberg著的《解脱：爱的行动》；在以后的面谈中讨论阅读感受。

25.布置学生家庭作业，观看双性恋或同性恋者以健康快乐形象出现的电影或录像；在以后的面谈中讨论感受。

26.建议学生回家后在网上搜索有关双性恋或同性恋生活方式的有关资料，在以后的面谈中讨论感受。

27.建议学生回家后综述有关双性恋或同性恋的文章；在以后的面谈中讨论感受。

28.建议学生参加社交活动的互助组，在社区同性恋服务机构、艾滋病（AIDS）项目或其他恰当的机构都有这样的互助组。记录参加这样组织的感受。

29.鼓励学生在校区内与在班上、互助组或其他地方已经相识的双性恋、同性恋接触。

30.帮助学生了解校区内同性恋的组织与活动，鼓励他们进行接触并记录其间的感受。

31.帮助学生建立与性倾向混乱有关的害怕、焦虑、苦闷的行为应对计划（如学会自信和社交技能，开始社交接触以建立社交网络，或者和互助组接触）。

32.性身份混乱导致害怕、焦虑和痛苦情绪，帮助学生识别导致或中介这些情绪的消极的、歪曲的自我暗示（如"我找不到真正能爱的人"或"家里人知道我的性倾向的后果是无法想象的"）。

33.教育学生采取现实的和积极的自我暗示，用更为合理的方式去应对由于性身份混乱而产生的害怕、焦虑、痛苦的情绪（如"我能找到我爱他，他也爱我的人"或"我家里的人首先可能会感到震惊，但随着时间的推移和沟通，肯定会慢慢地平息"）。

34.帮助学生识别那些妨碍其摆脱性身份混乱相关的害怕、焦虑和痛苦情绪的不合理信念（如"如果此事传出去，会毁了我"，"如果我的朋友知道此事，他们会立即离我而去"或"如果我的教练得知这一切，我会被开除"）。

35.教育学生理智地改变不合理的信念，以缓解由于性倾向而产生的害怕、焦虑、痛苦的情绪（如"现在，大多数人并不会太在意这种事"，"我的朋友开始也许会惊讶，或许我的好朋友已经知道了这些事，他们已经尽力在帮我"或"我的教练在这方面非常严厉，但将心比心，我敢肯定她不会太在意的"）。

36.鼓励学生至少确定一个可能接受其同性恋或双性恋事实的朋友。

37.建议学生在透露性倾向之前偶尔和朋友谈论同性恋者的权利或类似的问题，试试对方的反应。

38.布置学生家庭作业，写一个表明自己性倾向的详细计划，包括向哪些人、在什么地方、在什么时候透露，以及可能发生的问题和别人可能的反应。

39.鼓励学生根据计划向朋友、室友、家庭成员公开自己的性倾向。

40.回顾并讨论别人得知其性倾向后的反应（如接受、拒绝、极为震惊），并给予鼓励，正性反馈和支持。

41.在伙伴中寻找资源（如同性恋讨论小组、人际关系讨论小组、宽容教育会），利用这些资源缓解因性倾向而产生的害怕、焦虑和痛苦。

42.寻找管理人员的支持（如住宿管理员和辅导员），利用这些资源应对因性倾向而产生的害怕、焦虑和痛苦，特别是任何可能与室友相关的问题。

（摘自《大学生心理咨询指导计划》，Camille Holkowsi, Chris E. Stout, Arthur E. Jongsma, Jr.著，中国轻工业出版社，2006：181—187）

第七章

出柜咨询

出柜常常是性与性别少数个体面临的非常重要的人生步骤。研究表明，积极面对自己的性倾向与性别认同并且将其纳入自己的生命会获得更强的幸福感，提升心理健康水平。这种整合通常涉及公开自己的性倾向或性别认同，有时还包括参与性与性别少数社群的活动。但是，并非出柜就一定是有利于当事人的，是否出柜，如何出柜，均需要针对具体问题具体讨论。

第一节　认识出柜

一　出柜及其压力

出柜原用于同性恋，现在也可以被用于跨性别等其他一些性与性别少数群体。

由于主流社会对性与性别少数的污名化，很多人会选择隐藏自己的性倾向和性别身份，在日常生活中尽量表现得"很正常"，他们因而常被称为"藏在柜子里的人"。随着性与性别少数社区的建设以及社会对性与性别少数接纳度的逐渐增加，有些性与性别少数会选择向他人公开自己的性倾向和性别身份，这一过程可以简称为"出柜"。

出柜是一个多维度的过程，涉及对性与性别少数社区活动的参与、对性与性别少数的态度、对性与性别少数身份的舒适度、向他人公开自己的性倾向以及性别身份方面的因素等。（Rosario, Hunter, Maguen, Gwadz, Smith & Raymond, 2001）

西方的研究表明，出柜过程往往涉及五个方面，分别是：①性与性别少数的身份发展；②恐同、恐跨及异性恋主义；③宗教问题；④事业问题；⑤家庭问题。（Morrow, 1996）具体到中国的情境来说，这五个问题中除了宗教影响目前相对来说只针对部分信教的人群有影响外，其他四个问题几乎是所有想要出柜的性与性别少数必须要面对的。

性与性别少数的身份发展，包括身份形成和身份整合两个方面，也即是性与性别少数意识到自己的性倾向、性别认同以及逐渐接受自己性倾向、性别认同的过程。而不管在哪种文化中，恐同、恐跨和异性恋主义都扮演着压迫性的角色。那些掩藏自己性倾向和性别认同的性与性别少数需要投入大量的精神能量来隐藏自己身份中的核心方面。这种精神投入会导致内化的羞耻感以及自我怀疑；所以在异性恋主义的文化中出柜是需要极大的勇气的（Morrow, 1996）。在中国的集体主义意识形态下，家族观念、传宗接代的思想，同样会在很多方面影响个体的选择和处事方式，所以中国的性与性别少数在考虑是否向家人出柜时，往往面临着更大的压力与挣扎。

有一种说法：出柜是一辈子的事。对于大多数性与性别少数来说，出柜是一个持续的甚至是长达一生的过程，而不是一蹴而就的事件。因为性与性别少数会在生活中不断遇到新的人际、社会及其他各种关系和情况，需要他们不断做出在多大程度上、何时以及向谁公开自己的性倾向和性别认同的决定，而且每个性与性别少数个体的情况和境遇也有所不同。

二　出柜的类型

为了使心理咨询师能更好地应对和处理性与性别少数来访者出柜方面的咨询，下面简要介绍几种性与性别少数出柜的类型或目的。

（1）治愈系：是为了通过告诉他人自己的性倾向和性别认同，来提高自尊感，使自我感觉良好。性与性别少数可能会由于自己的性倾向和性别认同一直被污名化而感到孤独，无法与他人建立亲密关系。这种类型的出柜常出现在性与性别少数开始向他人出柜的初级阶段，他们会精心选择那个自己想要最先告知自己性倾向和性别认同的人。

（2）关系建立：有些性与性别少数感到自己对某个人隐藏自己身份中最重要的性倾向与性别身份的话，无法与其建立更亲密的关系。他们会向那些自己想要与之建立更亲密、更私人的关系，而且也觉得能接受、理解自己的人公开自己的性倾向与性别身份认同。这些当事人觉得如果自己始终向某个人保密自己的性倾向与性别身份的话，就会和对方一直存有情感距离。

（3）为了解决某类问题：有些性与性别少数告诉他人自己的性倾向和性别认同，是为了解决一些境遇性或人际间的问题。比如，在中国，变性手术的相关规定要求必须征得父母的同意，才可以进行变性手术，这就使得易性的跨性别者必须向父母出柜。再如，那些和父母住在一起的同性恋者，当其经常出去参加一些同性恋活动的时候，面对父母关于其去向的问题，就不得不撒谎。而告诉了父母自己的性倾向的话，就可以免于一次次地撒谎了。另外，告诉家人和朋友自己的性倾向后，也不用再反复应对关于自己婚姻方面的问题了。

（4）预防性出柜：出柜有些时候对性与性别少数来说是为了避免一些预期性的问题。比如，如果自己的朋友某天看到自己出入性与性别少数社区，或有与自身生理性别不同的性别实践，或从第三方得知自己是性与性别少数的话，就可能会责备自己没有早点告知性倾向和性别身份，所以不妨自己先说。还有的性与性别少数会在工作面试时、租住房屋以及去医院就诊时告知相应的对象自己的性倾向和性别认同，都是为了预防一些可能在日后出现的不必要的麻烦。当然，在当前中国情境中，更多的人在面对这些问题时选择"在柜中"。

（5）政治目的出柜：出柜有时是出于一些政治或意识形态性的目的。因为随着越来越多的性与性别少数公开自己的性倾向和性别身份，挑战着主流社会对性与性别少数的误解和偏见，可以改变一些恐同、恐跨的人对性与性别少数的态度，进而通过教育达到社会改变的目的；并且可以起到为一些挣扎于自己性倾向和性别身份的性与性别少数树立榜样的作用，最终改善每个性与性别少数的处境，保障他们该有的权利。当前中国，一些从事性与性别少数权益的积极分子，会选择这样的目的出柜。知名人士的出柜，因为其影响力，更有助于促成此目的的实现。

（6）即兴出柜：并不是所有的出柜都是当事人事先计划好的，有些时候当性与性别少数和自己非常亲近的人在一起时，不自觉地在某些对话中向对方透露了自己的性倾向和性别身份。

（7）被迫出柜：因为性倾向或性别身份认同被曝光，当事人不得已"出柜"，属于"被迫出柜"。被迫出柜通常因为没有做好充分的准备，更可能给当事人及相关人带来不同程度的负面影响。

对每个个体来说，每一次向不同对象出柜的动机和类型可能都不同，没有哪一种原因是出柜的首要原因；依据不同情境，出柜的动机和类型也不同；而且同性与性别少数和出柜对象的关系、性与性别少数觉知到的对方可能对自己的接受度等，都存在差异。这些都会影响性与性别少数每一次出柜的动机。（Cain，1991）

个案：闪婚后躲着老公

26岁的拉拉，迫于父母的压力，不得已与一男子闪婚，吃了结婚饭，还没领结婚证。她对丈夫没感觉，为了避免发生性关系，只能躲着他。丈夫向丈母娘投诉妻子总找借口不回家，在异地的母亲不停地询问女孩的工作时间，干涉她的自由。女孩不愿意过性生活、不敢回家、不敢离婚，不敢与父母说自己的同性恋事实，哭诉，求助。

咨询建议：

事到如今，只能勇敢面对现实，结束和"丈夫"的关系。这既是帮他，也是帮你自己。如果实在找不到一个可以被各方接受的理由，就只有出柜这一条路了。

个案：逼婚压力

男同，目前被父母介绍女友，被迫要结婚。试图通过自己不接触那些事情，让自己想结婚，但是完全做不到。

目前很纠结很痛苦。但从来没想过要出柜。

咨询建议：

知道你很纠结，不建议结婚，找个理由先推迟一下。痛苦就说明你做不到，就不要勉强自己。结婚后再被迫出柜，局面会更复杂，需要向父母、妻子、妻子父母出柜。结婚后再离婚，也会很麻烦。

你结婚也会害了那个女孩。你给不了她全部的爱，给不了她性。如果你再生个孩子，孩子以后怎么办呢？

如果逼婚压力太强大，而且找不到更好应对逼婚的方法，在结婚与出柜之间，建议还是要和家人出柜，可以先找关系好的哥姐沟通，再慢慢渗透给妈妈。可以通过讲故事来渗透。

你的性倾向是你自己不能决定的，是无法控制的。

三　出柜的利弊

出柜对性与性别少数及其人际关系来说有利也有弊。从有利的方面说，出柜可以使性与性别少数与更广大的性与性别少数社区建立联系，从中获得各种信息和心理支持。出柜也和性与性别少数的自我接纳、保持积极的性与性别少数身份以及改善心理健康水平等相联系。从人际层面看，性与性别少数主动出

柜的话，可以避免在某些情境下不小心暴露性倾向后遭遇尴尬的局面。（Mak, Winnie, et al, 2010）

出柜后的性与性别少数个体特征表明，出柜过程可以降低他们的无力感。这点表现在很多性与性别少数出柜后开始努力排除自己内化的恐同、恐跨，并且努力反对社会将性与性别少数定义为不正常的现象。也许是作为一种对被迫多年隐藏自己身份的声讨，出柜后的个体常常感到自己想要向更多的人公开自己的性倾向和性别身份。自我公开的举动也可以帮助性与性别少数减少由于一直拒绝做真实的自己而累积的心理创伤，最终实现"表现出来的身份"与"自我身份"的真正融合。（Schope & Robert，2004）

在性与性别少数经历出柜的过程中，他们往往会减少将自我价值依附于与其他性与性别少数个体的联盟，发展出一种全新的意愿来与非性与性别少数互动而非对抗。这种既公开自己的性倾向和性别身份、也更接受他人的意愿，可以带来个体自尊的稳定和提升。当然这并不意味着出柜过程的完成，很多性与性别少数必须继续在生活中应对自己持续的内化的恐同、恐跨以及来自他人的恐同、恐跨偏见。但是这些经历过社会排斥严峻考验的性与性别少数个体，会变得更加强大和有力量。

能够与他人讨论自己的性倾向和性别身份，获得更多有益的社会支持，并且使得这种支持更加有效，这对于性与性别少数的精神以及心理方面的幸福是非常重要的。与主流社会的异性恋者一样，性与性别少数也会因为与他人分享自己的人生以及获得来自家庭、朋友的支持而获益。因此，不难解释为什么那些感到必须隐瞒自己性倾向的性与性别少数会比那些公开性倾向的性与性别少数更多地出现心理问题，甚至是心理疾病。

有研究显示，性与性别少数出柜后，不仅会带来心理健康水平的改善，而且也可以促进个体进行安全的性行为。（Rosario, Margaret, et al, 2001）

但另一方面，出柜也会带来很多挑战。个体可能会遭遇人际排斥、社会孤立以及被生活中重要的他人否决等；而且主流社会还依然在通过偏见和歧视污名化着性与性别少数群体，出柜的风险不言而喻。另外，性与性别少数还需要做好心理准备应对由出柜对象带来的被伤害感、尴尬感以及背叛等。（Mak, Winnie, et al, 2010）

所以说，性与性别少数决定是否出柜的过程也是一个在特定情境中不断权衡利弊的过程。但性与性别少数最终关于是否向某个对象出柜的决定，并不只是权衡利弊的结果，还要考虑自己目前与该出柜对象的关系，以及如果自己向其出柜可能会怎样影响到目前的关系等。从这个意义上说，性与性别少数个体每一次向某个对象或群体出柜的过程，都是一次新的举动，可能会同过去的出柜经验有很大差别。

那些在性别过渡期的跨性别人士往往对别人是显而易见的，他们即使不主动出柜，也会"被出柜"。被出柜，有可能使他们处于歧视和暴力的危险之中。跨性别青年尤其容易在学校里，不仅是从自己的同学，而且从不宽容的教师和学校管理员那里受到性骚扰和性暴力。作为结果，许多人辍学以逃脱敌意。

由于就业歧视和缺乏教育，无家可归的男变女的跨性别青年，离家出走的或被踢出家门的跨性别者，为了生存及为了支付其激素替代治疗和性别重建手术的费用，经常从事色情业。这些青年处于艾滋病和其他性传播疾病的高风险之中。

需要说明的是，性与性别少数接受了自己的性倾向和性别身份，但不意味着一定要向他人公开自己的性倾向和性别身份。自我接受不意味着公开，那些隐藏自己性倾向和性别身份的性与性别少数也不必然意味着对自我存有消极评价。有人认为性与性别少数不出柜，是一种情感不成熟、不负责任的表现，但这只是关注了性与性别少数个体的特征，没有关注社会影响的作用。某些时候，性与性别少数有选择地向他人隐藏自己的性与性别身份，是作为一种策略来应对对性与性别少数充满敌意和歧视的环境。如果将性与性别少数隐藏身份的举动置于一个病理化的框架下，无形中会使一些性与性别少数内化这样的信息，觉得自己没有公开性倾向和性别身份是一种错误。这最终会加重他们的心理负担，导致更多的无力感。

第二节　出柜咨询的总体态度

一些性与性别少数会就出柜寻求心理咨询师的帮助，想让咨询师帮其决定是否出柜，如何出柜，以及处理出柜中遇到的问题。

总的来说，咨询师应该做到如下几点：

1. 协助来访者分析自身情况，由其自己最后决定

对于咨询师来说，要做的是了解来访者个体的情况，比如他所面对的周围环境的情况，他考虑出柜的原因，帮助他分析出柜的利与害，最后赋权给他，由其自己决定是否出柜。

准备出柜的性与性别少数需要极大的支持力量来面对他准备对之出柜的他人。这些他人也许包括其家庭成员、朋友以及雇主等。在干预策略方面，咨询师可以帮助来访者权衡向某人出柜的利弊，从而做出决定。有人可能觉得性与性别少数出柜在政治和道德上是有利的，但不应该将这种看法与个人权利混淆，更不应该将不出柜的性与性别少数进行病理化的归类。

咨询师可以帮助来访者明白，有选择地对一些人出柜，对另一些人隐藏自己的性倾向，这可以减少他们内心的能量消耗，并且避免在一些情境中出柜可能遭遇的消极后果。个体如何处理自己的这种个人信息，是依据对不同人际、情境以及关系的评估，是个人决策与社会互动的结果。

总之，鉴于每一个性与性别少数个体处于不同的情境和生活环境中，咨询师很难提出某个出柜模型来应对所有性与性别少数来访者出柜方面的问题。所以对于性与性别少数来访者出柜相关的问题，咨询师应该帮助性与性别少数来访者了解所有这些关于出柜类型或动机的信息，并使来访者认识到出柜过程以

及相关的问题，然后赋权给来访者，让他们自己来决定在各种各样的情境和情况下是否出柜以及出柜的程度等。

同志组织淡蓝公益出品的《不再恐同》一书，有许多给准备出柜的同性恋者的建议。其中许多建议也适合咨询师面对准备出柜的来访者时提示他们。这些整理后的建议包括：

> 只有当你想要告诉别人，只有当你做好准备告诉别人，才需要这样做。

> 不要仅仅因为别人认为你该这样做就草率从事。你可以只向某一个人、或朋友们、或家人、或所有你认识的人亮相。这取决于你自己。如果你没有做好准备，你没有理由一定要亮相。

> 某些时候，在一些情况下不要去出柜。有些人不会接受你是性与性别少数，他们会做和说可怕的事情。这些人可能是你的父母、朋友、同学或老师，这是一些你爱他们，并依赖他们提供经济支柱、陪伴、鼓励或其他支持的人。但是也有一些情况适合让人们知道你是性与性别少数。掩盖自己的性倾向会让自己生活中的重要人物不知道自己的一个重要方面。掩盖自我会使得这些关系不真实。

> 另外一点，你需要掌握好自己做事的步调。在向别人出柜之前，你必须首先向自己出柜。这意味着，不仅要知道自己是性与性别少数，而且对自己是性与性别少数感到舒心。请记住，知道自己是性与性别少数，只是对自己多了一份认识。你还是以前的你，你只是对自己知道的多了。

> 开始的时候，只需要告诉那些你要结识的人们。

> 你第一个告诉的人应该是你最信任的。你要确信他们不会伤害你，接受你的真实面貌，尊重你的隐私，不告诉那些你不想告诉的人。

> 思考一下，你不告诉某人你会失去什么。如果是父母，他们会不会把你赶出家门？如果是朋友，他们会不会疏远你？思考一下，你不告诉某人你会失去什么。你和家人或朋友的关系会不会因为你向他们保守了一个秘密而受影响？思考一下，过去什么样的事情你可以和他们分享，他们的反应如何。如果你想告诉某个人，但你无法确定他的反应会如何，你可以首先看看其对这些事情的态度如何。可以和他们讨论关于性与性别少数的一本书、一部电影或电视节目。但是，某个人对电影中性与性别少数的反应可

能是一个样子，而如果这个性与性别少数是其亲友，他的反应可能就会是另外一个样子。这可能有两种情况，人们在假想的或电影的情景中可能比对身边的人反映出更多的偏见，也可能相反。例如，他们取笑电影中的性与性别少数，是因为他们可能认为你希望他们这样做。另一方面，朋友或家人可能会接受媒介中的性与性别少数角色，但却不容易接纳身边的性与性别少数。

个案：一个女同性恋者出柜的咨询

来电人还没有出柜，担心妈妈接受不了，来电话问如何做更好。

来电人的姨妈是异性恋，曾被同性恋者追求过，目前姨妈和一些拉拉关系很好。

来电人还认识一个拉拉阿姨，这位阿姨结过婚，后来离婚，现在是拉拉。

咨询建议：

（1）出柜前要有铺垫。可以联合拉拉阿姨一起和姨妈出柜，并请姨妈先不要告诉妈妈。适当铺垫后，再和妈妈出柜。这时，姨妈便可以帮助来电人一起向妈妈出柜，帮助妈妈，来电人便不再是孤立的一个人。

还有一个背景，姨妈和爸爸关系不好，所以要避免爸爸误解姨妈在来电人的性倾向与出柜过程中承担了什么"坏角色"。出柜过程中，不要让姨妈和爸爸对话。要分别向妈妈和爸爸出柜。

（2）自己要对同性恋做更多了解，虽然拉拉阿姨结婚、离婚后成为拉拉，但有过婚姻不一定就是因为婚姻不幸变成同性恋了。可能由于开始对于同性恋并不了解，所以才走入了婚姻，后来了解后，明白了自己喜欢同性，对同性有性冲动的心理和行为，是同性恋。

2. 清醒地认识到自己对来访者的影响力，谨慎言行

有研究表明，柜中的性与性别少数个体拥有更高的外部轨迹控制，更害怕别人对自己的负面评价，有更多的无力感。这样的来访者，往往依据他们觉察到的他人希望自己怎么做的信息来行事，并且对有很高的地位和权威的人表现出更多的依顺。（Chebat, Filiatrault& Perrien, 1990）从积极的方面说，这样的来访者可能更能听进去咨询师不带有恐同、恐跨色彩的信息，并开始对抗自己

内化的恐同、恐跨。但很重要的是，咨询师也要意识到自己可能会给为这样的来访者做出不合适的决定，比如说在他们还没准备好之前就鼓励他们出柜。咨询师要清楚准确地评估自己对这样的来访者所具有的影响力，并且要认真了解来访者的真正力量和脆弱性，尊重每个个体的差异。

3. 帮助来访者认识到出柜恐惧普遍存在

咨询师要明白，使性与性别少数考虑出柜时陷于恐惧与纠结中的，不只是由于他们个人的特质，更受整个社会结构的影响。所以，咨询师不能引导性与性别少数将自己"藏在柜子里"的举动视为是个人软弱性的体现，不能仅在个体层面关注来访者关于出柜的个人感受、想法和应对策略等，这在无形中会强化来访者认为自己关于出柜的困境是其个体的原因的想法。咨询师应该帮助来访者在社会情境中认识自己的困境，使他们知道自己的困境也是很多其他性与性别少数普遍存在的体验。

4. 协助来访者经历出柜带来的心理冲击

考虑出柜的过程，其实是一个基于新的信念和价值观整合自己身份与重塑自尊感的过程。这个过程非常重要，非常有意义，但是，也充满了危险，当事人也可能会处于焦虑甚至恐惧中。

咨询师在帮助考虑出柜的性与性别少数来访者时，需要努力协助来访者应对这一系列的变化。

5. 帮助来访者学习人际关系新技能

处于出柜阶段的性与性别少数来访者，其主要顾虑可能已经不再是其他人是怎么看待自己的了。尽管如此，由于多年的压迫感，这时的性与性别少数可能还是缺乏信任及与他人分享自己感受的能力。咨询师在帮助出柜中的性与性别少数来访者学习新的社会技能方面有重要作用，这些技能包括建立亲密关系，以及如何信任并与他人分享自己以前保密的信息等。

第三节　向父母出柜的咨询

向父母的出柜，是最艰难的出柜。

一　向父母出柜的困难与风险

性与性别少数的出柜是一个持续的、多维度的过程，他们要在不同的情境下考虑向谁出柜、何时出柜等问题。对于大多数性与性别少数来说，向自己的父母出柜，往往是他们需要面对的最大的压力和挑战。在中国，可能更是这样。

一方面，父母最关心孩子的生活，关心孩子的婚姻，中国许多父母还有传宗接代的思想，这都使得向父母出柜需要更大的勇气。

许多人不敢向父母出柜，这需要付出很大的代价，比如，同性恋者基于父母的压力与异性结婚；有些性与性别少数会避免长期的伴侣关系，因为他们害怕牵涉到同性伴侣关系会增加向其家人隐瞒自己性倾向的难度；还有些性与性别少数选择通过疏远父母来努力隐藏自己的性倾向；想做变性手术的跨性别如果得不到父母的同意便不能进行手术；等等。

当然，性与性别少数是否向父母出柜，还受多种因素的影响，比如阶层、教育、文化背景、民族和种族等各种因素的交互作用，再加上性与性别少数个体的不同社会人口学特征等，使得每一个性与性别少数向父母出柜的决定过程也变得很复杂。事实上，尽管很多西方研究认为出柜是性与性别少数身份发展要经历的一个普遍阶段，但在亚洲、拉美以及世界的很多其他地方，大部分性与性别少数终其一生都不会向其家人、异性恋朋友或同事公开他们的性倾向。而且，虽然现在很多国家已经有新兴的性与性别少数平权运动了，但世界范围内的大部分成年性与性别少数依然由于当地礼节，或害怕被嘲笑以及遭遇暴力而选择和异性结婚，过着双面生活。

在中国非常重视孝道的社会背景下，男同性恋、男跨女的跨性别，承受着更大的要完成传宗接代任务的压力，所以与兄弟姐妹和朋友相比，父母更不可能成为他们想要出柜的对象。而且在中国，个体的行为使家族蒙羞的话，也会被看作不孝之子；在对性与性别少数普遍污名化的背景下，某个家庭有性与性别少数成员的话，就可能会成为他人耻笑和歧视的对象，所以很多性与性别少数考虑到家庭的面子问题，也不会向父母出柜。再加上中国的家庭普遍较为保守，父母和孩子很少会直接谈论和性有关的话题，这对他们来说是个敏感话题。所以，不以"性脱敏"为铺垫的话，让性与性别少数与自己的父母谈论性倾向相关的问题，也是充满障碍的。

同性恋者通常可以选择向父母披露或不披露他们的性倾向，但是，进入性别过渡时期的跨性别年轻人不会享有同样的选择，因为性别表达是如此明显。

变性别欲者向父母出柜，对许多父母的冲击要大于同性恋者出柜。男跨女的青少年经常秘密地易装，不把这件事告诉他们的家人和朋友。女跨男的青少年变装可能会被当成拒绝成长的假小子阶段，只是到后来才引起了与家人的摩擦。但是，如果一个青年是意图做变性手术，则再也瞒不下去了。

性别过渡产生的变化将是更加的深刻，不仅仅是身体外表。在某种意义上说，当变性别欲青年出柜告诉他们的家人时，父母确实是"失去了一个女儿"，得到了一个他们从来不知道的新的儿子，或者反之亦然。然而这些青年人仍然是他们的孩子，通常会更愉快，但是有一系列全新的挑战要克服/超越，不知道会发生什么样的变化。

许多跨性别青少年保持其性别秘密，直到他们不能够再继续隐瞒下去。因此问题的显露使绝大多数家长措手不及。随后，这些孩子的爸爸妈妈就必须面对一系列问题，不仅是震惊、否认、愤怒、悲痛、不必要的内疚和羞耻，还包括自己孩子的安全、卫生、手术、就业和未来的婚姻关系。跨性别孩子的家长需要巨大的支持。只有得到了准确的信息和协助，家长才有可能理解和欣赏他们选择作真实自我的孩子。

总之，向父母出柜面临不同后果的风险，但可以分为两大类。

一类是得到了父母的认可和接纳，那无疑将是其生命中最快乐的事件之一。向父母出柜，有利于维持其心理健康及促进积极的性身份的整合，可以使得家庭成员之间的关系更加亲密、开放、诚实。随着向父母公开性倾向，性与性别少数与其伴侣之间的关系也可以得到改善。所以，越来越多的性与性别少数会选择向父母出柜。

另一类是父母面对子女出柜时的不理解和不接纳，对性与性别少数及他们的人际关系会有不良的影响。如果父母不同意其与同性的恋爱关系的话，性与性别少数可能需要寻找方式去应对父母的不同意，来保护自己的伴侣关系；如果父母不同意做变性手术，跨性别的个体将处于长期焦虑与痛苦中；更重要的是，许多父母在子女出柜后，要强行带着他们进行扭转治疗；父母的痛苦情绪也会对性与性别少数的身心健康造成影响。性与性别少数青年常常觉得他们的性倾向与性别认同对自我生存是至关重要的。如果他们的父母拒绝接受，有些人可能会从家里出走，或者他们也可以通过滥用药物来寻求解脱生命的痛苦。在许多文化中，同性恋与跨性别青年均处于较高的自杀风险之中。

二　孩子出柜后，父母的反应模式

了解孩子向父母出柜后父母的反应模式，有助于对性与性别少数及其父母的心理咨询。

1. 几种常见的反应模式

同性恋者向父母公开自己的性倾向后，父母会经历一系列的反应阶段。笔者在针对性与性别少数父母做咨询中的观察所得是，这些父母通常会经历这样四个阶段：第一阶段是震惊，不敢相信。虽然性与性别少数在社会上的可见度不断提升，父母通常也知道有同性恋这回事，但遇到自己身上，震惊还是很强烈的。第二阶段是自责，检讨自己是不是在孩子小的时候把他"当异性抚养"了，即使没有这样的经历，也一定要找出一些足以让自己自责的"错误教养方式"来。这是异性恋主流社会长期关于性与性别少数的错误教育对普通民众的深入影响的体现。第三阶段是"求治"，强押着孩子四处去寻找各种"改好"的"治疗"，希望其可以接受异性恋或同自己生理性别相同的性别认同。第四阶段是被迫接受。这其中如果能够接触到更多支持性与性别少数的真实信息，其可能会更加悦纳自己的孩子，否则将是一种不得不接受的"忍耐"。

西方也有许多研究者提出了各种各样的范式来描述父母知道自己的孩子是

性与性别少数后的反应发展阶段，多是从最初的震惊到最后接受自己的孩子。比如，有学者发现，当意识到家庭成员之中有跨性别个体之后，家庭会经历一个重叠的阶段，这取决于他们与跨性别成员之间的关系，这些阶段包括否认、愤怒、讨价还价、沮丧与接受。（Emerson&Rosenfeld, 1996）这样的范式在结构和内容上有很大的重合，无论是哪一种模式，这些模式基本上都遵循着类似于用于描述个体面对自己即将到来的死亡时所经历的反应阶段，即吃惊、否认和孤独、愤怒、讨价还价、沮丧以及接受。有人认为，严格来说，吃惊不是父母经历的发展阶段之一，但这是很多父母在知道自己孩子的性与性别少数后最初的反应。父母们吃惊反应程度的大小随着父母开始怀疑自己的孩子是性与性别少数的时间长短、父母的性别、孩子的性别等有所不同。有些父母在孩子很小的时候，就发现其与其他同性别的孩子有不一样的兴趣爱好、言行举止等，他们从那时起可能就开始怀疑孩子的性倾向和性别认同了。在这种情况下，性别的刻板印象是一把双刃剑，一方面这种刻板印象会使一些父母觉得自己的孩子是不正常的；另一方面，可以帮助一些父母及早预感到自己的孩子可能是性与性别少数，这有助于父母们在孩子出柜后尽早进入调整阶段。父母知道孩子是性与性别少数后，意味着他们要"哀悼"很多理想层面的东西，比如自己孩子异性恋身份的消失、"儿子"变成"女儿"以及自己随之而去的希望，曾经对自己孩子会过传统异性恋生活的梦想和期望；自己不会有孙子以及能够成为祖父母的期盼；他们觉知到的自己作为父母以及个体的失败感；以及无法改变孩子的性倾向和性别认同的无力感等。

而且，很多父母觉得全世界只有自己的孩子是这样的，只有自己是性与性别少数孩子的父母。父母的所有这些感受和体验使得他们不愿意面对孩子的性与性别少数性倾向，有深深的孤独感乃至愤怒情绪。这种愤怒既是对孩子的愤怒，也是对自己作为父母角色的愤怒。在"讨价还价"阶段，父母会希望通过劝说、肢体暴力、情感威胁（要与子女断绝关系）等手段设法让孩子改变性倾向和性别认同。在这个阶段，一些父母会选择带孩子尤其是青少年孩子去进行"扭转治疗"，企图改变孩子的性与性别少数性倾向。而当父母发现基本没有办法可以改变孩子的性倾向时，他们的抑郁情绪会增加，并通过接受教育及获取其他肯定性资源等，逐渐开始试着接受孩子的性与性别少数性倾向。

当然，上述这些反应阶段发展模式并不具有普遍性，不是每一个知道自己孩子性与性别少数性倾向与性别认同的父母都会经历这些阶段。尽管这个模式描述了某些父母的反应过程，但对于其他父母来说，这个模式可能有局限性或根本不适用。比如说，由于一些父母早就怀疑自己的孩子是性与性别少数了，所以当孩子向自己出柜时，他们不会感到吃惊，而且不用经历否认、愤怒或绝望等阶段，很快就进入接受阶段了。还有些父母的反应不是按着这个模式的阶段顺序经历的，或者是某两个阶段之间顺序有颠倒，或者是跳跃一些阶段。今天，在中国，已经有少数父母因为事先就接受了对性与性别少数的正确知识与态度，所以能够比较容易地接受自己孩子的同性恋或跨性别身份，虽然具备正确的知识与态度并不必然有这个结果。一些人对于别人的孩子是性与性别少数表示可以接受，但如果真面对自己孩子的同样问题，麻烦便出现了。

但是，不管父母在知道孩子的性与性别少数性倾向后会有什么样的反应，经历什么样的发展阶段，他们的震惊、羞愧、生气、尴尬以及排斥等消极感受和举动都是可以理解的，是受多种因素影响的。首先，整个社会对性与性别少数的污名化，对性与性别少数群体的敌意，使得生活于社会中的父母也早已内化了对性与性别少数的消极信息。在知道自己的孩子就是性与性别少数后，父母之前内化的关于性与性别少数的消极信息与对孩子根深蒂固的爱之间引起的认知—情感冲突，常会给父母带来一系列的情绪反应。其次，当父母知道自己的孩子是性与性别少数后产生的这些不良反应，心理健康领域也需要为这种反应负一定的责任。直到20世纪70年代之前，精神病学专业一直将同性恋看作是一种精神疾病，所以很多基于这种有失偏颇的预设而做的研究也都带有瑕疵，认为不健全的家庭关系是性与性别少数的"发病"原因。尽管后续的研究结果打破了认为性与性别少数的家庭更加病态这种谣言，但由于有谴责是不良的父母养育方式导致了性与性别少数问题这样的历史，这也可能是导致父母消极反应的重要原因。

2. 青春期出柜对父母的不同意义

对于青春期的青少年性与性别少数来说，他们向父母公开自己的性倾向后，带给父母的感受和反应以及引起这些感受和反应的原因，相比其他年龄层的性与性别少数，又有所不同。这与处于家庭生命周期早期的养育关系模式的特点及父母和孩子在其中的角色等都有关系。父母对青春期孩子的养育关系处于"放飞"孩子让其自己探索生活与继续支持的复杂平衡之中。孩子青春期的发展阶段与家庭生命周期中父母的中年发展阶段相重合，在亲子关系的背景下实现各自的发展任务。对父母来说，这一阶段的自我重新评估可能与视孩子的成就和困难为他们自己的成功或失败紧密结合（Pruchno, Peters& Bryant, 1996），与父母可能从其孩子那得到的自恋的骄傲相呼应，父母也可能将孩子带给自己的羞耻和失望感纳入心灵与自我评估中；所以当父母知道自己的孩子是性与性别少数后，其内化的关于性与性别少数的负面信息，可能会破坏父母之前将孩子视为自己的积极方面的想法，产生一种自恋受伤感。

一些读中学的未成年同性恋者，未经做好出柜的准备便被父母发现了，即"被出柜"；或者一时冲动出柜，把青春期的性迷惘，与对家庭的叛逆、对家长多年专制管教的不满，一股脑以一种半懂不懂的"出柜"方式来与家长作战，寻求青少年自我价值独立的方式，对当事人及父母可能都会构成伤害。一些父母认为同性恋是一种恶俗，一种"爱好"，是可以改的；再加上信奉"棍棒底下出孝子"的理论，所以会打孩子，希望通过暴力手段强制孩子改变。在笔者看来，这种基于性倾向偏见的家庭暴力，同样是性别暴力的表现形式之一。

处于青春期的孩子出柜对父母来说，将他们关于父母身份的体验分割成了两部分。父母由于孩子没能按着自己的预期生活而感到伤心和失望，也体验着一种自己作为父母的完整性被剥夺了的感觉。父母由于缺乏对性与性别少数的了解，他们不知道自己该怎么在孩子的生活中继续扮演父母的角色，一种对孩子全新的陌生感使得父母手足无措。父母害怕由于自己无法融入孩子的性与性别少数亚文化中而失去自己的孩子。而且由于自己与孩子之间看上去近乎无法超越的障碍，他们不知道自己该怎么继续成为孩子的榜样或生活中的老师，这种感觉对于与孩子同性别的父母尤其强烈。

总之，由于青少年孩子的生活与其父母的生活有着千丝万缕的关系，所以青少年性与性别少数出柜的过程也是其父母"走出来"的过程，是为父母建构一个新的看待世界的视角的过程。认识到并且接受自己作为性与性别少数者的父母这样一种个体和社会身份，似乎是与发现该如何满足孩子的发展、社会以及心理需求的过程相伴的。以往关于该如何抚养青少年孩子的"常规的期盼"随着孩子性与性别少数身份的显现而有了不同的意义。有关父母在孩子青少年时重组自己的养育结构的研究发现，有三个层面的努力可以保持亲子关系的完整性以及重新确认积极的父母角色，这三个方面分别是：适应自己的儿子或女儿是性与性别少数的事实，适应自己是青少年性与性别少数父母的事实，适应包括了青少年性与性别少数的新的青春期社会背景。（Saltzburg, 2004）

3. 父母的反应与"融合性"

显而易见，性与性别少数的生活经验与普通异性恋者存有很大的不同。在与家庭的关系上，他们时时体验着危机感，害怕会与家庭成员之间断绝血缘关系，被家庭排斥。当然，非性与性别少数也可能被家庭排斥，但那通常是因为其做了什么事情，是就事论事，而不像性与性别少数被排斥，是因为其基本的自我组成部分被污名化、被歧视。

有研究者运用分化的概念解释孩子向父母出柜后，父母及家庭功能运行中可能出现的消极循环反应。分化解释了一个人能在多大程度上区分其想法和感受的能力。一个拥有好的分化能力的人，其行为是受理性而非情感指引的。家庭成员客观地看待分歧，大家商讨以及互相妥协，不让情绪占上风；在这个过程中，以一种互惠的方式，每个个体的独立性得到重视和支持，同时维持家庭关系。适当程度的分化被认为对建立亲密关系非常必要。（Bowen, 1978）与分化的概念相反，融合描述的是个体不能区分其想法和感受的能力。融合性的人及其关系沉浸在情绪的世界中。对于他们来说，想要实现自主性和亲密感的努力往往是无效的，因为这样的个体常以自我挫败的方式来实现分化。破坏性的观点、为了和谐而疏远或升华个人欲望，往往是家庭成员不顾个体独立性来维持家庭融合性的动态平衡的方法。所以，性与性别少数是在什么情况下向父母出柜的、家庭成员的分化能力、家庭运行的动力学模式等，都可能是导致父母反应的原因。比如说，如果性与性别少数以一种愤怒或被动的方式出柜，是在与父母争吵的过程中出柜，或者是强迫父母立即接受以及同意自己的性与性别少数生活方式的话，就算是拥有相当高程度分化能力的家庭成员，这样充满压力的事件还是会超越其应对能力。（Kerr & Bowen, 1988）而且就算是最健康运转的家庭关系，孩子的出柜也足够称得上是一个打击，从而破坏家庭的正常功能，使父母觉得无所适从。所以，分化的概念，对于理解父母面对孩子出柜的反应，以及性与性别少数个体选择什么样的方式出柜，都是有启发性的。

一些时候，家庭成员为了修复家庭的动态平衡，会指责"破坏平衡"的个体是自私的，并且以排斥相威胁，以使其"变回原来的样子"。比如，父母或其他家庭成员会指责出柜的孩子是自私的，为了家庭的幸福，他应该"变成"异性恋或接受自己的生理性别。作为对这种压力的反应，寻求独立性的家庭成员可能会切断所有的家庭关系。然而，断绝关系的父母和孩子，并没有实现真正的独立性，而是在心理上依然停留在最后一次接触的点上。那些与家庭断绝关系的个体怀有高层次的未获得满足的情感需求，他们会把这种需求投射到其伴侣身上。这反而会给伴侣关系施加很大的压力，提高了破坏伴侣关系的可能性。（Bowen, 1978）所以，那些在高度融合性的家庭生态模式中向父母出柜的性与性别少数，很有可能在出柜后被家庭排斥，这最终对其伴侣关系也会造成不良的影响。就算有些性与性别少数的家庭不是高度融合性的，一旦出柜过程中双方的沟通不畅或出了其他疏漏的话，也可能会导致关系恶化。

可以看出，咨询师掌握上述这些信息，不仅可以帮助性与性别少数来访者理解并妥善处理出柜期间父母的反应，还可以在接待性与性别少数父母来访的时候，给他们积极的帮助。

三   向父母出柜前的咨询

很多性与性别少数在遇到不得不向父母出柜的情况时，会寻求心理咨询师的帮助，想让咨询师帮其度过这个过程。前文已经探讨过如果性与性别少数来访者因为出柜方面的问题寻求心理咨询时，咨询师该有的咨询取向和理念。由于父母在每个人的生命中有着不同寻常的意义，因而性与性别少数在关于是否向父母出柜以及该如何向父母出柜等方面遇到的问题可能会更为特殊，更需要仔细考量。

1. 不既定以"出柜"为咨询目标

很多心理咨询师认为向父母出柜有利于性与性别少数的心理健康和积极的身份整合，倾向于将帮助来访者向父母出柜作为咨询的目标。但是否所有的性与性别少数一定要向父母出柜？向父母出柜后，一定有利于性与性别少数自身及其关系的发展吗？

即使在当今的中国大城市，已经有一些父母对于性与性别少数孩子的出柜采取接纳的态度，出柜带来了积极的结果。但这些结果也只适用于那些出于自愿主动选择向父母出柜的个体，我们不能武断地认为这些积极的结果也会出现在那些本来不愿意出柜但迫于咨询师的压力而不得不出柜的人身上。

咨询师在面对讨论出柜问题的来访者时，一定不能急于将向父母出柜设为咨询目标，而是应该和来访者一起探索多方面的影响因素及可能产生的后果，然后再通过相关的干预手段帮助来访者走出困境。

咨询师没有合理依据去推测特定个体向家人出柜的得失，其最符合伦理的做法应该是与性与性别少数来访者一起探索向其父母出柜的利弊。咨询师需要抛开先验的咨询经验，也不能试图劝诱来访者去走某条路。如果经过审慎考虑后，来访者最终决定暂时先不向父母出柜了，那么咨询师应该视其为一种可行的、心理健康的决定予以尊重；咨询师不能认为这样的选择意味着来访者缺乏分化能力或归咎于其心理不够健康，也不应该认为这样的选择在未来会不可避免的导致不良的伴侣关系或有损来访者的心理健康状况。

一些家庭治疗师秉承着"血浓于水"的想法，觉得性与性别少数向父母出柜后，一定可以逐渐被父母接受。不过很多临床和实践经验证明这不是完全正确的。（Robert-Jay, 2000）所以，咨询师不可盲目高估家庭支持对性与性别少数来访者及其伴侣关系的重要性。

2. 充分评估原生家庭中的关系

面对寻求出柜的来访者，咨询师首先要和他一起探索一些需要权衡的因素，比如：

（1）出柜前的亲子关系亲密度、开放度，以及每一对父母与孩子之间存在的冲突；

（2）父母与孩子之间联系的多少（在一起时间的长短）；

（3）父母作为孩子的社会支持、社会认同和经济支持来源的显著性；

（4）其他社会和经济支持等的易得性（如朋友等）；

（5）个体基于预期的家庭成员的反应，对自己、父母以及亲子关系得失的评估；等等。

咨询师需要让性与性别少数来访者意识到，尽管性与性别少数已经获得了很大的社会接受度，但对很多性与性别少数来说，处理潜在的来自家庭成员对自己的蔑视、排斥和疏远仍然是一个很艰巨的任务。很多受压迫的团体成员都可以向其家庭成员寻求帮助以获得支持和理解，但一些性与性别少数在其自己的家庭内，可能会感到像一个陌生人一样。考虑到来访者在决定向家庭出柜后会被家庭孤立的风险，咨询师可以帮助来访者与其他的性与性别少数建立联系，以帮助来访者度过困难时期。通过教育、自我评估以及同伴支持等，咨询师可以帮助性与性别少数缓和或避免出柜带来的消极有时甚至是痛苦的后果。

尽管一些家庭治疗师倾向于认为对于成年人来说，与原生家庭的关系对于每个人的个体运行是同等重要的，但事实上原生家庭对不同个体的影响力差异很大。我们不能在不了解每个家庭的成员关系之前就将家庭态度对性与性别少数影响的大小普遍化。那些与父母有更多的联系、情感亲密、沟通开放以及冲突较少的性与性别少数似乎更有可能出柜；然而，家庭成员关系更疏远、不够开放以及充满冲突的性与性别少数则不太可能向父母出柜。而且向家里出柜的过程不仅受亲子关系的影响，还与整个的家庭环境是保守的还是开放的也有关系。有些时候，孩子发出的信息与父母接收到的信息不一定统一，孩子说的内容经父母的社会知识网络等过滤后可能就被扭曲了；尤其是对于那些根本不了解性与性别少数的父母来说，他们或许从没听说过性与性别少数，或许就算听说了，也是保留着对性与性别少数的刻板印象，性与性别少数必须要评估父母是否足够开放，足够理解自己在说什么。

3. 一起做好出柜的准备

咨询师需要评估性与性别少数来访者是否已经做好向家庭出柜的情感准备了。在鼓励来访者直接向家庭成员出柜前，咨询师应该在心理上和实践上帮助个体做好准备。通常情况下，经济因素的考虑是至关重要的。对于那些还依靠家庭经济支持的青少年或年轻性与性别少数来说，推迟出柜时间可能是必要的。

咨询师应该同准备出柜的个体一起考虑这些问题：你的父母对性与性别少数的一般反应如何？他们会有怎样的感受？会有什么样的问题？你是否想好如何应付他们？他们有没有性与性别少数的朋友？他们是否看过描写性与性别少数关系的书或电影？他们的宗教是不是接纳性与性别少数？你是否听过他们说一些对性与性别少数不好的话？如果你不得不离开家庭，你有没有可以去的地方？

显然，性与性别少数应该就父母对自己的性与性别少数身份可能有的反应做一些预测，这些预期的评价通常基于父母总体上对于性，尤其是性与性别少数的态度，以及父母的社会文化圈子里（即受教育程度、民族、社会阶层、宗教以及政治态度等因素的综合作用）对性与性别少数的规范性态度。换句话说，性与性别少数向父母出柜的决定不一定是单方面的或线性运行的仅关乎个体心理健康度的问题，还基于对父母、亲戚以及更大社区的对性与性别少数总体态度的现实评估。（Robert-Jay, 2000）

咨询师可以通过让想要出柜的来访者进行出柜会话的角色扮演，探索来访者的感受，以及对父母说出自己的性倾向的认知过程，并评估来访者的应对技能。

向父母公开需要极大的能力。如果你对自己感觉良好，和父母谈也会容易很多；如果你自己都感到不清楚，你的父母就会更加不清楚，并怀疑你的判断力。你可以选择在父母比较轻松、没有烦恼的时候向他们坦白，这样对他们来说会更容易接受。另外，在你向父母坦白了之后，他们也可能会为你担心：你是否会有危险？你生活是否会幸福？你会不会有自己的家庭等？他们也会担心如何向他们的亲朋好友说起此事。你能够做得最好的事情就是准备好这些答案，或向他们推荐他们能够与之交谈的人。你做的家庭工作越多，你越是显得自信，你的父母就会更加相信你能够对自己负责。

性与性别少数个体不必一开始就向父母两人同时出柜，许多性与性别少数开始的时候只向父母中更加能够接受自己的一方吐露心声。不过，向父母中的一方保守秘密，会导致父母之间的伤害和紧张。蒙在鼓里的一方一旦发现真相，就会感到自己受到欺骗。这些也是要考虑到的。

4. 对父母接纳前的过程做好准备

如果性与性别少数来访者在咨询师的指引下，权衡了各种因素后，依然觉得想要向父母出柜的话，咨询师可以帮助来访者做好应对父母可能有的各种消极反应的心理准备；并且为来访者提供性与性别少数相关的信息和知识，以及介绍当地的性与性别少数组织和团体等，以作为来访者实际行动的支持资源；而咨询师要做好这一切工作的前提是其对性与性别少数相关的信息和资源足够了解，否则，可能无法给来访者提供这么丰富的支撑。

虽然前面说了，随着时间的推移，父母可能最终会变得支持至少是接纳其性与性别少数的孩子。但咨询师还是需要帮助性与性别少数来访者明白以及做好准备应对父母接纳前的过程，这个过程可能是漫长而痛苦的。即使父母已经表现出支持自己的迹象了，但他们还是需要时间来适应这个新的现实。为了帮助性与性别少数来访者在这个过程中逐渐获得父母的支持，咨询师可以为来访者提供有关性与性别少数性倾向的知识和信息，以便其能提供给父母，增加父母对性与性别少数群体的了解。

四 向父母出柜后的咨询

向父母出柜后的咨询，包括针对父母的，也包括针对出柜者的。

相比之前几代的性与性别少数，性与性别少数运动的发展使得一些性与性别少数向其父母公开其性倾向和性别认同的年龄越来越早，"90后"的性与性别少数可能在青春期就开始向父母出柜了。一旦父母知道自己孩子的性与性别少数性倾向后，往往会感到震惊、失望以及羞耻。而性与性别少数如果是在青春期时告诉父母自己的性倾向的话，其青春期发展阶段的不稳定性质，导致很多青少年性与性别少数在向父母出柜并遭遇了父母的消极反应后，承受着高风险的抑郁率和自杀率。就算是成年期的性与性别少数向父母出柜的话，也会激发痛苦的家庭危机，并可能导致家庭成员之间断绝关系。这一切都需要咨询师和家庭治疗师掌握相应的理念和技能，用于帮助因为孩子出柜而引发危机的家庭顺利度过危机，继续维持和谐健康的家庭关系和功能。

此外，那些儿女对其出柜的父母，也同样需要心理咨询的帮助。他们中的一些人怀疑自己做错了什么，因此最有可能会寻找指导、肯定与接纳。如果他们的性与性别少数孩子在儿童、青少年或年轻人阶段质疑自己的性别认同，父母典型的表现也是寻求咨询服务。当孩子的父母注意到他们的孩子挣扎于性倾向或性别认同的问题时，他们也可能会寻求咨询服务。他们可能想要心理咨询师"修复"自己的孩子，或者想要了解如何尽最大的努力来帮助孩子。支持性的、肯定性的心理咨询师帮助父母理解和接受孩子的挣扎，并帮忙孩子处理与老师、外延家庭、朋友和社区成员的关系，能够迅速促进儿童或青少年的发现之旅。

根据家庭系统理论，家庭中每个成员的过程体验都会影响家庭系统，在互惠模式中，家庭系统又影响着每个个体的私人体验。（Becvar&Becvar, 2000）心理咨询师与家庭成员互动时，需要熟悉性与性别少数问题，同时引导与支持家庭度过这个过程，最终达到接受的阶段。由于家庭的反应很大程度上归因于二元化的性别，所以心理咨询师若能创造出一种超越二元性别规范的咨询气氛，不论对个体还是对家庭来说，都是非常有帮助的。

1. 帮助双方冷静，澄清各自的感受与需要

同性恋亲友会热线，接到过许多出柜同性恋者的父亲打来的电话，五十多岁的人在电话中痛哭，称孩子出柜是自己人生最伤心的经历。出柜对于一些父母来说是应激事件，一些父母的情绪反应非常激烈。甚至有的父母想到自杀，孩子也想到自杀。这些均需要咨询师及时给以辅导。同性恋亲友会热线的咨询师们通常会从三方面提出建议：首先，如果有求助资源，建议父母全家做咨询；其次，要知道父母过激反应是正常的，要接纳、理解他们，自己要淡定，

不要和他们一起焦虑，要陪伴他们，倾听他们的声音；最后，要让父母听到自己的声音，如果没有面对面说话的机会，建议写信把心路历程和父母讲。

在家庭咨询法中，咨询师需要协助个体澄清其想法和感受，帮助家庭成员交流各自的想法，并且商议解决困难的途径。然而，处于压力中的家庭往往无法成功同时做到这三点，这对处于高焦虑状态的家庭是不可能完成的任务。由于这样的家庭处于不稳定和情绪激动的状态，咨询师应该首先让家庭成员冷静下来，这样他们才能清楚地意识到自己在家庭模式中的角色。

咨询师应该准备好帮助家庭成员了解孩子出柜后所引发的各种反应，以及如何帮助家庭成员协调各方之间的观点冲突。对于咨询师来说，与每个家庭成员单独会话，是帮助他们冷静下来的方法之一；当每个个体的问题解决后，与整个家庭进行联合会话就有潜在的意义了。在帮助家庭应对出柜危机时，咨询师最好能先与父母及孩子单独见面，允许他们各自都能自由表达出柜过程带给他们的强烈影响。一旦他们的感受得到充分表达及识别后，家庭成员为了解决及走出出柜危机，就能更积极地接受相关的教育和干预措施了。

为了帮助家庭度过这样的危机，咨询师应该强调性与性别少数及其父母这两个子系统的不同需要。在出柜危机中，很多父母需要先"哀悼"自己孩子异性恋者形象的丧失，并开始了解性与性别少数群体的生活方式；而出柜的孩子则需要得到接受以及肯定。

干预措施可以帮助家庭避免关系决裂，为了帮助家庭度过这样的危机。咨询师应该指引家庭的每一个成员在出柜过程中保持一定的联系，即使这种联系是简短的和表面上的。然后，随着父母开始适应孩子是性与性别少数这个消息，父母和孩子就可以逐渐变得亲近一些，整个家庭也就会逐渐从出柜危机中走出来了。

2. 消除父母对性与性别少数的刻板印象

在帮助父母接受自己的性与性别少数孩子的过程中，很重要的一步是让父母消除对性与性别少数的刻板印象，破除他们固守的关于性与性别少数是"病态"的认识。考虑到父母接受的关于性与性别少数的过时的、充满偏见的信息及其说服性的影响力，可能需要对他们就性与性别少数的生活方式进行再教育。父母对性与性别少数及其恋爱关系了解得越多，就越容易调适自己接受孩子是性与性别少数这个事实。关于性与性别少数的相对正确的信息可以减少父母对其孩子的性与性别少数性倾向采取排斥的态度。

性与性别少数肯定性咨询法的咨询师，应该准备有足够多的相关材料，在遇到出柜咨询的时候，可以提供给来访者一些给他们父母看的录像、书籍等材料，还可以准备一些信息，帮助其和其他有类似情况的家庭联系。咨询师还可以告诉来访者，自己愿意随时为他的父母提供心理帮助。

本书第一章中关于性与性别少数的知识对于咨询师是非常有用的，应该在咨询时向性与性别少数当事人的父母普及这些知识。

3. 帮助父母扬弃自我谴责

有些父母认为自己才是孩子成为性与性别少数的主要原因。多年来，心理学和精神病学传播着一些关于性与性别少数成因的似是而非的理论，比如父母的个性类型——强悍的母亲和脆弱的父母会促成孩子的性与性别少数倾向等等。这些理论已经被今天的心理学界和精神病学界抛弃，我们有必要从大众文化中清除这些荒谬的理论和错误的概念。性与性别少数可以出自各种各样的家庭，在有些家庭中母亲可能居支配地位，而在另外一些家庭中父亲可能更有发言权；性与性别少数可能是最小的孩子，也可能是最大或中间的孩子；一些家庭的兄弟姊妹中有多个性与性别少数，有些则只有一个；许多性与性别少数的家庭甚至可以被视作社会模范。

有些父母会追查是谁将自己的孩子"教坏"的。咨询师应该告诉这些父母：性与性别少数是"学来的"这种说法尽管广为流传，却是一种极其错误的概念，其实并没有人把您的孩子变成性与性别少数。您的孩子也许很早就知道自己跟其他人的"不同之处"了，没有什么人能够"改变"您的孩子。

咨询师可以明确告诉性与性别少数的父母由于性与性别少数产生的原因不明，已经不再被看作是精神疾病了；它也不是由不良的养育方式引发的。

对于想给孩子找一个"成因"的父母，咨询师可以引导他思考：找到这个成因对您真的很重要吗？支持和爱您的孩子是否取决于您能否找到一个成因？

个案：父母很自责

来电人自述：已经和父母出柜，父母很自责。咨询如何帮他们走出来。父母不会上网，接触不到外界的东西。

咨询建议：

和父母沟通，告诉他们这与他们的后天教育没有关系；

可以给父母看关于同性恋的小册子；

可以让父母打同性恋亲友会热线；

可以提供当地的同性恋亲友群，请当地志愿者和父母当面沟通。

个案：一位同性恋者母亲的咨询

个案情况：

一个母亲关于同性恋儿子的咨询。她希望儿子能够生个孩子，但不知如何做，在儿子的建议下打电话过来咨询。

儿子31岁。已结婚，无小孩。儿子说过一次自己是同性恋，自己不愿意听，心理上反应强烈，无法接受这是正常的事实。家境不错，好几套房子。

（1）咨询形成的原因。

想不通，儿子为什么会这样，好几辈人都没有这样的。

如何能够让其正常，是否能用药治疗。中国又不像美国那样开放，怎么就会这样子，是否能拒绝孩子干同性恋这件事。

自己离婚，是否和自己有关系。

之前自己被一个男人伤透心了，现在看见男的就恶心，觉得自己的心态有段时间不健康。但是后来转变了，不能一竿子打死一船人。自己心态能改变，为什么孩子心态不能改变。

（2）咨询儿子是否能够符合大自然规律，完成其生儿育女的期待。

希望能生个孩子和自己做伴，这样子的生活在周围人看起来才正常。

儿子夫妻感情不好，儿子不愿意和妻子生孩子，他妻子也不愿意。

如果找人生孩子后，女的离开了，孩子缺少母爱是不是也不好。

（3）孩子让她打这个电话，犹豫了几个月，才打来电话。

咨询师建议：

（1）同性恋从古到今，从国内到国外都存在，只不过人群较少。同性恋不是病，"治"不好，绝大多数是天生。不要再说自己的儿子有毛病。这样本身就是健康的，是不需要治疗的。同性恋的人除了喜欢同性，和异性恋的人没有其他区别。

这件事是无法拒绝的，你生他出来就是这样子的，不是拒绝不拒绝的问题。异性恋生出同性恋，目前还是无法解释的。

（2）你儿子生理上生孩子是可以的，但是心理上不能接受与女性行房，甚至有些父母找妓女去尝试，都无法实现行房。

儿子当年结婚，可能是基于逼婚。但他并不喜欢妻子，结婚后过得不开心，他不愿意和女性生活，内心是十分痛苦的。表面不说，实际可能在找同性朋友。

为什么要让孩子戴着面具生活？孩子是独立的个体。不能强加自己的想法给孩子。不愿意要孩子是他的事情，可能你儿子不愿意与一个女人有任何关系。

大自然规律，多数人是喜欢异性，但也有少数人是喜欢同性的，每个人都是独立的，每个人可能都是不一样的。大自然同样是多元化的。

如果实在要生孩子，可以采用人工授精或者试管婴儿的方式进行受孕。美国代孕合法，如果以后中国合法也可以代孕，经济能力强的话可以找人代孕。

如果这个妻子不愿意生，可以离婚，之后找一个愿意生的，只要经济能力足够强。

但是也要接受孩子缺少母爱可能带来的缺陷。

如果你儿子实在不想生孩子，是可以找男性一起生活。两个男人可以生活幸福的。

（4）别人不会太关注你的生活的，你要关注的是自己的儿子是否高兴。在儿子建议下打了这个电话，说明你还是开明的。如果仅仅是想儿子生孩子和自己做伴，建议找个老伴。你的生活是你的生活，不要过多地去干涉儿子的生活，更不要强迫儿子按照你的意愿去生活。

（5）咨询师用自己的经历告诉她，自己也是离婚的，也曾有过是否因为自己导致儿子同性恋的这种想法，但是最后还是接纳孩子的。

4. 帮助父母了解：爱孩子就是接纳他

父母应该清楚，当孩子知道自己有性与性别少数倾向时，他们的内心也非常困惑、迷茫、痛苦甚至是恐惧，很多孩子经历了异常痛苦的挣扎。一直把这样的痛苦深埋心底，对孩子的健康成长是不利的。他们还会担心如果自己的父母知道了这样一个事实会无法接受。所以，当你接受的时候，给你的孩子以支持，就是对他们最大的爱。没有来自家庭的爱，能够更有力地支持他们了。

咨询师应该帮助出柜者的父母认识到，要强行改变孩子的性倾向与性别认同基本是不可能的；而孩子的性与性别少数身份不会妨碍其发展成为或作为一个快乐的、适应良好的成年人来生活。

对于年轻的性与性别少数来说，父母的理解尤为重要。受到父母排斥的性与性别少数很有可能走向自闭，自甘堕落甚至自杀的道路；一些青少年为了保护自己，则尽量和父母保持疏远的距离。咨询师应该让出柜者的父母清楚：如果您的孩子自愿向您表明身份，您可以自豪地相信在理解孩子这方面，您做得非常出色。性与性别少数现在仍然受到很多人的排斥，如果孩子向您坦诚公开自己，这就意味着他/她对您怀有深切的爱与信任，如果您同样是深爱着他/她的话，现在就该是您拿出勇气，同样给予他们/她们信任与理解的时候了。

笔者在面对性与性别少数父母来访的时候，会引导他们思考：我们究竟是爱孩子，还是爱异性恋的孩子？是爱孩子，还是爱那个生理上的"儿子"？什么才是真正爱孩子？如何才可以让孩子快乐，而不是生活在痛苦之中？另外，我还会推荐美国电影《天佑鲍比》给孩子出柜的父母们看。《天佑鲍比》是美国一个真实的故事，鲍比生活在一个宗教色彩强烈的，反同性恋的家庭中，但他是一名同性恋者。鲍比是被迫出柜的，家庭对他采取了敌视和排斥的态度，特别是鲍比的母亲。最后，鲍比自杀。而他的母亲也陷入深深的悔恨中，后来成为美国支持同性恋的亲友会的领导人，致力于同性恋平权运动，帮助更多父母接纳自己的性与性别少数孩子。

个案：一对母子来访者的咨询

F，高二男生，高三前的暑假来咨询。

初中的时候，对一个女生有过"瞬间的"好感，有过性幻想。但因为那个女生对他好像没有什么意思，所以他也就把这份感情压抑了。初中时，他对男生从来没有过这样的感情。

到了高二的时候，他走在路上，总会对男性多看几眼，而对女性却没有任何感觉。看A片的时候，也更关心里面的男性。

他想自己是同性恋，便上网查相关知识，更确定自己是同性恋。

几乎与此同时，他认识了一个初三的学弟。他是一个已经在家庭中和学校中都出柜了的同性恋，那个学弟向他表白，说喜欢他。他觉得自己非常喜欢他，但是，他没有明确回复。

他想：如果自己答应了，自己的家长会受不了。他觉得自己如果同意了这份关系，将是不负责任的，对家长不负责，对学弟也不负责，因为如果家长反对，他和学弟分手，就是对学弟感情的不负责。因此，两人做朋友般相处一个半月后，他明确拒绝了那个学弟。

但是，学弟一直在他心里，他拒绝后又很难受。

他知道，学弟出柜的时候，他的家长快疯了。他不想让父母这么伤心。但是，前天晚上，因为和父母吵架，他一时激动，对妈妈出柜了。

妈妈怀疑他是不是真的同性恋，但他自己对此毫不怀疑。

他出柜后，母亲的表现还是好的。他解释：母亲在家中很强势。母亲学过几个月的心理学。

母亲说，如果他真是同性恋，会接纳他。但是，她有些怀疑，内心不太相信他是同性恋。

这种背景下，母子来咨询。

同这对母子一起简单交流后，我便先同儿子F单独谈话。

F自己思考和学弟的关系，觉得现在不方便开始恋爱，但等到他高考完，就可以恋爱了。但那时又会影响到学弟的学习。这是他纠结的一个原因。

他对我的希望是：让母亲能够接受他是同性恋者的事实，但不要告诉父亲，等读大学之后，再告诉父亲；他觉得父亲无法接受。

我夸奖了他。因为他的谈话中一直强调责任。我鼓励他继续这样，这是对自己和他人负责任的选择。当然，什么是最负责的选择，我们可以再讨论。重要的是这份责任心。我相信他有了这份责任心，未来的人生会很好的。

关于同性恋的问题，我强调不必急于给自己贴标签，人的发展是多元可能的，顺其自然，不要自我封闭。我还讲了自己接触过的几个同志，后来又异性恋的故事。他很认同。

我又与母亲单独谈话。

母亲说，前天晚上，儿子玩手机，不学习，他爸爸非常生气，便夺了他手机。他又玩IPAD。父亲便很生气，抢了过来，而且动手打了儿子。儿子便推父亲，把父亲推倒了。

母亲指责儿子。儿子关起门哭。母亲又进屋和儿子对话。

儿子说他自己进入不了状态，没办法学习，所以才会玩手机。

母亲和儿子讨论学习，儿子便在这时，向母亲出柜了。

他对母亲讲，他拒绝了学弟之后，学弟瘦了一圈。他希望母亲能够接受他，而且不要告诉父亲。

母亲说，听儿子说了这些，她内心颤抖着。但是，她想，要先确认，再决定是否进行"治疗"。

她当天晚上就告诉丈夫了，因为她自己承受不了，没有办法接受这件事。两口子当天晚上就上网查看了同性恋的相关资料。

妈妈便在网上四处找人求助，有咨询师向她推荐了我。虽然我想转介，但她还是坚持要找我，我就接待了。

母亲最急迫要解决的问题：儿子到底是不是同性恋？如果是，应该怎么办？

我和母亲分享了几点：

（1）是不是同性恋，我们不知道，现在不需要去贴标签。甚至于，是不是有同性恋，学术界也是不确定的。我更喜欢酷儿理论，强调性倾向是流动的，只存在着此时爱一个人，或者与一个人有性，不能简单地判定。而且对于儿子来说，这么年轻，处于成长阶段，各种可能性都是有的，不必急于确定自己是什么人。只要倾听自己内心的声音，自然而然地成长就可以。

母亲提出，在家庭中自己强势，儿子的爸爸弱势。这是不是儿子成为同性恋的原因？我明确回答：当然不是，不用自责。

（2）我和她分享了以前自己研究中的规律，家长在听到孩子出柜后所经历的心理和情感成长阶段。我说：我们重要的是支持孩子，爱孩子，无论他是异性恋，还是同性恋。您肯定是希望孩子快乐。她认可：如果他快乐，我就高兴，但内心还是有些不安。我说，这是正常的，需要时间慢慢来。

（3）针对她是否要找人治疗的问题，我说：如果孩子是同性恋，就接受他吧，不要治疗。治疗不会有效果，还可能对孩子构成更深的伤害。

在我看来，这个家庭中存在的不仅是孩子的同性恋问题，而是如何对待孩子的青春期成长问题。

母亲是中学老师，非常严格，习惯于把学校中对学生的做法带回家庭。处于青春期的孩子，经常会因为学习问题与父母存在冲突。

我给母亲的建议是：

（1）要尊重青春期的孩子，平等相处，靠管教改变不了孩子，可能会更坏，谁会在不良情绪下自主学习呢？青春期孩子叛逆性强，要学习尊重他们。

（2）她的儿子是非常有责任心的，也有上进心。在和我的谈话中，还谈到了要考厦门大学等。还谈到了怕影响学习，影响家长，才拒绝了学弟的求爱。虽然心中也有爱，还是拒绝了。说明他非常有责任心。父母一定要注意到这一点，从这个角度鼓励他，他就会更加努力学习。而如果总是批评他，他会更不学习。

（3）要看清自己在与青春期孩子相处时的问题，自己的不足，从而尽量改变。

母亲连连称是，觉得非常好。

我又叫回儿子一起谈。

达成几点共识：

儿子不要急于确定自己是不是同性恋，只要确定自己在爱着就可以了。不要给自己贴标签，自我设限。他与学弟的关系，自己决定如何发展。他说想去表白，但相约不浪费时间在恋情上。我说可以，你是一个负责任的好孩子，相信你能够处理好这些问题。

学业上，也要孩子自我负责，自我决定。他自己有规划了，有理想了，为实现理想去努力。父母只要鼓励，提供好服务，相信孩子，把孩子的事交给孩子。这就可以了。

母亲当着我的面便讲："我们相信你，你也要对得起我们的相信，让我们看到你在努力……"我打断了她："您这仍然是在学校教育学生的非常典型的措辞，还是强势。信任不需要交换，信任就是你给予孩子的，无条件的，不应该成为交换关系。"

她也认可。

离开时，母子二人都感激涕零。

5. 转介与性与性别少数"老师"

笔者做出柜者父母的咨询时，另一个重要经验是及时转介。转介到哪里？转介到性与性别少数社区，让这些父母接触到性与性别少数社区的文化。

介绍性与性别少数父母去认识其他性与性别少数父母，是非常有帮助的。事实是，他们自己也很渴望这样，以了解别的父母是如何面对这个问题的。在今天中国，许多大城市都有了"同性恋亲友会"，还有了"同性恋亲友热线"，这些都是可以利用的资源。

同性恋亲友会的活动中，应该让处于探索期的父母相互交流。如果只是已经成年的性与性别少数的父母，或那些已经完成调整成为性与性别少数活动家的父母，这可能无形中会加剧处于探索期的、孩子刚出柜的父母的孤独感。所以，鼓励这些父母与那些也正在经历青少年孩子出柜过程的父母建立联系是很重要的，因为这些父母面临同样的心理体验，他们更可以互相支持。

　　一些未成年的出柜孩子的父母，鼓励他们在性与性别少数社区内接触成年的性与性别少数，可以帮助父母了解性与性别少数到底是什么样的，他们期望的父母是什么样的，这可以减少父母的无知感以及无力感，开始重新建立与孩子的联系。父母去认识一个成年性与性别少数个体作为自己的老师，在这个适应过程中是很重要的，也可以是很重要的干预措施之一。作为榜样的角色，性与性别少数老师可以在父母的适应过程中提供帮助。对于那些没有接触过性与性别少数群体的父母，这种师徒关系可以使父母第一次意识到成为性与性别少数并不意味着是变态或不道德。伴随着这种师徒关系而来的，是无意识中逐渐解构父母之前关于性与性别少数的看法，重新建构新的意义。父母结识成年性与性别少数作为自己的老师，也可以帮其大概知道自己的性与性别少数孩子以后可以过什么样的生活，这也为亲子关系的重建联系以及父母重新评估一切提供了机会。父母可以在这个过程中重新将自己整合进父母的角色中，可以促进适应的过程。

6. 同时关注出柜者的心理健康

　　在帮助家庭度过出柜危机的过程中，咨询师除了帮助父母做好调适工作外，也需要关注出柜后的性与性别少数个体。出柜的性与性别少数希望能被父母接纳，但常常会因父母最初的反应而感到非常失望，结果可能会开始疏远父母或对父母以言语相击。

　　其实社会对性与性别少数的文化偏见不仅会导致父母的消极反应，而且会影响性与性别少数自己的调适能力。性与性别少数生活在一个对性与性别少数充斥着污名化的世界里，在逐渐认识到自己性倾向的过程中，他们也会经历一段时间的混乱和适应。咨询师可以通过提醒性与性别少数想想自己的适应轨迹来帮助他们理解父母的反应。当性与性别少数意识到父母的反应与自己当初的反应相似，是一种正常的以及渐进的适应过程的一部分时，他们就不再会把父母的困扰个体化并对父母带有消极情绪了。如果性与性别少数意识到自己父母的痛苦和愤怒等消极反应是暂时的哀伤过程的一部分时，他们可能就不再充满防卫心理，并避免再参与进家庭成员持续的消极反应链中了，而这种反应链可能会导致家庭成员关系疏远。

　　另外，由于震惊以及持反对态度的父母可能会对孩子造成巨大的情感伤害，因而咨询师需要鼓励性与性别少数来访者在出柜阶段依赖他们的伴侣或支持他们的性与性别少数和异性恋朋友来度过危机。

对很多性与性别少数来说，向父母出柜与隐藏自己的性倾向一样，是充满压力的，会产生很大的焦虑感。

个案：一个男同性恋者出柜的咨询

我去年已和爸妈出柜，今年爸妈仍然不接受。爸爸坚持让他结婚传宗接代，否则就是自私。

咨询建议：

（1）建议请爸爸加入××亲友会QQ群。推荐一篇很好的关于同性恋的文章拿给爸爸看。可以请爸爸去心理咨询中心，向肯定性咨询法的咨询师了解一下同性恋是天生的。

（2）去和爸爸沟通你的感受，请其明白你能为家里做到的一定做到，但传宗接代这件事真的做不到，不是自私，的确是天生，是改不了的。

（3）理解爸妈要想改变传统想法，需要有一个认识的过程，不要因为爸妈的不理解而随便和爸妈发脾气。冷静下来，可以把你的情绪告诉父母，让他们了解因为父母的不理解，所以你也很难受很着急。家是说情的地方，要把你真实的感受和情绪告诉爸爸。

个案：母亲很震动

来电人自述：出柜后，妈妈很受震动，来电话问如何做更好。

咨询建议：

（1）让父母知道你的感受。更多与妈妈分享这么多年自己走过的过程。让她了解你没办法喜欢女孩子。

（2）告诉父母：我很爱你们，知道你们的感受，但我没办法。无论如何，我都爱你们。希望得到你们的祝福，这样的爱才是我的幸福。

（3）给父母看同性恋的相关正面资料，包括同志是什么，父母应该如何面对同性恋孩子，其他父母针对孩子出柜的感受，等等。

（4）鼓励父母参加同性恋亲友会。

个案：一位父亲对同性恋儿子的精神暴力

来电人：男性，21岁，学生，同性恋者。

暴力状况：

我是同性恋者。我的爸爸知道后，对我施行了家庭暴力，他说："如果你不改变同性恋这个心理倾向，我就和你断绝父子关系。"然后又说了一些恐怖的事情，比如说他自杀、我对不起老人，等等。

今天他告诉我，"如果你不改变过来，我就和你妈离婚，我们都孤独到老，我永远也不理你，还诅咒你"。他这是借我妈妈来要挟我，让我觉得一切都是我的错。

他对我实施的大多数都是精神暴力，包括无限辱骂、诅咒、呵斥。他让我觉得我对不起他，希望我感到愧疚，他把所有的责任都往我身上推。但是我不是傻子，我知道该负什么责任，不该负什么责任。

分析：

这是一起比较特殊的家庭暴力，是父亲针对孩子的，而且是因为他的性倾向。

针对同性恋者的暴力普遍存在于社会中。在家庭中也不缺少。针对同性恋家庭成员的暴力，同样可以体现为精神暴力、肢体暴力、经济控制、行为控制。目的都只有一个：逼他改。施暴者认为这是为了受暴者好。但他们对同性恋的无知与恐惧，才真正害了孩子。强行的治疗、惩罚，只会进一步伤害同性恋者。

所以，这样的家庭暴力虽然与伴侣间的暴力有所不同，但后果可能同样严重，受暴者也会出现自杀的情况。这种基于性倾向的家庭暴力，一样是我们要坚决反对的。

暴力处理：

我希望和爸爸交流，给他讲同性恋的知识。

事实上，任何人问我作为同性恋者的任何问题，我都会回答，所有的问题不管是问过的还是没问过的，我在心里都思考二十遍以上。但是他根本就不问我，不让我说话，这是我始料未及的。

　　我给他一些同性恋的材料，他不看。我试图和他交流，他会打断我，不让我讲。

　　我愿意给他时间，但他已经不打算给我时间了。

　　我在白丝带网站学了一些，但是，我才疏学浅、孤陋寡闻，还应付不了这样的局面。

　　在面对不能沟通的施暴对象的时候，我需要主动的应对手段，而不是被动等待，因为面对暴力，任何人都不应该无动于衷。

　　我比较担心他会囚禁我。把我关起来他就可以为所欲为了，即使我死在那里，也没有人知道啊。我爸爸是那种一步就会做到绝的人。

　　我已经转移了财产，短时间内不会有经济的问题。

　　在我力量弱的时候如果和他起冲突，那样会导致一些无法挽回的后果，或者不可逆的事情发生，所以我不会和他冲突。

　　分析：

　　来电人认真地学习过白丝带反对家庭暴力的资料，也同样认真地思考过与自己性倾向相关的问题，并且准备向包括父亲在内的任何人讲解同性恋问题。他对于经济控制和行为控制都有担心，并且做了必要的准备。他还懂得，面对暴力，不与施暴者正面冲突是对自己的一种保护，这其实也是对包括父亲在内的家人的保护。他是一位非常有理性，有准备的人，这是非常难能可贵的。

　　但是，父亲充分地扮演着权力拥有者的权威形象，听不进去孩子的话。所以，来电人描述他的父亲"根本就不问我，不让我说话"，还声称"如果你不改，我们就断绝父子关系，我和你妈离婚"，这主要是以威胁恐吓等手段实施精神暴力，这种暴力的实施让来电人内心感受到了极大的压力和恐惧。父母究竟是要孩子按他们的规则生活还是去爱孩子呢？

　　同性恋问题：

　　正是因为无论如何都不能改变，即使杀了我也改变不了，我才和他们说的呀。

　　我高中的一些朋友，我早对他们出柜了，他们支持我。我大学全班的所有同学和我大学班主任、我大学的其他几位科研老师，我都陆续对他们出柜了，但是他们对同性恋的态度仍然是不接受，只是他们的态度比较温和，他们会说："这是你的事，和我没关系，我不支持，也不反对，我中立。"他们并不会伤害我。

我准备对父母出柜的时候，已经做了最坏的打算。我看过很多出柜之后发生的惨痛的经历，比如被囚禁在精神病院，然后……

我出柜是慎重的。妈妈对于我的性倾向，曾经是接受的，但是看爸爸那个样，尤其是我爸前几年得了癌症，她说："你父亲身体一直都不好，为了他，你也得想办法改呀。"

他已经把我逼到底线了，我估计在下一步他就会要求我去心理诊所或精神病院治疗，或者要求我领个女朋友回家结婚。对我来说那就意味着我所有的生命灵魂都已经不可弥补、不可愈合了，距离那一步其实也就差一步而已。

我并没有多少力量了。

我有恐怖的感觉，非常恐怖，不仅是他的暴力，更是原来的感情，原来的家庭。一桩桩黑幕被揭开，他的感情破碎，然后他把矛头指向我，并且威胁。

我现在每一秒钟都害怕有电话打进来，无论是谁打进来，无论是谁打给谁的电话，无论是谁从门里进来。我甚至害怕和熟悉的人说话，对陌生人反而不怕。

他真的很厉害，他已经让我深深地感到恐惧。

分析：

针对性倾向的暴力普遍存在。许多时候人们会说：同性恋?我不支持，也不反对，那是他们自己的事。但是，这种貌似"价值中立"的表态，本身就是对暴力的纵容。仿佛你去看你的外祖母，房门开着，一头熊正在和她搏斗。你倚着门说：我中立，我不管。正因为社会中普遍存在这样的态度，同性恋者的处境才无法彻底改变。

我们要对所有的歧视，所有的暴力，说"不"！

但父母对同性恋孩子的这种暴力，比较复杂。不同于一般的家庭中的施暴者，我们更主张从努力帮助家人具有正确的性倾向知识开始。

这个案子也提示同性恋者：对父母出柜的时候，必须做好更充分的准备，认真评估他们的接受程度，循序渐进。对于思想比较顽固的父母，更要一点点影响他们，让他们也有一个思想准备和过渡。

志愿者建议：

解决这份家庭暴力的关键，是让父母如何更好地接受来电人的性倾向。

志愿者给来电人提了一些建议，比如：认识到改变父亲是一项长期的工作，不可能几天解决；母亲的接受能力强，主要从母亲入手，彻底让母亲接受，并且由母亲出面去慢慢影响父亲；北京等许多大城市都有同志亲友会，这是由同性恋者的父母组成的，他们通常都经历了如来电者父母一样的情感过程，所以可以向他们求助；带父母，至少先带母亲参加同志亲友会的活动，让他们互相影响，比来电人自己去说服父母效果要很好多；找机会让父母看《天佑鲍比》这部电影，它讲述的是美国的一个真实故事，一个男同性恋者被父母逼到自杀，父母在他死后觉悟，母亲成为美国著名的同性恋权利运动领袖……

对于来电人反复强调的对父亲"暴怒的状态"以及"可能被囚禁的担心"，志愿者的建议是应尽量避免正面冲突，防止事态的进一步恶化。

志愿者说：如果你觉得父亲的身体状况又不是很好，那么，你们现在又这样对抗的话，是不是可以去同学或者朋友家住那么几天，能够让他也缓解一下。

来电人说：你说得很对，这个方法正是我一个同学告诉我的，他说你可以到我家住几天。但是如果我父母跑到他家来要人的话，我是没有办法不回去的，而且对同学的影响也非常不好，所以我不想连累别人。躲出去不是解决之道。

志愿者说：但在冲突加重的时候，只是暂时外住几天，有助于缓解父亲比较暴怒的状态，避免直接对抗，所以这也是一个选项。

志愿者同时强调，即使父亲对来电人的这种暴力升级，依然主张尽量不要和他起正面冲突，这并不代表你对暴力的懦弱，只是我们对待暴力的一个技巧。

链接：如何做好同志的父母

在现实生活中，咨询师还会接到出柜者父母来咨询的情况。这也可能是在出柜者的动员下来的，也可能是父母的自我求助。

本章前面关于孩子向父母出柜后父母的反应模式、心路历程等，均有助于理解父母在面对出柜孩子时的感受，也有助于咨询师学习如何面对此类来访者。

同性恋亲友会编写的《认识同志》公益手册，对于如何做同志父母给出了一些建议，这也是咨询师在面对同志父母来访者时需要了解的。收入本书时有删改。

如何做好同性恋的父母

近期原则

1. 尽全力倾听

除非是被家长无意中发现，否则孩子在向家长坦白之前，一定是经过长期的思想斗争。因此，家长必须耐心听孩子说的每一个字，特别是为什么ta选择在这个时候向家长出柜。家长的倾听越耐心，越能掌握尽可能多的信息。给孩子机会，也给自己一个相对充足的心理反应的时间，给惊讶的情绪反应一个平缓的机会。没有足够的倾听，你的所有行为都将面临更多的风险。

2. 就事论事地澄清

在倾听的基础上，家长一定存在很多困惑，所以，提问题肯定是需要的。提问的时候不能带有敌对情绪，要就事论事。因为你不知道同性恋的世界，也不知道你的孩子这部分生活经历，提问就是为了弄明白，不是为了羞辱或者指责孩子。所谓不耻下问是学习的重要品质，用在这里很贴切。

3. 关注自己的情绪

要时刻关注自己的情绪是否适合进行谈话沟通或者做决定。成年人应该比孩子更能控制自己的情绪，给孩子做好榜样。

4. 不评判地接纳孩子传递的所有信息

不论你是否愿意接受，这至少已经是孩子认为的既定事实了。面对突如其来的变化，你需要自己进行判断，而正确地判断需要足够的事实信息，而不是情绪化的冲动。因此，要用你比孩子宽广的胸怀去不评判地接纳孩子说给你听的每句话。只有这样，你才能在重大的事情面前不慌乱，才能整理自己的思路，做出决策。

5. 明确孩子的性倾向在亲朋中的出柜范围

面对这个让你束手无策的问题，家长很可能在急于寻求帮助的过程中让更多的人知道。因为这是孩子的隐私，应该征得ta的同意才能告诉别人。特别是在亲朋中，出柜还是很敏感的，关系到你们家的每个人的利益，应该是家长和孩子共同讨论决定。

6. 不急于做决定

在情绪化明显的时期，对于你知之甚少，或者道听途说的，关系到孩子的重要决定要非常慎重。建议至少给自己一个月的时间，再做和这件事相关的任何决定。如果必须在短期内做决定的话，强烈建议找性教育专家咨询后再做决定。

7. 及时表达对孩子的关爱

孩子向父母坦白的时候，是抱着对家长的极大信任，并渴望得到家长的理解或帮助的。因此，不论家长对同性恋的态度如何，对孩子的这份感情需要应该积极回应。特别是中国的家长，应该明确表达"孩子，我们爱你"。

远期原则

第一，尊重孩子对于未来家庭的发展规划。

尽管性倾向是个人的事情，但在中国的家庭模式中，一个人的事往往是一个家庭的事，涉及恋爱婚姻生育等问题，更是家庭的事情。在孩子出柜后，同性恋孩子的家长要与孩子一起重新设计家庭的发展规划，调整家庭生活期待。无论是代孕、形婚，乃至孩子选择丁克的家庭模式，家长都不应急于否决，而是探讨可行性。

同时对于不少同性恋家长所担忧的孩子或会孤独终老、没有孩子无法养儿防老的情况，事实上，异性恋婚姻也或许会结束，而对比不少异性婚姻考虑的现实因素如房、车、社会地位等，同性恋情往往更纯粹，是基于两个人之间的互相吸引，养儿防老则早就是过时概念，现在的养老模式应该是自己顾好自己，不给孩子增添压力。

第二，和孩子一起规划如何坦然出柜。

面对别人的询问，如"为什么孩子还没结婚等"，最好的回答就是尊重孩子的个人选择，他自己决定一切，而不是慌张掩饰，甚至为了面子对周围朋友撒谎。很多家长的压力还是因为自己没有接受孩子，自己对孩子是同性恋还有心结，所以会在意周围人的眼光，如果自己看开了，自己放宽心了，周围人的舆论就对自己产生不了影响了。

绝大多数情况父母不能接受是因为在当下的社会舆论环境下，同性恋都是一个禁忌，大家对此普遍都没有知识储备，如果孩子除了责怪，还能多站在父母的角度上为他们做好准备，帮他们寻找到可以倾诉和了解的互助组织，出柜的成功率就会大得多。同性恋者在出柜前与父母增加互动、建立亲密的关系非常重要，而一旦父母能够接受出柜的事实，与子女的关系同样会有极大的改善。他们也可以进一步一起讨论如何对其他人出柜的问题。

第三，孩子出柜带来困惑，可咨询心理医生。

第四，提醒孩子注意同性间的性安全。

第五，提醒孩子甄别伴侣是否真的是同性恋。

爱上异性恋，对于同性恋来说是一场准灾难。在这场关系里，作为同性恋者却容易成为最终受伤的人。如果对方不是坚定的同性恋，他/她极有可能最终回归异性恋，结婚生子，给最初的同性恋人带来毁灭性的伤害。

第六，善待孩子的伴侣，甚至要帮他们留住难得的伴侣。

第七，善待孩子同性伴侣的家人。

第八，当别人有偏见时，站出来纠正：同性恋不是变态！

第九，去相关网站，利用新媒体，自学相关知识。

第四节　其他类型的出柜咨询

除向父母出柜外，性与性别少数个体还面临向配偶、孩子、同事、同学、朋友等人出柜的多种可能。面向其他人的出柜，与向父母出柜有许多共同之处，但所承受的压力都不如向父母出柜时那么大。

咨询师面对出柜来访者应该注意的事项，我们前面已经谈过很多。这里仅针对不同出柜对象的独特性，略作补充。

一　向配偶出柜的咨询

向配偶出柜，指已经被迫进入异性婚姻的同性恋（双性恋）者向异性的配偶出柜，或者跨性别者，主要是想变性、易装的人向配偶出柜。

同性恋（双性恋）者向配偶出柜，在中国目前的情况下，多数是因为无法隐瞒，不得已出柜的；也有少数是意识觉醒，不想再过"欺骗"的生活而出柜的。

一些同性恋者在不知道自己性倾向的情况下选择结婚，而在婚后，甚至有了孩子之后，开始认清自己的性倾向。每个人可以有不同的处理自身事务的决定，但一个基本的原则应该是：让配偶知道真相。

出柜之后，有些人会考虑离婚，也有些人可以考虑维持名义上的婚姻，分别给对方一定的自由；还有人为了"不伤害孩子"，而选择继续留在婚姻中。

咨询师的咨询与辅导对象，可能包括出柜者本人，也可能包括出柜者的配偶"同妻"或"同夫"。

1. 针对出柜者本人的咨询

针对出柜者本人的咨询，咨询师可以与出柜者共同探讨以下这些问题及其背后的心理动因：

（1）我基于什么出柜？对于出柜的后果，我是否已经做好了准备？此时是否是出柜的最好时机？

（2）我为什么想到向ta出柜？此时的出柜对我来说意味着什么？我的心理感受和情绪怎样？这些情绪背后有我怎样的观点和理念？

（3）我的配偶对于我的性与性别少数身份是否早已经有所觉察？其是否有充分的准备和接受能力？

（4）我是否已经准备好对配偶有清楚、明确的说明？

（5）如果我是同性恋者，我是否已经认识到，虽然走入异性恋婚姻可能是社会与家庭压迫的结果，但我本人也有不可推卸的责任？

（6）如果我是跨性别者，可能我是在对自己的性别没有充分认识的情况下走入婚姻的，但是，这对于配偶仍然是一个伤害。我是否准备好面对配偶？

（7）我如何理解自己是"双性恋"？我将如何将我对自己的看法清楚地呈现给配偶？我的双性恋性倾向对我和配偶来说，是意味着我会继续爱着配偶，还是意味着我更不稳定？

（8）许多时候，同性恋者对异性配偶出柜，被认为是一种道德和负责任的行为。我是否仅仅基于这样的道德压力出柜？

（9）我是否完全不适合在异性恋婚姻中生活？或者我其实仍然可以在其中承担一定的责任或义务？我的出柜，对我个人和配偶、家庭来说，利害哪个更大一些？

（10）出柜后，我将离婚，还是仍然维护婚姻？我的配偶是否能够和我达成一致意见，是否能够接受我作为变性别欲、易装欲或其他的跨性别身份？

（11）我是否清楚配偶将有什么样的反应？并且对这种反应做好充分的备案？包括关心配偶的负面情绪，帮助其保持心理健康的义务。

（12）如果我有孩子，我是否已经准备好对孩子做什么样的解释？我是否会认为配偶会和我在这方面达成一致意见？

（13）我们之间的生活模式可能会因为我的出柜而发生怎样的变化？我和我的配偶能承受吗？我们将如何应对这些可能的变化？

（14）如果离婚，我是否准备给配偶足够的补偿？

（15）对配偶出柜，许多时候意味着也要对双方的父母出柜。我是否做好了这样的准备？如果我不想对双方父母出柜，配偶是否可能与我达成一致？

个案：如何对妻子出柜

来电人男性，40多岁，已婚，有儿子，老婆最近一两年有察觉到他的同性恋倾向。他想和妻子出柜，想离婚，来电话问如何做更好。

婚龄20年，儿子已上大学。他结婚前就知道自己有问题，但一开始不了解，所以结婚了。目前有一个同性朋友，认识8年，同岁，对方已离婚，离婚之后知道自己是同志。认识同性朋友后，为了儿子没有离婚。现在儿子读大学了，所以想和妻子出柜，想离婚。认为与其两个人痛苦，不如早点决断。夫妻感情不好，看到她就讨厌。

咨询建议：

（1）来电人婚后经历肯定很痛苦，但是妻子肯定也很痛苦。有些同妻与丈夫情感很好。不知是否能缓和和妻子的情感。

（2）如果缓和不了，建议做自己，与其两个人痛苦，不如早点决断。

具体到关于如何开口出柜，可以：

1）拿同性恋的资料给她看；

2）给她找出凤凰卫视《同妻同夫》的节目看；

3）采用书信的形式，写自己真实的感受以及对她复杂的情感；

4）去参加同志亲友见面会，感受现场气氛，有同志，有亲友，有心理咨询师，有律师，还有讲座。

个案：出柜后如何帮助配偶

一个男同性恋，37岁，关于和老婆出柜的咨询。

和老婆是自由恋爱，当时就是觉得其他人都恋爱了，我也就恋爱结婚了。之后结婚，生孩子了。

后来发现喜欢男人。开始以为自己是一种病，后来通过网络了解、同志群了解，自己喜欢看同性的这种性倾向是属于同性恋，明确了自己的身份。

开始和老婆还有性生活，出于履行责任。后来特别是明确身份后，就没有性生活了。

老婆开始以为我有另外一个女人，听到我出柜后，知道误会了。她先开始不相信，后来相信了，现在很迷茫。

咨询建议：

（1）自我认同很晚，婚姻如果只剩下责任的维系，对双方都不好。建议自己要有人生规划，规划好自己今后的生活，过自己想要过的生活，人生是个单行道，要选择自己舒服的方式。在对待婚姻问题上，要既温柔又坚决的，先整理好自己的思路，然后不能含糊，不能犹豫，要干脆。

（2）让你老婆认同这种目前的情况，将来她一定能找一个真正有男女关系、男女感情的男人。而不是像现在这样子仅仅是靠责任维系。而且你们已经有两个孩子了，离婚后，你还是孩子的父亲，你们可以还是朋友，还是亲人。你要表达对她的感谢和感恩，感谢她给自己生了两个孩子，这已经比其他同性恋幸运很多了。同时表示，离婚后，她才又可能找到真正的男女关系，而且你依然是她的亲人，是她孩子的父亲。

（3）鼓励老婆进行咨询。

2. 针对出柜者配偶的咨询

咨询师在对出柜的性与性别少数者配偶进行咨询时，首先可以就以下话题给予必要的知识支持和观念澄清：

（1）对方为何走入异性恋婚姻，又为何选择现在出柜？性与性别少数长期承受着强大的社会和家庭压力，他们走入异性婚姻有许多无奈，这通常不会是他们自主的选择，而是文化压迫的结果。一些跨性别者可能是因为在生命的早期没有察觉到自己的跨性别身份，才走入婚姻。易装的跨性别者同样适合于异性婚姻，他们的易装欲望同爱情、性欲与婚姻没有直接的联系，是个人选择，未必对配偶构成伤害。

（2）他们对目前的婚姻和家庭应该承担哪些责任？上述对于同性恋、变性别欲者被迫走入异性婚姻的理解，并不等于为他们开脱。他们在这个事件中的个人责任是不能够逃避的。但我们应该清楚，他们和我们一样，也是受害者。

（3）我对这份婚姻承担什么责任？我是否真的是完全"无辜"的"受害者"？在恋爱及结婚之前，我从来没有察觉甚至怀疑过对方的性倾向与性别认同吗？如果察觉过，又是什么使我没有就此深究便走入婚姻了？

（4）先解决困扰我们的情绪。对方目前提出的出柜（或者被发现的性倾向），这个局面对我来说意味着什么？我的情绪中包含些什么？这些情绪背后有我哪些态度和观点，或者针对自己的不满？面对配偶出柜，单纯谴责"骗婚"没有任何意义，反而无助于建立新型的关系。所以，应该在咨询师的帮助下，让自己尽快从负面情绪中走出来。

（5）我们亲密关系怎样？我们可以构建怎样的关系模式？是否离婚，应该根据自己的实际情况进行决定。即使是同妻或同夫，也不一定要选择离婚。婚姻是非常复杂的，有多种价值，性关系与爱情并不一定是最重要的，还要考虑彼此间的亲情等因素。所以，每个人都应该根据自己的情况、需要，做出自己的选择。有很多问题，我们可以进入新的协商模式。

（6）怎样处理离婚？如果离婚，可以在充分考虑各种因素，合情合理的范围内，提出对自己利益最大化的要求。

（7）我们要怎样的性？了解了配偶的性与性别少数身份，便要尊重他的身体与行为选择，包括不要勉强与其发生性关系，特别是异性恋丈夫对同性恋妻子，以及想变为男人的妻子，更不能够有涉嫌"婚内强奸"的作为。

（8）如何处理其他家庭和社会关系？如果要离婚，与出柜者一起讨论，如何对孩子、双方父母及其他重要他人解释你们之间的关系，尊重彼此的意愿。特别警惕，不要在这个过程中对性与性别少数个体进行新的污名与伤害。

需要说明的是，跨性别者向伴侣出柜，与同性恋者有一些不同。一些跨性别者，特别是变性别欲者，可能会选择压抑自己，作为原生生理性别的那个人，与异性结婚，其实是与他自己认同的那个理想性别的成员一起保持形式上的异性恋关系，其中一些结婚生子。但这并不能解决自身的痛苦，他们需要不断压抑感到被装错了身体并想要离开的想法。一些遵循这条路线的跨性别者，一生都没有公开他们真正的性别认同身份，但还有一些人终于受不了了，向伴侣公开了。

因为性别认同并不是性倾向，所以跨性别个体可能深深爱着他们的配偶，并不希望婚姻关系发生断裂。也有许多跨性别个体继续忍受他们的伴侣并抚养他们的孩子。（Lev, 2004）

意料之中的是，当配偶得知他的/她的生活伴侣正挣扎于性别认同时，一定会感到巨大的震惊。对许多跨性别的伴侣来说，他们有着发现配偶穿着其他性别衣服的背景，并且似乎有关生理男性感到被困在他们的男性身体里的报告更多。在这种情境下，配偶通常的反应是猜测伴侣是否是同性恋，并认为他不再想作男性可能是因为不想继续这段婚姻。这种混乱可能会导致夫妻一方或双方来进行咨询。对他们的伴侣来说，需要明确接下来将发生的事情。当来访者决定他们应该如何生活时，心理咨询师应给予支持、鼓励和引导。

大多数的临床医生没有接受过处理这些问题的相关训练，包括当一个家庭成员自我认定为跨性别时，其他成员，尤其是妻子，常常会指责跨性别身份，并将其归于病理化。一个肯定性咨询师能够提供支持并引导个体或伴侣去了解他们的婚姻关系可能会发生变化，并且明确跨性别身份并不等同于婚姻灾难。当配偶的一方出柜为跨性别时，已婚夫妻常常分手，而仍有一些配偶保留家庭成员关系，其结果是法律上的同性家庭。这就意味着，当家庭成员将性别多元作为家庭系统中的动态变化时，咨询师需要帮助家庭成员理解无论跨性别个体还是家庭都要经历怎样的发展过程。这一步意味着临床工作不仅要处理个人的挣扎还要处理过渡期间家庭的不适。

二 向孩子出柜的咨询

与孩子相关的出柜咨询，可能包括父母对孩子出柜前后的咨询，或孩子已经发现了父母是性与性别少数人群时父母的咨询，也可能是出柜了的性与性别少数父母的孩子们来进行的咨询。

在现实生活中，存在父母向孩子出柜后，被孩子嫌弃的情况。一位老年男同性恋者出柜后，已经结婚的女儿开始歧视他，认为他"对不起我妈妈"，也不让孩子再见姥爷了。

1. 父母的咨询

针对准备或已经对孩子出柜的性与性别少数父母的咨询，可以帮助父母们从思考这些问题入手：

（1）我为什么要选择此时此刻向孩子出柜？这对我意味着什么？我内心的心理感受和情绪怎样？这些情绪的背后是怎样的价值观？

（2）如果我的孩子还没有成年，我是否充分考虑到出柜可能对他的心理影响？

（3）我的孩子是否有了关于性与性别少数的足够知识和正确态度，如果没有，我是否可以事先做一些影响？

（4）我是否考虑到，我的出柜如果被我孩子的同伴们知道，他们是否会对我的孩子冷嘲热讽或施加其他伤害？

（5）我是否帮助我的孩子做好了做"性与性别少数者的孩子"这样的心理准备？

（6）我是否给过我的孩子足够的爱，以及是否准备好如何对我的孩子说明我的性与性别少数身份，对这些准备充分，将有助于我的孩子接受我的性与性别少数身份，同时又保持自己的心理健康。

（7）告诉孩子，同性恋只是一种爱，而爱是没有过错的；跨性别也是一种性别，和男人、女人一样。

（8）告诉孩子：我仍然像原来一样爱你们！

（9）如果面临离婚等事宜，而你的孩子未成年，更要给他们足够的爱，让他们感到温暖，不要产生被抛弃感。

2. 孩子的咨询

咨询师可能会遇到其父母是性与性别少数的孩子，他们可能是在父母出柜后来咨询，也可能是发现自己的父母属于性与性别少数后来咨询。无论怎样，重要的建议是：鼓励他们接纳自己的父母。

咨询师可以引导孩子思考：

（1）父母是性与性别少数，这件事情对你现在来说，意味着什么呢？你知道后心里有什么感受？

（2）父母还爱你吗？

（3）除了他/她的性倾向和性别认同，他/她和以前还有怎样的不同吗？

（4）你觉得父母为什么要现在告诉你这个情况？你如何理解他/她选择告诉你这件事情？

（5）你对他/她的感情，现在有什么变化？

（6）最困扰你的是什么？

咨询师可以引导这些孩子认识到：

（1）父母是性与性别少数，这不是一种过错，更不是犯罪；帮助孩子了解性与性别少数的正确知识，培养无歧视的观念。

（2）父母此前没有对你出柜，不是他们要欺骗你，而是有他们无法克服的原因。

（3）对于出柜的父母来说，你能够给他们的最大的爱的回报，就是接纳他们，告诉他们：无论他们是什么样的，你都爱他们。

（4）父母的性与性别少数身份，不影响他们对你的爱。

（5）如果父母要离婚，尊重他们的选择，这同样不影响他们各自对你的爱。

个案：我的老爸是同志

来电人27岁，最近发现父亲是同性恋。接受不了。

我现在有女朋友，不能和女友说。我感觉很沮丧，精神萎靡不振。现在都不敢和男性接触了。

曾经看到父亲看黄片，想不通，怎么会是同性恋。父亲人还是很好的，好透了。

我从10岁就知道自己喜欢女的。哥哥也是喜欢女的。

咨询建议：

鼓励孩子多了解同性恋相关知识。知道同性恋不是错，是一种情感状态。

爸爸是没有做错什么。要理解父亲，在他年轻时那个社会选择结婚是没有办法的，是迫于压力结婚，这些年他过的是很难的。

父亲喜欢同性或异性，对你没有影响，他对你的爱也与此无关。对于你父亲是同志的事实，要慢慢消化和接受。放开眼光，开阔视野，把他当作父亲来爱戴，而不要总盯着同性恋这件事。

个案：父子都是同性恋

儿子来电，27岁，自己是同性恋。几年前，无意发现父亲是同志。后来他向父亲出柜，也带出了父亲的真实身份，父亲也向他出柜。但是，父子因出柜闹得很不愉快，因为父亲觉得"圈子"很乱，不想让儿子重蹈自己的覆辙，要求儿子改掉。为了达到这个目的，父亲还把自己一年前感染了HIV的事告诉了儿子。儿子非常痛苦，对父亲的健康很关心，很孝顺。

咨询建议：

父亲让儿子"改掉"同性恋，说明父亲自己对同性恋还缺少了解。"改掉"也许不可能，但注意性伙伴的选择，注意安全性行为是可能的。儿子可以向父亲保证做到安全，就可以让他放心了。

关于父亲的感染者身份，一定嘱咐父亲采取戴套性行为，不要恐惧，随时跟踪检测、用药。现在医学很发达了，HIV的潜伏期已经有无限延长的案例。所以，这更像是一种慢性病，不需要太过恐慌。

针对"父子都是同性恋"这个案例，笔者在这里想做进一步的讨论。如果一位同性恋者感染了艾滋病病毒，可能就面临两个出柜的问题。一个是性倾向的出柜，一个是感染者身份的出柜。如何选择？如何出柜？需要做认真的评估。包括评估哪个出柜对重要他人的冲击更大，对自己的正常生活的影响更大。

感染者身份，也未必一定要出柜。因为人类对艾滋病的斗争一直在快速发展着，也许十年内就会有抗艾滋的疫苗；即使是现在，也可以通过坚持服药延长潜伏期。所以，不出柜，便不给家人压力，也是一个好的选择。

三 向同事、同学出柜的咨询

在学习或者工作环境中出柜，与在家庭中出柜，是完全不同的心理体验，也面临着完全不同的风险。

性与性别少数个体普遍关注就业问题。没有出柜的性与性别少数个体在工作中常常担心他们的身份会被泄露，担心自己的跨性别身份在不合时宜的时间或情境下被发现，他们也担心揭露的过程和上司或同事们的负面反应。尽管存在这些挑战，一些人仍会选择在工作的各个阶段"出柜"。一些性与性别少数个体通过公开自己的身份，来减少孤立感，抵消他们担心被发现的恐惧感。

肯定性咨询法的咨询师能够帮助准备在职场中出柜的来访者制订策略，即他们在工作场所中如何掌控性倾向与性别身份问题。性与性别少数身份的公开也是一种增加理解和支持的方法；但是，这种公开必须考虑到可能带来的潜在危险。公开过程开始之前，首先应当考虑到的是，工作环境对性与性别少数身份的容忍水平。无法容忍的环境可能会导致敌意、性骚扰和潜在暴力。此外，个人的职业地位可能会受到威胁。肯定性咨询师应该帮助性与性别少数来访者制定安全的计划以解决这些问题。

咨询师应该同计划职场出柜者一起思考以下的问题：

（1）我为什么要选择此时此刻向这些人出柜？认清我决定出柜的动机，到底是因为我不得不出柜，还是出柜有助于我的工作和生活，还是因为我不想再这样"虚伪"下去了？认清动机，有助于我们决定是否真的要出柜。

（2）我的工作、学习环境是否足够开明，以至于大家不会因为我的性倾向和性别身份而歧视我？如果有歧视，我该怎么办？

（3）我是否已经事先做了一些试探，以观察我准备对其出柜的对象对性与性别少数的接受度？

（4）我可能仅选择对一两个挚友出柜，但是，我真的能够确信他们不对其他人讲吗？如果我的出柜被大家都知道了，我是否对此有准备？

（5）我如何看待自己之前与他们的关系？他们对我的态度？

（6）我如何看待自己在这个群体中的位置及与他们的关系？

（7）我在职场中是否存在非常强的竞争对手，或者只是一直与我作对的人，出柜是否会成为他们攻击我的工具？我准备承担这种风险吗？

（8）如果我可能受到歧视，对我最坏的后果将是什么？我是否已经做好准备迎接这一后果？这后果真的是我可以承受的吗？

（9）如果我因为出柜失去工作，我是否可以找到其他的工作，或者生活所需要的经济基础不受影响？

针对一些同性恋者担心出柜会失去朋友，淡蓝公益出品的《不再恐同》这样写道：

许多人说，他们公开自己是同性恋者之后，有了更多的异性恋朋友，他们更加幸福、更加自信。当你不再隐瞒任何事情，当你对自己更加满意，你和他人也更加容易亲近。但是，在一些小镇或农村地区，人们有着较强的传统观念，对同性恋的歧视仍然很强烈。

如果你想告诉朋友，注意只相信那些尊重你的隐私和为你保密的朋友。喜欢传话的朋友会引起麻烦，即使他们并没有想要伤害你。也有些朋友会立刻支持你（一般来说，向女性公开自己是同性恋者要容易一些）。有些朋友可能需要时间来调整对你是同性恋者的看法，你需要给他们时间。

所以，那些因为你的性倾向而离你远去的朋友，你不必太过伤神，这也许是筛选朋友的途径之一。如果是真正的朋友，他们并不会介意你的性倾向，他们反而会因为对你有了更加深入的了解而与你越发亲近。

针对有人威胁同性恋者，要向单位告发其同性恋者身份，应该怎么办？对这种"被出柜"的风险，《不再恐同》写道：

根据中国刑法的规定："用揭发被害人隐私相威胁（隐私，是被害人不愿别人知道的涉及个人名誉、人格的事实。如曾犯过罪、被人强奸等）足以使人产生恐惧而被迫交付财务的，处三年以下有期徒刑或者拘役。"

如果发生了以上情况，敬告被害同性恋者千万不要害怕，一定要采取法律手段保护自己。不要认为有警察的介入，会把自己的同性恋者身份的隐私暴露出去，恰恰使犯罪行为人抓住了被害同性恋者顾忌的弱点。根据中国宪法、民法、刑法、刑事诉讼法、民事诉讼法等都有保护被害人隐私权的规定。

民事诉讼法第一百二十条："人民法院审理民事案件、除涉及国家秘密、个人隐私或者法律另有规定的以外，应当公开进行。""离婚案件，涉及商业秘密的案件，当事人申请不公开审理。可以不公开审理。"

刑事诉讼法第一百五十二条规定："人民法院审判第一审案件应当公开进行。但是有关国家秘密或者个人隐私的案件，不公开审理。"还有最高人民法院《关于贯彻执行〈中华人民共和国民法通则〉若干问题的意见》第一百四十条第一款规定："以书面、口头等等形式宣扬他人的隐私，或者捏造事实，公然丑化他人人格，以及用侮辱、诽谤等方式损害他人名誉，造成一定影响的，应当认为侵害公民名誉行为。"

在现有的法律环境下，以上有这么多的法律条款保护公民的隐私权。所以同性恋者了解后，不要害怕、犹豫，正当地拿起法律武器保护好自己，才是明智之举。

这里顺便一提的是，如果一位教师，或一位领导者，面对学生或下属出柜，或间接了解到他的性倾向与性别身份认同与主流不一致，又该如何呢？

如果有学生向身边的同学或教师，员工向同事或领导公开了自己的性与性别少数身份，这应该是一件值得鼓励的事情，做真实的自己没有什么不好。教师、领导完全可以公开力挺"出柜"的人，给予他/她认可和鼓励，并告诉其他知情者，他/她很勇敢，我们更应珍惜他/她的信任。同时，对于那些针对出柜学生及员工的质疑与攻击，应该勇于进行回应或批评，表现出正义与担当。

四　与爱情有关的出柜咨询

与爱情有关的出柜，常见的有两种可能。

一种是一位同性恋者，或一位跨性别者，喜欢上一个生理同性别的人，向其示爱，这是一种出柜的形式。

如果来访者是那位考虑或已经出柜的同性恋者，咨询师应该提醒他：

（1）是否已经事先了解了对方的性倾向？对方如果是异性恋者，并不等于就必须压抑自己的感情不去表白，但是，了解对方的性倾向还是非常重要的，这会影响表白的方式以及心理准备。

（2）如果对方是异性恋，而仍然决定表白，对于对方可能采取的态度，以及这种态度的后果，是否有充分的评估？

同样，一位跨性别者，喜欢上了与自己现在生理性别一致的一个人，也需要事先了解对方对跨性别的理解和接受程度，再表白（出柜）比较好。

一个可行的方法是，与你喜欢的人一起讨论对同性恋的看法，看他怎么说。但要注意的是，他说的也不一定是他的真实感受，所以仍然不能贸然示爱。不妨多几次试探，甚至可以说："如果有一个男人爱你，你会怎么办？"在自然的情境下来谈这个问题，更有助于了解对方的真实感受。

如果来访者是被同性恋或生理同性的跨性别者示爱的人，咨询师应该帮助他认识到：

（1）爱与被爱都是个人权利，对方可以示爱，你也可以选择接受或不接受。

（2）应该尊重性与性别少数个体的感情，理解他们所处环境的风险，如果无法接受他们的感情，也请尊重他们的隐私。

性与性别少数的另外一种可能的出柜形式，是同性恋者，或跨性别者，被生理异性的异性恋者爱上了。面对这种爱情，多数情况下当事人会选择回避，有些则因为情境所迫，选择了出柜。同几乎所有出柜时面临的问题一样，咨询师应该帮助来访者仔细考虑他所处的环境，以及面对的这个个体，充分评估出柜的风险，并对可能的风险有应对的准备。

总之，出柜是大事，准备要充分。

个案：暗恋十年

我的初恋是我四五年级的时候班里的男同学，因为他帅气可爱又有才华，也只能说是暗恋吧，因为我一直不敢跟他表白。可是我自始至终都忘不了他，现在已经十年了，我还是很想跟他在一起，可现在我知道他是直男，但就算这样我甚至也想掰弯他。当然还是没勇气，现在我们相隔那么远，我甚至以后再也不会见到他了，我想忘了他，可是忘不了。

个案：想知道他是直还是弯

老师你好，我是一名高一学生，我在今年的暑期期间，去打了一段时间的暑期工。我就是这么认识了他。他善良，懂得关心人，我们年龄一般大，曾有一晚我和他因为别人的醉酒施以帮助而谈了好久，距离近得只差亲上去了。不过不久，他需要回去上学了，我们也有些淡漠了。我想知道，怎样区分他是不是喜欢我，如何看出他是直男还是和我一样？我很想他，他真的对我很好，谢谢你。

咨询建议：

这就和爱上一个不知道是否喜欢自己的人，以及明确现在不喜欢自己的人是一样的。

我认为可以给自己机会，去示爱。

但如果不知道性倾向，要认真试探，如果对方非常反感，就算了；要评估示爱之后的风险；示爱可以有策略，不直白，暗示，讲别的同性恋故事……

第八章

亲密伴侣关系咨询（1）

我们这里讲的"伴侣",是指同性恋者的同性恋伴侣,或了解跨性别者自我认同的性别并与之交往的伴侣。咨询师所接触的性与性别少数伴侣关系咨询,更多是同性恋伴侣间关系的咨询。但也会涉及一些已经出柜或手术后的变性别欲的跨性别个体与其伴侣关系的咨询。同性亲密伴侣可以被定义为:两个同性恋或双性恋性倾向的个体间分享重要的情感人际关系,其特点通常是彼此间存在浪漫关系、性、情感以及其他联结。这样的伴侣关系目前可能处于约会或同居阶段,也可能已经举行了类似于婚礼一样的具有一生承诺意义的仪式。伴侣间可能有共同收养的或人工生殖技术辅助得到的孩子,并且可能一起分享生活中的其他重要利益关系(如财产所有权以及财产投资等)。在中国,因为还没有实现同性婚姻合法化,所以大多数同性伴侣还无法享有传统异性恋伴侣享有的安全保障,比如财产继承权等。

尽管我们的社会一直在边缘化性与性别少数伴侣间的恋爱关系,在很多国家和地区,同性恋婚姻合法化还远没有实现,但许多性与性别少数伴侣将自己的承诺关系看作是与异性恋夫妻关系一样严肃认真。性与性别少数伴侣如果想寻求伴侣关系咨询时,有权利要求咨询师肯定她们/他们之间的关系,将这种承诺关系看作是与异性恋夫妻来访者的婚姻关系一样有效和重要的关系;性与性别少数伴侣也有权去找对性与性别少数文化和相关知识非常了解的咨询师做咨询。

咨询师接待性与性别少数伴侣来访者时,需要全面了解性与性别少数伴侣面临的各种外部社会文化和家庭压力源,并且要明确源于伴侣关系内部的压力。很多咨询师接待性与性别少数伴侣来访者时,通常更关注的是来访者面临的外部困境,认为主要是帮助伴侣们认识到其作为没有合法婚姻权利的少数群体关系的主体,她们/他们的恋爱常常无法得到原生家庭或者更大的文化环境的认可的,并在这个基础上如何使这段伴侣关系健康地前行。然而,性与性别少数伴侣关系就如异性恋婚姻关系一样,也可能会由于伴侣间不合适的互动方式而产生问题。因此,咨询师可以将为异性恋婚姻咨询的系统咨询的标准用于性与性别少数伴侣的咨询,当然,其前提是咨询师要有性与性别少数意识,从而对原有的咨询体系做相应的调整。

本章接下来将探讨与性与性别少数生活相关的外部和情境问题,然后提出性与性别少数伴侣间的亲密关系模式常会产生的问题;特别详细介绍性与性别少数伴侣暴力问题;最后,文章将为咨询师在接待性与性别少数伴侣来访者时需要注意的关键态度和实践途径等提供意见和建议。

第一节　影响性与性别少数伴侣关系的因素

一　外部因素

该部分，我们将检验四个会对性与性别少数伴侣关系产生影响的外部因素，它们分别是：恐同以及异性恋主义、性别规范、向他人出柜相关的问题和来自原生家庭及自选家庭的社会支持。

1.恐同以及异性恋主义

性与性别少数伴侣生活在一个充斥着恐同、恐跨和异性恋主义的主流文化环境中，自然会感受到作为边缘群体的很多压力。恐同和异性恋主义的文化偏见对性与性别少数者来说是如此的具有创伤性，以至于很多性与性别少数者根本不具备发展亲密伴侣关系的能力；而且社会中的反同、反恐暴力威胁无处不在，所以性与性别少数伴侣们几乎不能也不敢在公共场合表现出些许的伴侣迹象，更别提任何亲密的举动，而这些对于异性恋伴侣来说，都是可以随便呈现的。

性与性别少数伴侣通常都担心如果自己的性与性别少数身份暴露的话，可能会遭到各种身体或性的威胁或骚扰。中国目前没有相应的仇恨犯罪立法以及反歧视法，性与性别少数个体的工作和其他民事权利都无法得到应有的保障，所以生活在这种环境中的性与性别少数伴侣如果公开表现出伴侣关系的话，就很有可能激起他人充满压迫和暴力的反应。

2.性别规范：传统与颠覆

恐同、恐跨、异性恋主义以及主流性别规范导致了主流社会对性与性别少数充满刻板印象。一个首要的刻板印象就是男同性恋者肯定都像女性，而女同性恋者则都像男性；还有一些人错误地认为在性与性别少数伴侣关系中，其中一方扮演的是传统异性恋婚姻中女性的角色，而另一方则扮演男性的角色。这种错误的观点是很多异性恋咨询师接待性与性别少数伴侣来访者时持有的看法，以为只有这样，这段关系才能维持下去。

对于跨性别的误区也是一样，如将易性者、变装者与同性恋相混淆。

主流社会关于合适的性别角色的信念是基于二元化、两极化的分类提出的，如男性与女性以及异性恋与同性恋，仿佛这种分类才是合乎逻辑的对立面一样。但这样的二元划分无法涵盖人类的多元生活经验，而且这种性别角色的两极化为性与性别少数伴侣创造了特有的压力，因为任何对性与性别传统规范的反叛都会引发主体相应的耻辱感、焦虑和自我贬低等。

幸运的是，当代社会性别理论从社会建构的视角检验了传统的性与性别规范，为我们挑战以上这些刻板印象提供了有用的框架。当代性别理论挑战了个体的性别是自然分配的观念，提出我们的性别体系是一个在社会（和政治）情境下，不断赋予生理性别以不同意义的知情谈判进程。本书前面已经介绍的酷儿理论、操演理论，都对传统的性与性别二元论进行了彻底的颠覆。

D'Ercole（1996）为我们理解性别提供了一个有用的替代性观点，在她的概念中，性别可以被视为是一种角色操演，是个体在主流文化的戏剧剧本中的一部分。与Goldner（1991）认为性别是一种关系体验的看法相呼应，D'Ercole认为个体对自己是男性、女性、男同、女同的知觉都是相应的关系磋商的产物，一个人将自己看作是男性还是女性的经验可能会随着每一段关系的不同而有所改变。从这个观点出发，我们可以认为性别是一种在各种情境下的行为表演，而不是对自我本质的、固定的、一成不变的呈现和反映。当性与性别少数来访者为自己的性别行为感到焦虑时，咨询师应该帮助来访者探索男性气质与女性气质的意义，将其关于性别气质的冲突与特定的伴侣关系冲突相联系，并且明确地告诉来访者关于性别角色应该是灵活的、随着情境而改变的观点。

主流文化的性别脚本赋予被异性吸引的恋爱关系以特权，然而，性与性别少数的情欲模式挑战了传统的性别互补的恋爱理论。有些人可能并不是通过异性互补来组织自己的欲望感受的，而是围绕着特定的性行为来满足自己欲望的，这些特定的性行为包括角色扮演、虐恋等。这些人的欲望集中于特定的性行为而不是性别，考虑到主流社会规范关于性与性别的严格却僵化的观点，他们可能会产生被边缘化的感觉。

事实是，一些人的性唤起模式比其他人更具有流动性，单纯异性恋、同性恋的简单分类还不足以描述他们的情欲类别。这种简单的分类方式会给人一种错觉，让很多人以为性倾向是一成不变的；而如果自己的性欲模式不在这个连续体范围内，就会感到焦虑，这种焦虑又会给违反"传统规范"的人带来压力和负担。

3.出柜

出柜对很多性与性别少数来说是一个具有分水岭意义的事件，而性与性别少数个体将自己的身份定义为性与性别少数的过程对于其伴侣关系发展也具有重要意义，尤其是当伴侣双方的出柜程度和自我接纳程度存在差异时。过去的文献常将性与性别少数个体的出柜过程与其性与性别少数身份发展相联系，但是将性与性别少数个体发展出一个有差异的性与性别少数身份看作是个体发展的一个重要里程碑，这个思路本身是有争议的。相关文献里存在两种理论，一种是本质主义理论，这种理论将性与性别少数的身份发展看作是其更真实以及协调一致的核心自我出现的体现（Cass, 1979），另一种是社会建构的观点，认为个体的身份是一种由关系和政治构建的现实，在这个过程中，个体的选择扮演着重要角色，虽然个体常常不能完全意识到这个过程。（Laird, 1993, 1996）

如本书前面章节所述，性与性别少数个体的出柜是一个很复杂的过程，需要不断考量很多因素，所以不能一概而论地认为性与性别少数出柜才是其成熟和身份发展良好的表现。我们的立场是性与性别少数是否向周围人，尤其是其家人公开性倾向与性别认同，没有什么硬性标准，也没有"最好的"选择和指标。性与性别少数个体向家人出柜，并逐渐被家人接受和支持，这当然是一种理想状态；但对于那些选择向家人隐瞒自己性倾向的个体，我们也应该尊重他们的选择。当性与性别少数伴侣中的一方或双方都选择向家人出柜时，咨询师需要告诉来访者应该将家人的反应和态度改变看作是一个长期的过程，就如性与性别少数个体逐渐接受自己的性倾向与性别认同一样。家人的第一反应可能是一种情况，但是，随着时间推移，他们可能会有不同的态度。

一个值得注意的现象是，当性与性别少数伴侣中的一方选择向周围人出柜而另一方选择隐瞒自己的身份时，出柜的那一方可能会觉得未出柜的一方对自己不够重视，对这一段恋爱关系不够忠诚。对于这样的来访者，咨询师有必要帮助出柜的那一方全面理解自己伴侣不出柜的种种内外因素，不能简单将是否出柜看作是对伴侣关系重视与否的标志。另一些时候，害怕"暴露身份"的一方极力抗拒完全出柜或者半出柜的一方，他也不敢接受和出柜者同居。这些同志伴侣特有的生活方式问题，影响着伴侣关系，需要咨询师认真面对。

个案：

我自己对父母出柜了，我多次与女友沟通出柜问题，希望她对父母出柜后，我们可以坦然地生活在一起，不用像现在这样东躲西藏了。但是，她表示绝对不会出柜，不想伤害父母，想用形婚方式演戏让父母安心。她也不想加拉拉出柜求助QQ群学习。我不想因为出柜的事情与女友分手，但我觉得两人这样下去不是事儿。

分析：

双方不同步，可能会产生情感问题，但这不能成为干涉别人自主权的理由。

出柜必须是当事人自己的选择，只有当事人有权利和资格做出选择。女友最熟悉她自己家庭的情况，所以应该尊重她的选择。千万不能因为任何理由而强迫她出柜。

4.社会支持：原生家庭与自选家庭

性与性别少数伴侣都会经历相似的关于伴侣关系与原生家庭关系界限的紧张局势，这些伴侣想选择对家人忠诚，但又想将自己的伴侣包括进自己原生家庭的生活中，他们/她们常会有一种被撕扯的感觉。此外，性与性别少数伴侣间还会在各自向家人出柜的程度，以及一方带另一方参加自己家庭的重要仪式的意愿方面存在差异。很多性与性别少数伴侣会在磋商解决这些两难困境时体验到深深的焦虑感，从而给伴侣关系带来距离感和彼此防卫的感觉。一些性与性别少数个体可能会出于对家人的忠诚而选择疏远自己的伴侣，而另一方则由于家人不能接受自己的性倾向以及自己的恋爱关系而选择与原生家庭断绝关系，全身心投入到与伴侣的关系中。对于这样的来访者，咨询师应该指引来访者各自在原生家庭中的出柜过程，这可能是伴侣关系咨询的一个重要组成部分。咨询师可以帮助来访者更好地向原生家庭出柜，而这可以在很大程度上保证来访者既与原生家庭保持联系，又不离开自己的伴侣。

由于性与性别少数伴侣的恋爱关系经常被包括家人在内的主流社会看作是边缘化的，因此很多性与性别少数伴侣会通过自己"自选家庭"来寻求归属感和获得支持。（Weston, 1991）"自选家庭"是一个包括朋友网、异性恋联盟以及前恋人的"社区"，可以为性与性别少数个体提供从原生家庭得不到的社会支持。"自选家庭"在接待性与性别少数伴侣来访者时是一个重要的理论概念，因为这决定了哪些人需要被包括进咨询阶段中。"家庭"边界的传统观念（基于血缘关系和婚姻关系）不能被轻易地扩展于自选家庭中。

比如说，性与性别少数个体的前恋人以及前伴侣经常是性与性别少数伴侣的社会支持网络组成部分，而在异性恋社会中，这种安排恐怕是非常稀少的。与前恋人以及前伴侣保持紧密的联系所传达的社会规范以及与之相应的意义，在性与性别少数社区和异性恋社区有非常大的差别。通常来说，在性与性别少数社区中，将前恋人和前伴侣包括进性与性别少数个体目前的社会支持体系中，这并不意味着其当下的恋爱关系是一种不健全的三角恋模式或还与前恋人有悬而未决的情感纠纷。

二 内部因素

该部分，我们一起来检验影响性与性别少数伴侣关系运作的内部因素，即伴侣间的二元互动模式以及这些模式的内部心理基础。在性与性别少数个体出柜后，个体会经历一个重要的自我分化过程，也就是在意识到自己与大部分人不同的前提下进行自我定义，同时尝试着与这些人保持联系。（Bowen, 1978）性与性别少数伴侣间关系中的许多问题往往是由于要在一个强调规范性和同一性的社会中维持自我分化而产生的压力。

在尝试解释亲密关系模式的过程中，鲍恩（Bowen）（1976, 1978）运用分化的概念将个体原生家庭的生活经验与后续的伴侣关系之间建立了联系。对于那些不具备分化能力的个体，两个常见的反应是融合以及情感封闭。融合是指个体在与他人互动的过程中出现分歧时，无法保持独立见解，对他人有强烈的服从感；情感封闭是个体通过将自己的身心与他人相隔绝来表达自己的不同意见的做法。个体呈现融合或情感封闭的强度体现了其自我分化能力的强弱。

通常情况下，同性伴侣关系出现问题是由于性与性别少数者在异性恋情境下习得的恋爱关系期待与同性伴侣关系并不相符。虽然与Bowen的分化理论有关的概念在咨询师理解伴侣的内部动态语言时是非常有用的，如反应性疏远、融合等，但这些概念必须被重建以适应性与性别少数生活的特殊文化范式。咨询师应该记住性与性别少数伴侣间的日常生活方式无法从异性恋文化认可的模式"地图"上获得任何益处，他们/她们必须创造性地投入精力来分配彼此在关系中的角色和任务，如家务劳动、决策、性活动、照顾老人儿童等，而这些在异性恋伴侣关系中都已经被历史性地规定了，并且不自觉地与传统上丈夫和妻子各自的角色相联系。（Scrivner & Eldridge, 1995）

1.男同性恋伴侣

已经有家庭咨询师指出了男同性恋伴侣在关系中会使用反应性疏远作为应对策略，与女同性恋伴侣的融合倾向有所不同。（Krestan & Bepko, 1980）对男同性恋者充满刻板印象的刻画比比皆是，比如认为他们不会长久保持亲密的关系；认为他们会频繁地更换伴侣，以作为一种解决亲密关系冲突的捷径。与此相反，一个由格林等人（1994）进行的实证研究挑战了传统上认为男同性恋伴侣更倾向于彼此脱离而女同性恋伴侣则倾向于彼此融合的观点。这些研究人员发现，与刻板印象相反，他们研究中的男同性恋伴侣样本相比异性恋伴侣，呈现出更高的情侣凝聚力。同样，其他比较男同性恋、女同性恋和异性恋伴侣的实证研究发现各组在关系的亲密程度和满意度的不同维度上并没有显著差异。（Peplau, 1991）可见，人们普遍预期的男同性恋伴侣由于男性性别角色的社会化，会彼此脱离和保持距离，这种看法没有实证研究的支持，只是针对通过媒体等方式呈现在公众视野中的信息进行的"判断"，而我们在本书第一章中对这种信息的呈现已经进行了批判。

不论性倾向如何，主流文化都会不断强化男人的强势雄性（alpha male）行为。在涵化过程里，大部分的男人都希望自己是强壮的而不是虚弱的、独立而不是依赖的、主动的而不是被动的、不妥协的而不是容忍的、理性解决问题的而不是情绪性的。文化不奖励男性之间互相忍让的行为，在追求利益的时候，文化鼓励男人们对别人具有攻击性的行为。如果男人在社会中显示出"女性化"的行为，如容忍、妥协、同情心，尤其是对其他男人的时候，就不符合社会赋予男性的角色。

正如很多丈夫想跟妻子亲近相处的时候会无法忘掉自己的男性角色一样，

许多男同志也有这个问题，只是更为严重，因为他们是想和另一个男人建立亲密关系。也就是说，男同志不可避免地会被强大的男性性别涵化（male gender acculturation）力量影响。确实，正是因为男同志成长的时候，对于需要别人、女性化、"娘娘腔"（sissy）这些议题变得过于敏感，他们可能发现自己很难在成年男性的伴侣面前显露出脆弱的一面。因为他们在早期的家庭关系和朋友关系中经历过脆弱，于是长年发展出情感上的自给自足，担心可能再度遭受到羞辱，因此，和另一个男人的亲密就变得充满挑战。

已婚的男性想要在妻子面前显露出自己敏感（甚至脆弱）的一面时，会体会到相当程度的困难；但是要一个男人对另一个男人显露自己情感上的脆弱，则会是加倍的困难。社会允许男人显露脆弱情感的少数场合之一，就是和女人的亲密关系。也就是说，社会认为在与异性的亲密关系中，男人可以显露出自己脆弱的一面并表达自己的感情，这是可以接受的，虽然并不被鼓励。有些男人即使在面对女人的时候都无法显露出脆弱的一面，因此我们相信，一般男人要对另一个男人显露出脆弱的一面则更为困难，不但因为社会对同性之间的关系具有同性恋恐惧，也因为男同志会抗拒将自己的情感托付给另一个男人。

有人认为，男同志和异性恋男人是"不同的性别"，因此暗示男同志在情感和维持关系上可能困难较少。研究显示，一般的男同志和异性恋男人比起来，较具有双性特质。这样的人具有男性的自信和女性的联结性。事实上，具有双性特质的男同志会比较容易维持情感上的联结。

然而，我们在咨询室见到的男性，不论是异性恋或同性恋伴侣，他们的关系往往面临极大的困境，这可能是因为他们的性别训练特别强。对于两个男人而言，形成亲密关系的困难则更为复杂。简单地讲，最常见的男同志伴侣之间的问题就是如何照顾到彼此的需要（而不伤害任何人的面子）、如何维持一个亲密热情的长期关系。当然，这些挣扎在异性伴侣之间也常常看到。然而，解决这些挣扎的方式却有所不同。对于异性恋者，社会的约束会让他们努力待在一起解决问题，但是男同志伴侣一碰到问题就会考虑分手。另外，在同志圈里比较能接受在主要的伴侣之外，还能在外面寻找其他的性对象。（大卫·圭南等，2005：63—66）

在男同志关系中，虽然我们也见过伴侣都是保持距离的人，但比较常见的是一方追求亲近、一方寻求保持距离的关系。在互补的方式下，一个人强调联结，另一个人则会要求保持距离。在男同志伴侣中，独特的是：强调联结的那个人可能会为自己想要在情感上与另一个男人联结这件事感到羞耻。如果一个异性恋男人想要和女人发生联结，他可能会为了自己在情感上的依赖而觉得丢脸，但他没有真正违反文化对正常行为的认知，因为男人和女人之间的亲近是被视为正常的。有别于异性恋的情况，男同志的处境更为困难，因为他想要亲近的对象是另一个男人。（大卫·圭南等，2005：81—82）

考虑到很多男同性恋者报告有显著的不符合传统性别规范的童年生活经历，这可能使他们一生都对自己的性别角色"合格度"保持着敏感性。在失调的男同性恋伴侣关系中，这样的男同性恋者表现出明显的角色僵化，对于自给自足和依赖性都充满防卫心理。受传统的主流支配性男性气质的影响，很多男同性恋者不愿意承认自己的恐惧和悲伤情绪，在伴侣关系中常常表现得易怒或退缩，而不向伴侣解释自己的感受，这只会让关系中的另一方感到困惑和受伤，最终不利于伴侣关系的发展。

咨询师在接待男同性恋伴侣来访者时，为了化解这些性别刻板印象对伴侣关系的制约，可以通过直接的对话告诉来访者传统性别偏见对他们处理伴侣关系所造成的影响，这通常是一种有效的干预方式。比如，咨询师可以帮助来访者探索他们各自的家庭出身中的性别叙事模式，寻找原生家庭中反叛传统男性性别角色脚本的独特例子，这可能允许性与性别少数伴侣找到支持自己违反传统性别角色的模型。

除了性别偏见的压迫性影响外，男同性恋者还需要检验男性权力和特权对他们的伴侣关系运行所造成的影响。比如说，布卢姆斯坦（Blumstein）以及施瓦茨（Schwartz）（1983）的研究发现金钱在性与性别少数伴侣关系中的特权作用与在异性恋夫妇中的作用是一样的，即伴侣双方谁挣钱越多，谁就在关系中越有权力感。咨询师在接待男同性恋伴侣来访者时，强调这些规范性文化脚本对他们关系的影响，这有助于帮助来访者双方减少自己的防卫心理，激励男同性恋伴侣制定更公平地安排生活的计划，从而促进伴侣关系健康发展。

链接：男同志伴侣的关系发展模型

第一期：融合期（Blending）

时间：第一年

动力关系：

· 强烈的共存/在一起（togetherness）

· 相似性大于差异性

· 一致认为要平等相待

· 频繁且仅发生于两人间的性活动

问题：

· 将冲突放大或忽视

· 幻想破灭（disillusionment）或是退缩

· 害怕亲密关系

· 拒绝合并

第二期：筑巢期（Nesting）

时间：第一至三年

动力关系：

· 装修或装饰家庭环境

· 找寻互补性

· 开始不对等的降低"深恋感"（limerence）

· 对关系有着复杂的感觉

问题：

· 热情降低，而出现烦恼争执

· 因熟悉感而引起意见分歧

· 开始注意到失败和错误

· 带有嫉妒心的占有欲增加

第三期：维持期（Maintaining）

时间：第三至五年

动力关系：

· 个体差异性重新出现

· 家庭以外的人际联系，各自拥有不同的朋友

· 嫉妒，以及意见的差异性

· 坚固的关系、安适感以及熟悉感

问题：

· 分化（differentiation）促发对失去的恐惧
· 各自的个别需求被误解
· 带有危险性的行为引发愤怒及焦虑
· 缺乏解决冲突的技巧

第四期：合作期（Collaborating）

时间：第五至十年

动力关系：

· 更多的安全感，较少的"加工处理中"（processing）
· 更多的能量用于生产（generativity）
· 发展出自主性（autonomy）
· 在个体性（individuality）和亲密（intimacy）之间寻求平衡

问题：

· 两人之间较远的距离引发对失去的恐惧
· 发展阶段的歧异性（stage discrepancy）经常发生（一个人对目前的距离感到安适，但另一方是依赖而紧紧依附的）

第五期：信任期（Trusting）

时间：第十至二十年

动力关系：

· 对关系有着更大的信心
· 双方均互相缺乏占有欲
· 伴侣显得孤立而内向，少与外界沟通
· 将伴侣关系视为理所当然

问题：

· 对年老的关注
· 例行生活，单调
· 个性特质变得更固执僵化
· 挣扎着要改变对方

第六期：再生期（Repartnering）

时间：第二十年以后

动力关系：

· 达成目标

· 对关系抱持长久

· 不变而终老的想法

· 对存在议题的关注

· 回忆及缅怀关系

问题：

· 坐立不安

· 退缩孤立

· 缺乏目标

· 更换伴侣以更新自我

（大卫·圭南等，2005：26—35）

2.女同性恋伴侣

过去关于女同性恋伴侣的研究多集中于她们关系的分化问题，人们关于女同性恋伴侣的一个常见的刻板印象是她们的关系非常紧密，心理融合度高，并且无法向外界表达自己的诉求。作为对这些刻板印象的回应，一些研究者（Krestan & Bepko, 1980; Roth, 1989）认为，两个女性在一起，由于受传统女性性别角色社会化过程的影响，使得她们常常过分集中于关注其他人的需要，而牺牲自己的真实感受。Krestan和Bepko（1980）也认为在一段外部界限是无形的以及无效的关系中，分化是很困难的，融合更有可能出现，他们从而认为女同性恋伴侣关系承受的外部压力使得伴侣双方更加紧密。门彻（Mencher）（990）反对认为女同性恋者更加倾向于融合的观点，提出由于女同性恋者经历的女性性别角色社会化过程，使得她们更有能力享受彼此之间的亲密感。格林纳（Greener）等人的研究（1996）指出人们所认为的女同伴侣间的"融合"或"过度亲近"感在很多女同伴侣看来是一种令人满意的、具有高度凝聚力和联结感的伴侣关系。然而，那些伴侣关系出现问题从而寻求咨询的女同性恋伴侣也正是由于其中的一方或双方过分遵从传统女性的性别角色规范，表现出避免冲突和愿意照料人的女性特质，从而在激烈的冲突模式中和彼此协商分手时更容易受伤。因此，尽管伴侣关系运行良好的女同性恋者通常来说可能更自信，较少回避冲突，也就较少倾向于在伴侣关系中表现出融合性；而那些伴侣关系出现问题的女同性恋者则更符合传统女性气质的角色，难于表现出自信的一面，并且不会处理彼此之间的不同。（Krestan & Bepko, 1980； Roth, 1989）当女同伴侣的一方或双方缺乏分化能力时，可能会感到抑郁或焦虑；抑或这样的女同伴侣中的一方会企图通过未分化的努力来主导另一方，以此抹杀彼此间的不同之处，而这有时会导致暴力冲突。

当女同性恋者和男同性恋者曾有受过创伤、物质滥用的历史或对自己的性倾向感到耻辱时，其在亲密感和个性化方面的困难往往会成倍增加。耻辱感是异性恋主义偏见带来的结果，会使得性与性别少数伴侣双方过分依赖伴侣关系的支持却又对自我充满防卫心理。这种感受的后果是对关系中一系列问题的慢性应激反应，比如开始将大量的时间用于与其他朋友、前恋人或原生家庭一起度过，过分专注于工作或外部兴趣，或不断地彼此争夺对关系的控制权。

如果女同性恋伴侣在同一性的背景下想要实现独立性有时是会出问题的，那么在这样的情境下处理其他的差异性也是一样充满困难的。在性少数群体中，一些女同性恋者（以及男同性恋者）有时会与自己属于不同种族、社会阶层以及年龄层的同性恋者发展恋爱关系，虽然这样的关系在性与性别少数社区中可能表明了较少的种族主义倾向以及更大的恋爱灵活性，但作为同性伴侣不一定能减轻这些文化差异的影响。彼此差异过大的女同性恋伴侣（以及男同性恋伴侣）经常挣扎于彼此处于不同的生命阶段，有不同的种族身份，或经济收入以及社会地位差距过大。

有些寻求咨询的女同伴侣呈现出的问题包括：彼此在关系中的经济地位以及权力关系过分失衡；不会直接讨论解决冲突；害怕自己太过脆弱和不具有独立性；以及当彼此关系出现紧张局势时，其中一方就会去找其他女伴的做法。虽然很多异性恋女性在自己的伴侣关系或婚姻出现问题时，也会去找其女性朋友寻求安慰和帮助，但恋爱中的女同性恋者如果这样做的话，这种做法多少带着些额外的性关系方面的意义，这就会使得伴侣关系出现更大的冲突。

3.性态度的影响
男同性恋伴侣间的性行为存在很大的差异性，但总的来说，男同性恋能保持单一伴侣的比率要低于异性恋者和女同性恋者。这并不等于说男同性恋者都是好色的、不忠诚的，也不等于我们认为"忠诚"一定是好事。

许多男同伴侣就性的是否专一存在各种各样的安排，比如有些伴侣保持长期的关于性专一或非专一的契约，而其他的伴侣则会根据生活中变换的情境而做出不同的调适和安排；而且不同伴侣间处理非专一的具体规则也有所不同，比如与伴侣外其他人的性关系不能涉及感情，"一次性"性关系，不能向他人暴露自己在伴侣之外的性关系，或伴侣双方一起参加多人性行为等。不过，值得注意的一点是，专一的性并不适合于所有的男同伴侣，有时会导致目前的关系出现危机或解体。

Blumstein 以及 Schwartz（1983）指出有些男同伴侣之所以能对彼此的性行为保持开放的态度，是由于受主流社会的性别脚本影响，这种脚本赋予男性以更多的特权享受娱乐性的性行为。随着男同伴侣间的关系维持得更久，他们对彼此的性兴趣可能会逐渐减少，但这种性趣的减少不意味着对伴侣关系的满意度会下降。对男同伴侣来说，性生活满意度以及性专一似乎有着显著不同的含义，而且这对于伴侣关系的顺利发展也不具有指示性意义，这一点与异性恋伴侣和女同伴侣有所不同。

有些时候，女同伴侣间表面上呈现出来的关于亲密关系和距离感方面的问题，可能会导致其性关系出现冲突。通常来说，女同性恋者由于受传统性别角色刻板印象的影响，她们过分在意伴侣的感受而不直接表达自己对伴侣关系或性关系的不满，长此以往，伴侣就失去了彼此间的真诚感和真正的亲密感，从而也就失去了对彼此的性欲。

但是，关于男同性恋者比女同性恋者在性上"更不专一"，或者女同性恋者"更为专一"的论调，现在看来也有一些刻板化或过时了。在笔者接触的女同性恋者中，同样存在非常多元的性关系，同样存在双方认可的"性不专一"；而一些男同性恋伴侣，则维持着长期的专一性关系。

虽然女同的性态度各种各样，但大部分女同伴侣还是向往一对一的性与恋爱关系，还有一些女同不能接受自己或伴侣的外遇关系。女同伴侣中一方的外遇事件常常是促使一些伴侣寻求咨询的因素。

咨询师对于同志伴侣的这类咨询，应该与对异性恋者的相关咨询持一致的态度。

第二节　伴侣关系咨询常见问题及注意事项

性与性别少数伴侣咨询与异性恋伴侣咨询，许多问题是一致的，但也有其特殊之处；同性恋、双性恋的伴侣咨询与跨性别伴侣的咨询也是一样。但即使是相同的问题，对于性与性别少数来说，通常有着与异性恋伴侣不一样的原因，或更难走出的困境。咨询师在面对性与性别少数伴侣咨询时，必须清楚性与性别少数当事人的独特性，然后再结合各种传统的咨询技术进行处理。

一　同性恋、双性恋伴侣关系咨询中的常见问题

下面是笔者征求同性恋社区积极分子的意见，共同拟出的一些同性恋、双性恋最可能向咨询师咨询的伴侣关系问题（一定还有这里没有列入的问题）。已经列入的问题中，虽然许多也是异性恋伴侣通常咨询的，但背景和处理方法，却会有很大差别。

1. 性向与出柜

（1）性倾向问题或信念问题。例如，一方对同性恋关系不坚定；一方是"纯同"，一方可能是"双"，会出现问题；或者另一个自我认为是酷儿，也会出现问题。有的同性恋伴侣中有一方或双方对自己的同性恋身份感到摇摆不定，这也可能使伴侣关系出现紧张感和压迫感。

（2）一方结婚带来的冲突。有的伴侣一起生活多年，但另一方在父母的压力下，或因为其他原因，准备去结婚；一方尚有异性家庭，但同时与同性保持男男或女女关系，时间和精力的付出与期望发生冲突；有异性家庭的一方，其

同志伴侣处于自己是"小三"的现实与情感压力中。

（3）针对是否向家人出柜有不同观点；是否向单位出柜也将影响到伴侣间的关系。

个案：

26岁，目前住在男朋友家中。男朋友已经结婚，三人在一个屋檐下。

男朋友和他妻子通过相亲认识，为了给家里交代才结婚的，也为了有孩子。男朋友新婚之前，我在哭。

目前他们去度蜜月了，我很痛苦。

男朋友不让我问他和妻子的感情。他曾说过：如果因为你婚姻破坏了，你也要滚出去。如果他们自身将来矛盾离婚还好，但是我不会逼他离婚。

想到离开他，我会很痛苦。

目前我还没有出柜。男朋友也没有出柜。

个案：我爱的人有家庭

我喜欢的那个人有家庭，我跟他偷偷摸摸。

他在二楼，我在五楼，每次看到他和那个女的，我心里都拔凉拔凉的。

我们有个共同的朋友，也是同性恋，他对那个人说：你是要结婚的，结婚一定要照顾好大家庭，其次才是小家庭。我很难受，夜里流泪了，他为什么那样说，那我算什么？

最近他说要给他家人办社保，找我拿钱，我问他怎么不找那个女的要，他说她还找他要钱呢。我该怎么办？

我工资发了都给他，我很省钱的，他却对那个女人很大方，他还让我给他还卡里的欠钱，我不知道怎么办。

我不知道他到底是想和那个女的过还是和我过？还是两边都过？我很爱他，放不下。

个案：男友的妻子知道了

24岁，男同。交往了一个近40岁的已婚男朋友，男朋友的妻子知情他们的恋情。来访者觉得自己对不起她，但男朋友妻子对他们的关系很大度。曾与妻子见过3次面，曾留宿过他们家，男孩可以与男朋友住一屋。男孩是男朋友的第三任男友，妻子都知道。

男孩很爱男人，每每想到男人与妻子在一起，心里就很难受，嫉妒吃醋。男孩感觉，男朋友很在乎他的妻子和家庭，不会放弃孩子和家庭。男孩每当看到男朋友一家其乐融融的照片，感到很心酸，不知道以后如何继续。

感觉没未来，前方很黑暗。

个案：我放不下他

我是男同，24岁。男伴37岁，其伴侣目前在婚，孩子上高一了，感觉孩子是他的骄傲。他说他妻子接受他的这种情况，但她是被迫接受的。

现在计划三人正式见面。我自己不想充当破坏别人家庭的角色，不想当第三者。

网络聊天时，他就说不能放弃家庭。我也表态了，如果他妻子知道影响到他时，我一定会当断则断。

我现在很为难。担心他因为我，和他妻子的关系有影响。但又放不下他。

我感觉他还是爱我的，但是我不能问他会选择哪个：家庭，还是我？

和异性恋婚姻的相似之处：

（1）未婚的一方，仿佛异性恋关系中与一位已婚男人恋爱的单身女孩儿，即所谓的"男小三"；

（2）未婚的一方，也会幻想对方离婚，也想"上位"，也不清楚对方是想和伴侣在一起还是想和自己在一起。其实通常对方没有离婚打算；

（3）婚外一方很嫉妒，情感处于折磨中，来求助；

（4）一些人存在情感或经济上的依附关系。

不同之处：

（1）伴侣中的未婚一方，既承担破坏婚姻的污名，还要承担同性恋的污名，面临双重污名。

（2）即使对方离婚，自己也不会"上位"。

咨询建议：

（1）爱一个人没有过错，但要对自己的选择负责。伴侣是同志，与异性结婚，是伴侣不当。是否介入他的家庭，是需要来访者自己要考虑清楚的事情。如果来访者感到内疚和自责，咨询师应该引导他探讨为什么会内疚和自责？来访者的内心有着怎样的心理需求和冲突？哪些需要对他是最重要的？

（2）认清中国现状下，同志关系的脆弱性，不要患得患失，对这份关系的维持与否要"看开"；但同志关系的脆弱，是"被脆弱"，因为社会压力，因为社会排斥，在社会污名和法律缺位下的脆弱性。

（3）想清楚自己要什么，能够承受多少，然后自己决定是离开，还是继续承受。

（4）鼓励和协助其自我成长，当其不能承受时，有勇气和能力离开。

（5）分清纠缠在一起的其他问题，如金钱等，另行处理。

2. 出轨与专一

（1）双方或者其中一方出轨，带来情感危机；是否开放式性关系，双方态度不一，引发争端。当然，异性恋伴侣也存在这些问题，但在性与性别少数群体中，在没有婚姻保障的情况下，这些问题变得格外突出。此类来访者的咨询要点通常是：痛苦；担心分手找不到别人；开放的性关系，是否应该接受。

（2）距离问题，分处异地的"异地恋"会出问题；异性恋也一样，但关于同性恋，特别是男同性恋者"重性"的刻板印象，以及更多面对"诱惑"的误识，更无法忍受这种聚少离多的关系。

个案：他想去找女友

我做IT职业，他是公务员，今年3月份认识时，我不太喜欢他，但他很真诚，曾经哭着求着要我答应交往，我们就在一起了。

之前他认识了一个女朋友，在交往，手都没拉过。我们在一起后，他就跟她提出分手了。

假期我们一起去旅游，很浪漫。我们也会有吵架，吵架很快就能和好。但最近一次吵架后，他一天都没有联系我，24小时。后来，他提出：他想去找前女友，试一下有没有感觉，他不会反对我去另外找男朋友。

我听了很伤心。他曾信誓旦旦求我，如今这样说，我接受不了。

咨询建议：

因为社会的污名与歧视，同志伴侣关系处于风雨飘摇之中。来访者的男伴曾尝试与女性恋爱，在与男友恋爱后与女友分手，和男友吵架后又试图恢复与女友的关系，"试一下"异性恋。

同性恋情感困扰中，和异性恋的不同在于：

社会对同性恋的歧视带来的压力影响伴侣关系，包括恐同内化的影响，包括逼婚压力等；异性恋担心伴侣和其他异性恋爱，同性恋既担心伴侣和其他同性恋爱，也担心和其他异性恋爱。因为有些同性恋者被迫要去结婚；异性恋社会有一个性脚本，男女在恋爱关系中如何表现。虽然这个脚本受到挑战，在更新，但是，同性恋社会从来没有这样的脚本，双方的交流与沟通可能会出现更多障碍。

咨询师应该认识到他这样做的背后，是强大的社会歧视与社会压力。同性恋伴侣间因为社会压力，使得这份关系更脆弱。

咨询师应该引导来访者思考：同志伴侣如何携手面对强大社会压力，相互理解和支撑；一方因为这种压力而选择"试一下"异性恋的时候，又应该如何对待。

个案：男友出轨

男同，36岁，男朋友33岁，在一起9年了。

我们分处相邻的两个城市，聚少离多。结果，男朋友认识了一个家附近的男孩子，日久生情，目前已经感情很亲密。开始时是瞒着我的，近一个月内出现亲密接触，并且告诉我，他爱上别人了。

之前有时候开玩笑会说：时间长了感情淡了，会说再找一个，增加新鲜血液。没想到他当真了。

男友说十分爱我，无法分开。和另一个男孩开始是朝着三人行的方向走的，想三人在一起。但是，我是不可能接受的。我见过男孩，也和他表明不可能三人行。于是，我男朋友离开了那个男孩子，离开的过程很痛苦。

我比较乐观，我男朋友感情上比较依赖我，他说他离不开我。我也离不开他。

他们分手就是这周的事。现在我们两人都很痛苦，本来有固定见面时间，这周开始频繁奔波见面。

我现在比较迷茫，我有种被背叛的感觉。

要么就我俩继续在一起，要么就他俩在一起。男朋友已经选择了，但是他很痛苦。看他痛苦，我也痛苦。但是他们在一起，我更吃醋。

他把很多细节都告诉我了，感情历程，上床经历等。我要求他告诉我的，但我听后又接受不了。

那个男孩还抱有希望想三个人在一起，经常给他打电话，藕断丝连。我很矛盾，我阻止他们见面，但我觉得他们见不到会更想见，一旦有机会就会死灰复燃。

我和男友的感情一向很顺，这次打击很大，很伤心。慢慢我也意识到感情与生老病死比起来其实不算什么，只是需要时间。

这段时间我开始慢慢把自己内心难受、不开心的感觉告诉他，以前都不说。现在不想再假装坚强，其实我内心也难受。

咨询建议：

（1）现在来访者很难受，先允许来访者哭诉宣泄他的感受。

（2）分析男友当初吸引他的地方，对方是一个什么样的人。

（3）回顾这些年来他们之间共同难忘的经历，给彼此带来的成长和变化。

（4）分析哪些原因和对方的出轨有关，无意间的玩笑？彼此感情的维护？还有社会大环境？分居两地？还是外在吸引？来访者愿意怎样做来减少以后这种事情发生的概率？

（5）来访者现在对这段关系是怎样看，经历这些后自己有哪些成长？今后如何与男友相处？

与异性恋移情别恋的不同之处：

（1）通常对感情投入很多，向往稳定感情，伴侣移情别恋破坏了信念，更加怀疑同志感情是否能够长久；这比异性恋怀疑感情能否长久带给个人情感的负面冲击更大。

（2）比异性恋择偶更困难，担心分手找不到恋人，更难以舍弃。

（3）异性恋面对一方出轨，比较少的人会考虑开放的性关系；同性恋伴侣中，开放的性关系更经常被讨论，也更常见。

咨询建议：

（1）提醒来访者：亲密关系中的常见情况，异性恋也会移情别恋。不同在于：同性恋更难找到理想伴侣，如果在一起多年一定是共同经历了很多磨难，所以遇到一方移情别恋时更痛苦。但还是要清楚：这是很常见的，并非你自己独特的"遭遇"。

（2）不要受刻板印象的影响，比如男人重性轻情，男同注定不会有稳定关系这些理念，这会使我们丧失信心，自暴自弃。

（3）尝试引导来访者重新思考"爱专一"、"性专一"这些理念，如果来访者价值观非常抗拒，则不必再深入。

（4）双方知情同意的开放的性关系，甚至情感关系，不伤害别人的利益，可以是一种选择。但是，不是所有人都适合开放的性关系。开放的性关系需要双方有坚实的基础，彼此信赖，对性与情感的价值观一致，心理足够成熟，能够有效地处理双方中出现的情感问题。双方需要共同决定，不可勉强，勉强的关系是伤害一方的。如果双方达到协议要建设开放的性关系，便要对性安全有约定，并遵守约定。

3. 性别气质问题

（1）家务角色分配问题。受传统社会性别规范的影响，通常是女性承担家务，那么，两个男人的同性恋伴侣同居关系中呢？对此的不和谐处置，有可能引出同居关系中的不和谐。

（2）照顾问题。当一方有病，另一方可能不擅长照顾。异性恋伴侣中也一样有这个问题，但同性恋伴侣对于"男""女"角色的扮演，可能会使这个问题有超出异性恋伴侣范畴的地方。

（3）性格不合引出的矛盾。异性恋伴侣中也一样存在，但对于同性恋伴侣来说有不一样的地方，比如可能加入了对性别气质的期望与不符之间的冲突。

（4）发展问题。两个人差距太大了，也难长久；貌似与异性恋伴侣一样，但异性恋伴侣通常可以接受"男强女弱"的模式，而这种模式在同性恋伴侣中不存在。

4. 日常生活

（1）财产问题。经济上是互相独立，还是放在一起，即伴侣双方的生活支出问题，也包括长久同居关系产生的固定资产，比如是否共同购买房产、汽车、股票等，如果分手后怎么办，如果一方先去世后怎么办，等等。同志伴侣关系没有法律保护，不能拥有法律上的伴侣共同财产，也不能相互继承，是这些问题背后最核心的影响因素之一。

（2）孩子问题。对于是否要领养或用其他方式得到自己的孩子，有不同的看法。

（3）与父母关系问题。一方的父母是否要住在一起，也影响到感情了；与异性恋伴侣的不同在于，可能涉及出柜，以及父母的接纳度对伴侣双方日常生活的影响。

（4）分手问题。异性恋伴侣也存在这个问题，但同性恋伴侣因为没有婚姻这个"结果"可以期望，所以分手问题更加突出；分手暴力出现的时候，如果想隐瞒性倾向，也更难以应对。

（5）艾滋病问题。一方感染了艾滋病病毒，另一方没有被感染，会担心是否会被感染，涉及日常生活和性关系中的一系列问题。

此外，伴侣暴力问题，将在下一章专门讨论这个问题；同性恋者的性生活问题，我们也将在"性生活咨询"一章中专门讨论。

个案：恋人骗钱，无感情

我以前是1，后来谈过一个1后，就变成0了，现在不在乎角色，1或0都可以，只要爱对方就可以了。

目前同性恋人是学生，20岁不到，比自己小很多，开始在一个城市，后来他转学到另外一个城市了。是自己比较喜欢的类型。

他一直说想有个苹果手机，买了一部送给他，去香港买了好多东西，买了订婚戒指。现在联系很少了。担心他在欺骗自己的感情。去交友群中试探后，发现他不是真的爱自己。现在又感觉走不出来，痛苦。

个案：不平等的伴侣关系，一方不断索要钱财

我和我男朋友去年认识，我比他大七岁。我挺喜欢他，他是我喜欢的类型。有一次他在外面喝酒，把人打伤了，他因此进去半年，每个星期我都会给他一百块钱。我收入不高，只能给这点钱，他挺感谢我的。他出来后，暂时找不到工作，现在有工作了，收入不多，我一直也会补贴他。他现在心情不好，正在办离婚。

他刚出来那会儿，说亲戚需要用钱，我给了三万元，说三万是我最大的能力了。后来我还是找银行贷的款，我又给了他一万五。

但他工作和生活用钱的地方，都找我。我有时想不通，为什么你不找你母亲要。他说他母亲挣得也不多，我说行啊，那我尽量帮你吧。我宁可找同事朋友借钱，也帮助他。他还是说我抠，因为钱的问题，我俩常吵。

最近他说，年底还得还他家亲戚两万，想找我借，我说我现在没能力了，我现在每个月入不敷出。我是真拿不出来了。他说我要是不帮他，他就去会所赚钱去，我俩关系也就到头了。我一听特别害怕。

因为我喜欢他，我就给他买东西。他现在一直拿钱说事，说我不关心他。我说你也体谅体谅我，我每月就挣两千多。他说他现在欠钱，又闹离婚，现在没法替我想。我一听这话，感觉挺难受。我什么话都给他说过，我认为他不理解我，他认为什么事都是我的错。

咨询建议：

这些表面是同性恋伴侣关系的问题，背后更多是人的问题。当然，同性恋伴侣面对同样的情况，与异性恋伴侣会有不同的背景与应对困境。

咨询师需要意识到，来访者陷在对方的勒索中走不出来，一个重要的原因便是：同性恋者寻找伴侣的困难，更何况，是一个"我挺喜欢他，他是我喜欢的类型"的伴侣。从上面的表述可以看出，来访者渴望稳定、长久的关系，所以才会对自己喜欢的人一再迁就。

此个案的另一个性与性别少数社群的特点是：对方讲要去"会所"赚钱，即从事性服务，来访者"特别害怕"。声称去会所赚钱，这是一种威胁，因为这可能意味着增加了性传播疾病的风险，也可能意味着双方关系的结束。

咨询师对上述两个同志伴侣的特点有认识后，再进行咨询，除了与来访者讨论依赖性、平等的亲密关系、自我成长等问题外，还不可以忽略一个重要的特殊话题：如何发现一份同性伴侣关系，这关系不同于异性恋伴侣关系的风险，以及如何维持这份关系，应对风险。

二 跨性别伴侣关系咨询中的常见问题

对跨性别伴侣关系的研究非常缺少，中国目前的咨询实践中，也很少见到该领域的咨询。甚至，英文的跨性别研究文献中，也很少涉及。有跨性别社区的积极分子表示：跨性别是性别认同、性别表达是否可以实现的问题，与伴侣关系相关之处要少许多。笔者向几位跨性别社区积极分子请教，总结了这部分的内容。

1. 文化压力问题

跨性别社区积极分子特别强调的一点：跨性别者社会处境差，是许多伴侣问题背后的原因。变性手术的可及性非常差，有资质的、可靠的、安全的医院少，找到有责任心的医生很难；激素使用方面存在限制，医生不开处方，医院不给药，跨性别者到黑市买，自己琢磨着用，也没有体检；就业中没有反歧视法，影响跨性别者就业……这些是在原生家庭中以及在伴侣关系中遇到问题的根源。理解这个，才能够知道问题在哪里，归因方面，策略和技术选择是不一样的。

另外，虽然跨性别伴侣通常是接纳对方的性别认同与表达的，但在主流的性别文化下，仍然会感到压力，有时会给双方的关系造成紧张。

以上两点在同性恋伴侣中也存在。

2. 身体与角色认同问题

（1）性别转变之前有伴侣的，转变后原伴侣是否能够接受自己。以前的身体，到以后的身体，影响伴侣关系的一个重要因素是配偶对自己身体的接受态度。已经接受易性者现有的生理性别的伴侣，可能会对其变性后的生理性别感到恐慌。

（2）性吸引力比原生性别者性吸引力差的问题。跨性别者的伴侣被"原生异性身体"所吸引，甚至有暧昧，跨性别者会感到非常有压力；这种压力比同类情况下普通伴侣一方被别人吸引甚至出轨的压力要大许多，这可能在双方的亲密关系中造成更大阴影。

（3）如果易性者的伴侣是同性恋，可能无法接受变性后的伴侣，而如果不做变性手术，易性者又无法接受自己。

（4）双方对角色的期望不同。由于跨性别者的伴侣可能并不真的了解跨性别者的心理和情感，甚至有时会将其与同性恋者混淆，对于亲密关系中的角色扮演，比如谁更多"呵护"对方，谁有权利更多"撒娇"等，会有不同的期望。

在性与性别少数伴侣关系中，存在一种特殊的"移情别恋"，即：跨性别者因为使用激素后，发生性倾向的改变，这个是当事人自己无法控制的。比如，曾有一对拉拉恋人，一方使用雄性激素，开始对男性有了感觉，以男人身份爱男人，变成gay了。这种"移情别恋"不一定有具体目标，对双方都造成困扰。咨询师应该引导来访者认识到这种移情别恋是有生理诱因的，双方要调适情感。

个案：男友不接受我的跨性别身份

来访者的生理是女性，认为自己是男人，声音是男性。喜欢男性，男友是男同性恋。来访者目前在接受激素注射，不喜欢看男女做爱，认为男人应该跟男人做爱。

20岁。父母非常不认可他的状况。

自述：已经在美国登记结婚了，以后准备要移民。男朋友在帮我办绿卡。与男朋友认识5年了，男朋友希望我是一个原装的男人，他不希望我去做变性手术。男朋友不能接受和变性人在一起，但是精神上又比较依赖我，觉得可惜。在性生活时，我是1，男朋友是0。所以他对我是有依赖的。但现在由于压力很大，他有些想分手了，但是还是有责任的，所以他会把绿卡给我办完。我想到国外先找工作把学费挣出来，然后上学。我是能吃苦的人。本来也没想出国，但在国内太难找工作了。如果仅是同性恋不说就可以不被发现，但是跨性别，一看证件就都知道了。

正常的出柜文章只是支持同性恋的更多，关注像我这样的很少。

在跨性别人群里，通常是被动出柜。我15岁时父母就发现了，因为要去打激素，是想变成男性的激素，在我看来那不是变成，而是变回。想出柜又担心给全家人带来很大的影响，尤其是姥姥是最爱我的。

我小时候就是喜欢和男生玩，但是后来有男生让我做他女朋友，当时特别难受，恰巧那个男生我也喜欢就答应了，但是每次那个男生说我是他女人，我就特难受。后来知道这世界还有同性恋，我就知道了我是同性恋。我是男生。我很明白这是天生的，不能是别人带坏的，只是有诱因让自己发现认同了自己。爸爸还认为是那个对象把我带坏的，认为我是为了爱把自己变成男的了，其实我自己清楚根本不是那样子。

爸爸觉得要是只有同性恋还好接受，但还有跨性别在其中太难接受。爸爸特别有控制欲，从网上找了一些可治疗的信息支持他的观点。爸爸不喜欢我，从小就有虐待我的暴力倾向，现在简直把我当畜生一样。爸爸还打过我妈妈。

目前也不想做变性手术，变性手术有风险，费用也不低，对象也不想让我做，而且美国不变性也可以更改证件性别，所以就没有准备做手术。男朋友有些不接受了，但是会帮我拿到美国绿卡，因为他知道我这种身份在中国很难生存。希望在美国的身份就是一个男同志。

咨询建议：

这位当事人与男友间，便存在我们前面所讲的"身体与角色认同问题"。

来话者既是跨性别，又是同性恋。作为跨性别者，他生理女性，认为自己是男性；作为同性恋，他以男性的自我认同喜欢同性。来话者生理是个女性，喜欢男性，貌似与大多数情况一样，实则是辗转了两次之后的局面，即：生理女性，认为自己是男性，同时又是同性恋，所以喜欢男性。这种情况下的自我认同，比起单纯的跨性别，或者单纯的同性恋，难度又多了很多。当事人能够在自己15岁时，就明确自我认同了，这是十分难得的。不过当事人还觉得自己认同较晚，要知道，有很多人在三四十岁时，依然没有能够很好地自我认同。

在周围人完全不认同的情况下，她仍然能够冷静清醒，保持乐观的态度，积极地规划自己未来的生活，还想到不要给家人造成严重的影响；再有就是在国内遭受了严重的就业歧视之后，依然不断地寻找机会，不怕吃苦，表现出了强烈的生存欲望和勤奋的人生态度。这些告诉我们：这些人群不仅是正常人，而且很多方面比所谓的正常人都优秀。

在和男友的关系上，男友可以接受现在的"她"或"他"，但无法接受变性后的"他"。这种情况在跨性别伴侣身上是经常遇到的。

3. 性别气质问题

（1）一些跨性别者表示，他们在两种性别间切换，性格与性欲均具有二重性，变性人在日常生活中可能会显示出原生性别气质的一面，男跨女的变性人可能有比较"强悍"的一面，这可能使一些伴侣无法适应和接纳，造成双方的关系紧张；但也有跨性别社区积极分子认为，男跨女的个性强势不是跨性别的问题，异性恋伴侣也存在这个问题。

（2）对家务承担的期望不同。女跨男的跨性别个体自我认同为男性，受传统社会性别角色的影响，可能认为做家务不是自己的事，而他的同居伴侣却可能认为他是"女人"，应该做"女人的事"。

跨性别社群积极分子表示，跨性别者的性生活问题，因为原本就会有心理准备，有适当的期待，所以不会是太大问题。我们也将在后面"性生活咨询"一章专门讨论。

三　咨询中的总体建议

性与性别少数伴侣关系的咨询表面上看起来与异性恋伴侣关系的咨询是相似的，因此，一些用于异性恋伴侣咨询的干预方法也可以用于性与性别少数伴侣的咨询。通常来说，性与性别少数伴侣的咨询工作需要解决的冲突基本是围绕着距离调节、性、权力、分化以及外遇等问题，这与异性恋伴侣间的冲突基本一样。然而，性与性别少数伴侣生活中很多方面的意义与异性恋伴侣存在根本性的差异。

以下几点值得咨询师注意：

（1）咨询师要摒弃恐同恐跨观念，不要使自己陷进对同性恋的污名中，如重视性不重视感情、会行骗诈钱、分手时会仇杀等。虽然社会上确实存在这种现象，但不能因此对性与性别少数进行污名。咨询师作为个人可以保持这样的污名判断，但需要将来访者转介给别人，因为作为职业从业者，你不能够有这样的判断。像社会上其他人一样，性与性别少数中的一些人也会有常见的心理问题，这可能和他们的性与性别少数身份有关。咨询师应该注意到这个背景。由于经过苦难，受到社会排斥，饱受冷眼和不正常待遇，使他们多疑和恐惧，个别人形成病态人格。跨性别者在过渡阶段饱受社会的拒绝或隔离，其中还有自我投射的臆想，身心承受创伤。

（2）咨询师要想有效地接待性与性别少数伴侣来访者，需要熟悉性与性别少数社区的一些社群文化，避免将对性与性别少数伴侣来说非常正常的行为举止病理化。性与性别少数伴侣有不同的规范，并且对一些问题，如性、性专一、扩展家庭和自选家庭的关系、与前伴侣的关系等方面，赋予了和异性恋规范不同的意义。咨询师接待性与性别少数伴侣来访者时，不仅需要具备伴侣咨询中常用的咨询技术，而且需要了解在一个充斥着异性恋规范的文化氛围中，性与性别少数伴侣在发展伴侣关系时所面临的独特挑战。对于初次或刚开始接待性与性别少数伴侣来访者的咨询师，应该采取后现代咨询师的立场，这类似于一个人类学家寻求了解对自己来说更高深更新颖的文化信息时运用的民族志立场，这样的立场对于缓解咨询师涉足这一自己之前不太熟悉群体时产生的焦虑感是非常有用的。

（3）咨询师需要将注意力放在性与性别少数伴侣所面临的恐同、恐跨和污名化对其伴侣关系在多重情境（伴侣、家庭、工作场所、周围社区）中运行所产生的影响。就这点来说，咨询师应该帮助性与性别少数伴侣来访者寻找导致他们/她们的伴侣关系出现问题的各种外部因素，这可以减少来访者由于内化的恐同、恐跨带来的自责感、耻辱感和无助感。帮助来访者反思异性恋霸权、社会压力的影响，厘清哪些是个人问题，哪些是社会压力问题，应该如何共同面对。咨询师接待性与性别少数伴侣来访者时，理想的状态应该是能够舒适地与来访者探讨他们/她们伴侣关系的方方面面，包括内外恐同以及伴侣间的性行为等各种与伴侣关系相关的话题。

（4）咨询师要帮助性与性别少数伴侣来访者明白各自的性别社会化对其伴侣关系造成的影响。有些性与性别少数者过于内化了传统社会性别角色脚本，以至于在伴侣关系中表现得有些僵化，不能很好地处理伴侣关系中的一些矛盾和冲突。

（5）咨询师可以直接与来访伴侣讨论性专一在伴侣关系中作为契约与作为一种选择所代表的不同意义，但咨询师不应该传达出带有异性恋规范的信息，比如告诉来访者只有性专一才能保证伴侣关系正常运行。相反，咨询师应该和来访者一起探讨就他们/她们的伴侣经验来看，什么才是对来访者的伴侣关系发展最有利的。

（6）对于伴侣中一方或双方的原生家庭有物质滥用问题的伴侣来访者，咨询师需要帮助来访者重新认识各自的原生家庭模式，以及他们在各自的家庭中曾经的角色等，而伴侣双方曾在各自家庭无意中学到的应对模式可能对他们发展目前的亲密关系具有阻碍作用。这就需要来访者在咨询师的帮助下再回到各自的原生家庭中，或者增强与原来的家庭成员的联系感，或者哀悼他们曾经非常想得到却再也不可能得到的与亲人的联系感。

（7）考虑到性与性别少数来访者面临的多种影响因素。性与性别少数伴侣发展对自我和对"家庭"的定义的过程中会受到恐同和异性恋主义的影响，有时候，伴侣之间的联系感会被他们由于自己的性与性别少数身份而产生的耻辱感严重地影响和挑战。再加上有些人受原生家庭关系模式的影响，没有安全感，不懂得如何发展亲密关系，也不懂得在伴侣关系中实现自我分化，更不知道该如何将自己的性与性别少数恋爱关系与大的异性恋环境分化，这一系列的问题环环相扣，都需要咨询师帮助来访者做出调整和适应。咨询师接待女同伴侣来访者时，考虑到女同之间融合倾向较强，咨询师应该增加女同伴侣之间的分离度，鼓励她们适当给予彼此空间和距离。这就需要咨询师引导女同伴侣来访者各自先想明白自己作为一个女同性恋者意味着什么；作为一对女同性恋伴侣意味着什么；如果两个人已经有了孩子的话，那么作为一对同性恋母亲又意味着什么。（Bepko, C. & Johnson, T., 2000）

此外，咨询师刚开始接待性与性别少数伴侣来访者时，也可以通过寻求在这方面有经验的咨询师的指导和帮助来逐渐适应咨询过程。当然，不管咨询师的经验如何，接待性与性别少数伴侣来访者时，很重要的一点是与来访者建立并保持一种合作式的以及彼此信任的咨访关系，这是所有咨询能够成功的必备要素之一。

由笔者发起和担任负责人的中国白丝带志愿者网络，有一条"终止性别暴力白丝带热线"，这条热线同样为处于伴侣暴力中的性与性别少数伴侣提供咨询服务，咨询师可以转介伴侣暴力的来访者拨打热线：4000 100 391。

咨询师面对性与性别少数来访者时，常常很自然地将他们面对的问题归为其性与性别少数的身份。其实，要区分出性与性别身份的问题和其他问题。咨询师应该有一个原则：有些问题要抛开个人性政治身份。

以伴侣关系为例，有些是受个人性格、相处模式等的影响；性别角色冲突在异性恋者中也存在；这些都要区分开来，不要混在一起。许多同性恋伴侣的矛盾，异性恋伴侣间也有，如价值观冲突、生活方式冲突等，在厘清恐同影响后，便可采取同样的咨询策略。

我们主张咨询师吸纳社会性的视角，关注社会文化对个体的影响。考虑到性与性别少数身份对来访者的影响，但是，不要把注意力完全集中到来访者的性与性别少数身份上。

第九章

亲密伴侣关系咨询（2）：伴侣暴力咨询

第一节　性与性别少数亲密伴侣暴力与分析

在专业文献及普通媒体中，对亲密伴侣暴力（IPV）的描述常常涉及一名男性施暴者和一名女性受暴者，而且男性对女性实施亲密伴侣暴力的发生率是令人震惊的，所以需要社会不断投入临床、教育以及研究来减少和阻止异性恋关系中的暴力行为。然而，亲密伴侣暴力不仅是异性恋伴侣独有的现象，大量的文献表明：（1）IPV也会出现于同性恋伴侣关系中；（2）那些经历了IPV的同性恋者面临着很多独特的挑战。（McClennen et al., 2002；McClennen, 2005）由于IPV常被视为令人耻辱的，很多当事人会对暴力保持沉默，所以同性之间的IPV就被称为是"双重柜子"里的秘密（Kaschak, 2001；McClennen, 2005）。笔者相信，同样的情况也适用于跨性别的伴侣关系中。

事实上，性与性别少数个体间的亲密关系暴力是一个非常严重的问题。那些为性与性别少数群体提供咨询服务的咨询师，以及那些为遭受亲密伴侣暴力的人提供帮助的专业人员，都有义务了解性与性别少数伴侣之间的亲密伴侣暴力，以便能帮助不幸遭遇这种暴力的性与性别少数者从阴影中走出来。

一　性与性别少数亲密伴侣暴力的形式

心理咨询专业人员普遍认为亲密伴侣暴力是一个非常严重的问题，会对当事个体产生一系列有消极影响的后果，包括肢体伤害、心理失调、关系恶化、经济受损等，而那些目睹了父母暴力的孩子，也很有可能会在日后出现一些行为和情绪问题。

笔者先介绍一些与同性恋亲密伴侣暴力有关的定义，咨询师很有必要掌握这些信息，因为咨询师了解同性恋伴侣间暴力发生率以及相关的意义有助于提升其咨询意识，而跨性别伴侣也有与此相同之处，这可以帮助咨询师为遭受亲密伴侣暴力的性与性别少数来访者提供有效的咨询服务。

与异性恋亲密伴侣暴力一样，同性亲密伴侣暴力通常也包括四种形式：肢体暴力、性暴力、精神暴力和经济控制。值得注意的是，与异性恋伴侣一样，即使同性伴侣间的关系已经结束了，来自前同性伴侣的暴力仍被看作是亲密伴侣暴力。

肢体暴力。肢体暴力是指一个人对另一个人故意施加或试图施加身体伤害。在亲密伴侣关系中，伴侣中的一方常通过打、踢、窒息、推搡或撕咬另一方的形式实施肢体暴力；肢体暴力也可能涉及殴打、使用武器或破坏财产等形式。伴侣间的肢体暴力常常出现于特定的权力和控制动力学模式中，在这种模式中，施暴方希望通过使用肢体暴力来获得和保持对其伴侣的控制。

性暴力。性暴力施暴者通过对伴侣实施强迫性性行为来达到或保持自己在伴侣关系中的优势地位。性暴力可能通过表面上是为了满足"性需求"的形式实施，也可以通过性冷淡，强迫接吻、抚摸，以及强奸等形式实施。有些时候，性暴力发生在肢体暴力之后，而且强迫性行为本身就有肢体暴力的意味。

精神暴力。又称心理和情感暴力，是施暴方破坏其伴侣的心理和/或情感健康的行为。与其他形式的亲密伴侣暴力一样，精神暴力也是施暴者为了建立或保持自己在关系中的主导地位，使得伴侣产生害怕和无力感的手段。心理和情感暴力的形式包括辱骂、羞辱、操纵受暴者，或玩弄受暴者的自责感和愧疚感等；控制受暴者的行为；有些时候，这种暴力中也会以社会孤立的形式进行。

经济控制。施暴者通过对伴侣共同财产和家庭收支状况的严格控制，摧毁受暴者自尊心、自信心或自我价值感，以达到控制受暴者的目的。

个案：女友的暴力

我和女朋友的关系里，她比较强势，容易生气咆哮。她发脾气的时候摔过东西，也动过手，但比较轻微，我没有受伤。她也会抱怨说她想当一个女生，受呵护关爱。

我想断掉，但断不掉。我几个月不接电话，不回短信，拉黑她，她还是会到工作的单位找我；跟她说过我的立场，我越坚决她就越咆哮；她有时说好的祝福我，第二天又变卦；我关手机她会找到我住处，换住处也没办法。

　　她威胁我说，要把我们的关系告诉我爸妈，我不知道怎么处理这个关系。我不想大家的关系这么激烈，我希望平和一些，不希望她这样对我。

咨询建议：

　　这是典型的伴侣暴力。摔东西是对方的精神暴力；动手打是肢体暴力；拒绝分手时的纠缠，也是一种精神暴力，又可以被称为分手暴力；而威胁将同性恋关系告诉对方父母，同样是精神暴力的表现形式。

个案：行为控制

　　可能是因为这种爱不是主流的，所以我们也只好躲在柜子里，偷偷地幸福着。T是一个非常没有安全感的人，她需要查我的聊天通讯记录，掌握我的每一件事情。不在一起时，我做什么事都要和她说，有时候我真不喜欢整天拿着手机汇报，我知道她是因为爱我，我问心无愧也不怕她查，我也会看她的，我们之间没有什么秘密。

　　就这样很幸福地度过了一年，我慢慢发现，她对我的掌控越来越紧，我和朋友打电话时间长，我回家看妈妈，她都不开心，不开心的理由都是"因为我爱你，我需要时间和你相处"，即使我每天和她在一起，我只要出去和朋友玩，她都是不开心的（因为我不能带着她去，否则就出柜啦）。

　　我觉得我没有自己的空间和时间，我们因为这个吵过很多次，最后她都说她不管我了，可是还是照旧。后来，连我怎么聊天都要管，即使和女生，也不准用亲爱的等亲昵的称呼，不准拍照的时候嘟嘴亲别的女生，男生约我出去玩更是不可能，因为她不相信男女之间有纯洁的关系。我有时候很想哭，好像是一物换一物，我拥有一些，就必须放弃一些，拥有她对我的无微不至，百般体贴，就必须忍受没有自由没有空间的日子，就连回家都是错，朋友约也不能立刻答应，要先跟她商量，不管她同意不同意，不管我去不去，都是要吵一次的。

　　我真的好累。我对她很依赖，什么事都想她能帮我，其实我不知道这是依赖她，还是自私地只想在身边有一个这样的人，为我做任何事，在任何时间，可是我是真的爱T。她的善良、可爱、聪明，抽烟的样子很帅，对自己的选择从不后悔，比如我，就算我有再多缺点，没有特长，她对自己选择的东西就觉得是最好的，不准别人说不好，她爱我的全部。

我和T提了分手，她不同意，她说我们可以一起面对困难，她大哭大闹，我不忍心，而且，我不是不爱她，而是不想也没有勇气走这条路，我也受不了被人绑着，没有自由的日子。我觉得要是T是个男的，她就不会那么没有安全感，我们之间的问题就不是问题，可惜，她不是，我们没有分手，还是这样持续着。

咨询建议：

这对女同伴侣相信彼此爱着对方，T没有安全感也不能全怪她，也要怪社会对同性恋的歧视。但是，无论如何，T对来话人进行"行为控制"，是错误的。行为控制是伴侣暴力的一种形式。如果是异性恋，他们将来即使结婚，也会一直持续这样的家庭暴力，我们会建议他们分开。同志伴侣间的行为控制，也是对人身权的侵犯。一方基于对另一方的爱，理解她，谅解她，是可以的。但是，不等于她的行为是可以被接受的。这种控制欲，很难改变。

二　同性恋伴侣暴力与异性恋伴侣暴力的异同

1. 相同之处

研究者还没有确定性与性别少数伴侣间的暴力与异性恋伴侣间的暴力的动力学模式在多大程度上是相似的。不过，有研究者认为一些为异性恋伴侣建立的暴力模式也可以用于研究性与性别少数伴侣间的暴力。伯克（Burke）以及欧文（Owen）（2006）指出了一个三阶段暴力循环模式：首先是紧张感建立阶段，持续时间从数天到数年不等，包括持续地争吵或彼此不说话等形式，在紧张感建立阶段出现的任何暴力都是一些不怎么严重的行为，只会造成一些轻微的伤害；其次是严重的殴打阶段，施暴者殴打受暴者并造成可观察到的擦伤、割伤或骨折等伤害；最后是恢复平静阶段，施暴者向受暴者道歉并承诺再也不会伤害受暴者了。有人据此定义了同性亲密伴侣间的暴力循环模式，包括紧张感建立阶段、严重的殴打事件和蜜月阶段三个阶段。（Peterman & Dixon, 2003）当然，同性伴侣暴力像异性伴侣暴力一样，具有反复循环性与持续性，下一波的殴打与道歉总会再次出现。

波托泽尼亚克（Potoczniak）等人（2003）也注意到了性与性别少数与异性恋之间亲密伴侣暴力的其他相似性，包括暴力的严重性和发生率的逐渐增加过程；在性与性别少数的亲密伴侣暴力中，暴力也是一个权力和控制的问题；

就如在异性恋关系中一样，性与性别少数关系中的施暴方也善于利用其伴侣的弱点；而且性与性别少数关系中的施暴方也倾向于责备受暴者自己的暴力行为；很多选择离开其伴侣的暴力受暴者最终又回到了伴侣身边，因为他/她们为自己离开的行为感到愧疚或觉得自己可以帮助伴侣做出改变。（Burke & Owen, 2006；McClennen et al., 2002）

与异性恋青少年一样，性与性别少数社区的青少年也会在青春期经历约会暴力。

2. 不同之处

虽然异性恋和性与性别少数之间的亲密伴侣暴力存在相似之处，不过异性恋的家暴范式并不能充分地解释同性亲密伴侣暴力。根据亚历山大（2002）的观点，支配、控制、无力感以及压力这些主题在探讨异性恋间的亲密伴侣暴力时都已经得到研究了，但对于性与性别少数者来说，压力这个主题是一个很重要的情境因素。因为当性与性别少数者与自己的同性伴侣在一起时，其性少数身份就更加明显了，这会为其增加额外的压力。

另外一个与同性亲密伴侣暴力相关的方面是耻辱感，同性恋人群中经历了亲密伴侣暴力的个体与遭遇过虐待的异性恋者相比有更高水平的耻辱感。（Kaschak, 2001）泰格特（Tigert）（2001）认为在性与性别少数伴侣关系中，羞耻感扮演着一个非常强烈的角色。这种羞耻感会引发个体两个防御性的反应，一个是对自己的攻击，一个是对他人的攻击，不管是哪一个反应，都会导致同性恋伴侣间的亲密伴侣暴力行为。

虽然同性伴侣间暴力行为的形式与异性恋伴侣间的基本一样（如肢体暴力、性暴力、精神暴力和经济控制），不过同性伴侣间还存在其他的性与性别少数伴侣间特有的暴力形式。比如，同性伴侣中的一方不顾另一方的意愿而将其性倾向暴露给了他人，这是同性间亲密伴侣暴力施暴者常用的伎俩。在这些关系中，伴侣中的一方为了控制另一方，暴力施暴者会经常威胁向受暴者的家人、朋友或同事等公开其性倾向，而这些人还不知道受暴伴侣的性倾向。

其他一些精神暴力的表现形式还包括：

如果伴侣有过异性交往经历，便讽刺伴侣不是真正、"纯粹"的同志，讥讽其曾经和异性的性关系，讽刺其"淫秽"。

以传统的性别角色样态威胁，暴力对待，例如，在女同伴侣关系中，施暴一方可能会说：你长得这么T，没有人会相信你被打。这里要注意，T不一定是施暴者，P也不一定是受暴者。

强迫伴侣出柜，一方会说：如果你是同志，就不该怕别人知道你的性倾向或性别认同，你不出柜，就是虚伪、欺骗。这样的指责等同于向对方施加精神暴力。

和异性恋关系中一样的是，同性恋者间的暴力和操纵行为也是由于嫉妒、依赖、权力失衡等因素引起的，但是，同性恋伴侣中依赖的影响似乎更大。巴尔萨姆（Balsam）（2001）认为在女同伴侣关系中，施暴者对其伴侣的依赖是造成暴力严重程度和发生频率增加的风险因素。另外，彼得曼（Peterman）以及狄克逊（Dixon）（2003）注意到在存在暴力的性与性别少数伴侣关系中，伴侣间的彼此依赖度也很强，这就使得受暴者很难离开这段关系；而且受暴者任何试图增加自己自主性的行为都可能导致伴侣对自己施加更严重的暴力行为。

在研究女同性恋关系中的暴力时，文献中常出现的主题是伴侣间的融合度对亲密伴侣暴力发生率的影响。瓦尔德纳-豪格鲁德（Waldner-Haugrud）、格拉斯（Gratch）等（1997）认为女同的融合（是指女同伴侣融合于自己的伴侣关系中，隔绝与社区的社交生活）造成了女同伴侣间暴力的高发生率。

笔者指导研究生针对四对同性恋伴侣分手暴力进行了质性研究，得出的结论是：同性恋分手暴力与异性恋伴侣暴力在形式和特点方面有许多相似之处，但同性恋分手暴力也有很多独特性。比如，同性恋受暴者容忍的背后，还有其对性倾向曝光的担心；同性恋者类似异性恋婚姻的同居关系使双方产生了更多生活、情感上的密切关联，这状态更像异性恋者的"离婚"而不是"失恋"，从而在分手暴力发生的时候更加难以轻松应对；社会对同性恋的污名化，给同性恋者面对分手暴力时增加了更大的心理压力；同性伴侣暴力的形式，较异性恋伴侣暴力，增加了极有杀伤力的"被出柜"的威胁；同性恋者在异性恋一夫一妻婚姻图像影响下，急于开始"稳定关系"，也在一定程度上为分手暴力埋下了伏笔；政府、社会、社区、族群、家庭对同性伴侣暴力的支持系统都几乎为零；对同性恋运动社群内部发生的分手暴力事件的分析，揭示出我国同性恋运动社群内部成员对于暴力认识的不足和处理暴力经验和专业性的缺乏。（董晓莹、方刚，2015）

在这项研究中，笔者还注意到，同志伴侣暴力的当事人可能会因寻找同性伴侣远比异性恋找伴侣更困难而不愿放弃现存的伴侣关系。同志群体交友的网站、软件都不能够名正言顺地摆上台面，择偶的机会并不多，特别在一些小城镇，很多人会抱着"先和他将就着在一起"的想法。这些都影响了处于暴力关系时的应对策略。

　　性与性别少数伴侣中受暴的一方，更难以报警或寻求其他法律援助。在今天的中国，因为缺少针对家庭暴力的专项法律，异性恋者受到伴侣暴力后报警，许多时候都难以得到有效的保护，何况性与性别少数个体呢？许多时候，报警就意味着自己要被迫出柜，这显然是许多性与性别少数个体不愿意做的。而这种压力，更让性与性别少数伴侣间的暴力更加隐秘，暴力状态也更难以得到外力干预。

三　影响性与性别少数伴侣暴力的内在因素

1. 与亲密伙伴暴力相关的个体特征

　　与性与性别少数伴侣关系中的暴力行为相关的个体特征，包括内化的性与性别少数消极信息、个体特征和性格缺陷、物质滥用以及过去在原生家庭中的暴力经历。

　　（1）内化的性与性别少数消极信息。性与性别少数伴侣间的暴力行为与内化的恐同、恐跨相关，内化的恐同、恐跨常会导致性与性别少数个体的自我厌恶感和低自尊水平。内化的恐同、恐跨使得性与性别少数伴侣中的施暴者将自我的消极概念通过暴力投射给伴侣，而受暴者则由于对自己的性倾向或性别认同有负罪感而觉得自己遭受暴力是应得的。举例来说，一位跨性别者的伴侣，很可能因为恐跨、恐同而对自己的伴侣施暴；同样，跨性别者也可能因为同样的原因而对伴侣施暴。进一步讲，内化的恐同、恐跨会导致性与性别少数伴侣暴力的受暴者不敢因为暴力向外界求助，与社会保持更深的隔绝感。对这些受暴者来说，与社会隔绝可能是由于其周围人经常有意无意地表达着对性与性别少数的消极态度，所以他们/她们害怕自己的家人朋友等如果知道了自己的受暴经历，会将其归结于自己的性倾向或性别认同。另外，内化的性与性别少数消极信息也是阻止暴力施暴者和受暴者寻求帮助的重要因素。

　　（2）个体特征和性格缺陷。有很多个体性格特征与性与性别少数伴侣暴力的出现相关。有研究显示，性与性别少数伴侣暴力的施暴者通常具有自我厌恶、抑郁、暴力史、不安全感、强烈的控制欲、低自控能力以及缺乏沟通技巧等特征和性格障碍；而受暴者也有一些无助于阻止暴力发生的性格特征，包括自我责备、避免冲突以及抑郁等。（Burke & Owen, 2006）此外，与那些没有暴力行为的女同性恋者相比，实施IPV的女同性恋者具有反社会行为和激进行为，并且在性格上非常偏执，甚至有妄想症。（Fortunata & Kohn, 2003）

（3）物质滥用。性与性别少数群体中有暴力经历的个体有更高的物质滥用率。与没有暴力行为的女同性恋者相比，那些实施亲密关系伴侣暴力的女同性恋者有更高水平的物质滥用率。（Fortunata & Kohn, 2003）而在一个对男同性恋者和男双性恋者的研究中，克里茨曼（Klitzman）、格林伯格（Greenberg）等人（2002）发现那些使用毒品、迷幻药的个体很多都遭遇过伴侣暴力。克鲁兹（Cruz）和Peralta（2001）也研究了物质滥用与男同性恋伴侣暴力之间的关系，发现了三个与此相关的主题，分别是：A. 物质滥用可能是亲密伴侣暴力的促发因素；B. 暴力受暴者可能将滥用物质作为处理暴力的应对机制之一；C. 在那些不管有没有滥用物质都会出现暴力的伴侣中，物质滥用与暴力可能并不相关。虽然还需要更多更深入的研究来明确物质滥用和性与性别少数伴侣间暴力的关系，但是，异性恋伴侣暴力的研究表明，施暴行为与其是否饮酒，是否有物质滥用，没有直接的关系。施暴者有时是借助酒精和物质滥用使自己的暴力行为看起来"更合理"。

（4）原生家庭中的暴力经历。以往针对异性恋伴侣间暴力的研究早已经揭示出，如果原生家庭中存在暴力，即目击了伴侣暴力的青少年，或本身曾受父母暴力对待的青少年，长大之后更有可能遗传暴力倾向。同样，很多有性与性别少数亲密伴侣暴力经历的个体都曾在原生家庭中遭遇过暴力。大量研究表明，性与性别少数个体在原生家庭中的暴力经历是导致其在日后性与性别少数伴侣关系中出现暴力行为的一个高风险因素。

2.艾滋病状态和性与性别少数亲密伴侣暴力的关系

研究者检验性与性别少数群体中（尤其是男同性恋者中）的艾滋病状态与IPV受害之间的关系，探讨个体感染艾滋病的风险与其在伴侣关系中暴力经历之间的动态关系。Burke、Owen（2006）发现有些感染了艾滋病的性与性别少数者为了防止自己的伴侣离开自己，会故意将病传染给伴侣。

研究者还研究了那些已经感染了艾滋病的性与性别少数者的亲密伴侣暴力经历。克拉夫特（Craft）和塞洛维奇（Serovich）（2005）对51名目前处于伴侣关系中并且感染了艾滋病的男同性恋者的研究发现，在过去一年中，45%的受访者经历过亲密伴侣暴力，最常出现的暴力类型是精神暴力。Craft和Serovich认为男同性恋者感染了艾滋病可能阻碍其离开存在暴力的恋爱关系，部分是因为其缺乏经济资源。

海因茨（Heintz）和梅伦德斯（Melendez）研究了处于暴力关系中的性与性别少数个体感染艾滋病的风险，受访者报告在关系中遭遇了高频率的性暴力，一些受访者称自己不敢要求自己的伴侣使用安全性行为。事实上，"那些报告说被迫与伴侣发生性关系的个体相比那些没有这种经历的个体，有高达10.3倍的可能性不敢要求其伴侣使用性交安全保护措施，因为他们害怕伴侣会对自己施暴"。（Heintz & Melendez, 2006）这些研究表明同性亲密伴侣暴力的受暴者有更高的感染艾滋病和其他性传播疾病的风险。

总之，上文陈述的内容表明存在暴力的性与性别少数关系与异性恋关系有一些共同的特征，不过性与性别少数亲密伴侣暴力有自己独特的问题。那些有同性亲密伴侣暴力经历的个体呈现出一系列的个体特征，促使其实施或无法阻止亲密伴侣暴力。此外，尽管性与性别少数个体的艾滋病状态与同性亲密伴侣暴力之间的关系还需要进一步检验和探讨，不过从目前的研究可以看出，对于那些遭遇亲密伴侣暴力的个体，需要格外关注其艾滋病状态以及是否能进行安全性行为。

四　影响性与性别少数伴侣暴力的外在因素

1. 机构的恐同和异性恋主义偏见

机构的恐同、恐跨指的是政府、商业、学校、教会或其他机构和组织对性与性别少数社区的偏见和歧视。除了机构的恐同、恐跨外，社会上还存在着更广泛、更难以觉察到的异性恋主义偏见。异性恋主义偏见将异性恋看作是合乎规范、道德上更优越的并且比其他性倾向都好，这是一种贬低与异性恋不同的其他任何性倾向以及生活方式的压迫形式。尽管机构的恐同、恐跨以及社会中的异性恋主义偏见对每一个认为自己属于性少数人群的个体都有影响，但这些问题显然在存在暴力问题的同性伴侣关系中扮演着尤其强大的角色。从法律体系到医疗系统再到心理健康组织，恐同、恐跨以及异性恋主义都会阻碍性与性别少数亲密伴侣暴力受暴者获得有效的保护、帮助和服务。

（1）法律体系。法律体系的所有方面——从法律条文的制定者到执行者以及解读者——在关于同性恋与跨性别议题上都表现出了机构恐同、恐跨的迹象。今天的中国，对于异性恋伴侣暴力还没有明确的、可操作的具体法律，何况对于性与性别少数个体呢？所以几乎所有同性恋和跨性别的IPV受暴者都不愿意通过法律体系维护自己的权益，因为他们担心由于法律体系对性与性别少数的歧视和自己受限制的法律权利，如果求助会受到更多的伤害。

中国目前还没有为性与性别少数暴力受暴者提供像异性恋暴力受暴者一样公平的法律保护。另外，就算是存在相关的法律条款，如果执法人员、法官等对性与性别少数亲密伴侣暴力和性与性别少数社区的成员存有偏见的话，这样的法律条款也难以得到有效的贯彻实施。尽管所有形式的暴力受暴者都可以寻求法律资源的帮助，但性与性别少数关系在本质上经常被法律体系（通常是法律执行者）误解、忽视乃至否定；又由于历史上法律体系对性与性别少数的骚扰、罪名化以及虐待等，而且中国近年仍然不乏警察骚扰、羞辱性与性别少数的事件发生，所以性与性别少数社区对法律执行者一直怀有消极的看法。考虑到这些受压迫的先例，性与性别少数亲密伴侣暴力受暴者对寻求法律体系的援助显然没有信心。

保护伴侣暴力受暴者的法律缺失，与针对性与性别少数平权的法律缺失，共同限制了对性与性别少数施暴者的制裁和受暴者的保护。

（2）医疗/心理健康环境。机构的恐同、恐跨和异性恋主义偏见不仅体现在法律体系中，也存在于为伴侣暴力受暴者提供帮助和服务的医疗和心理健康组织中。

现有的文献描述了一系列妨碍医疗和心理健康组织为性与性别少数社区的成员提供有效服务的潜在因素，这些因素包括：临床实践者极低的性与性别少数意识和敏感度，异性恋假设，由于来访者的性倾向而终止接待来访者或将来访者转介给他人，以及临床和研究中缺乏对性与性别少数来访者的特殊需求的探索。（Spinks, Andrews, & Boyle, 2000）这些因素降低了性与性别少数群体由于身心健康问题而从相关组织寻求帮助的可能性，而且这些因素与性与性别少数亲密伴侣暴力的施暴者和受暴者的羞耻感相结合，就更减少了这部分人群的求治动力。

很多性与性别少数个体不愿意寻求帮助的另一个原因是大多数为伴侣暴力受暴者和施暴者提供的服务对于性与性别少数社区的成员来说都不足以满足他

们特殊的需求或对他们来说根本就不合适。例如，亲密伴侣暴力的女同性恋施暴者通常能接受到的咨询原本是为异性恋亲密伴侣暴力施暴者设计的，这可能不适于解决女同的亲密伴侣暴力问题。（Kemsmith, 2005）同样，传统上以女权主义为基础而为异性恋男性施暴者设计的干预措施是否适用于男同、男双、男跨女施暴者还不得而知。另外，大多数受暴妇女庇护中心无法满足受暴男同的需要，当然也无法满足受暴女同及跨性别关系当事人的需要。

总的来说，社会中无孔不入的文化态度和刻板印象，包括恐同、恐跨和异性恋主义，深入骨髓，难以轻易改变。它们可能存在于各种社会机构中，比如法律体系以及医疗和心理健康组织中；并且存在于这些机构的各个层面中，从官方政策到代表这些组织的个体的行为等。

2. 性与性别少数社区与反家暴社区

（1）性与性别少数社区。长期以来，性与性别少数社区通常忽视了对同性伴侣间的暴力问题的关注，因为这些社区觉得还有比对性与性别少数社区来说更重要或更紧急的问题需要关注。比如说在政治、法律和宗教领域强调解决恐同和异性恋主义问题，争取性与性别少数婚姻合法化，以及为性与性别少数伴侣争取利益等；此外，HIV/AIDS问题以及学校或工作场所对性少数人群的歧视问题都备受关注。当然，我们不否认这些问题的重要性，但考虑到同性伴侣暴力的发生率及其对性与性别少数社区成员的负面影响，所以性与性别少数社区自身也应该将一部分注意力放在对伴侣暴力问题的关注上。

有学者认为，导致性与性别少数社区不愿意强调同性伴侣暴力问题的因素之一是由于性与性别少数社区害怕遭到更多的主流异性恋文化的污名化。因为性与性别少数社区觉得如果承认性与性别少数伴侣之间也存在暴力问题，就有可能强化主流社会对性与性别少数群体的负面看法，最终会导致社会上出现更多的性与性别少数消极信息。此外，性与性别少数社区可能没有足够的资源和能力解决同性伴侣间的暴力问题，因为社区内很少有专门描述性与性别少数之间健康和不健康伴侣关系的研究。（Bornstein et al., 2006）然而，如果性与性别少数社区自己不主动争取投入更多精力研究同性伴侣关系，那么现存的话语机制和相关信息只能是继续基于异性恋关系的研究。

因此，性与性别少数社区的成员和相关的联盟组织可以加强努力，通过加大科研力度，使用更具体的话语机制以及更有效的社会对话机制，以解决性与性别少数伴侣暴力相关的问题。

个案：女同社区高度关注的一起分手暴力案件

2013年，女同性恋者小尘对同性伴侣施暴事件曝光，引起中国女同性恋社区高度关注伴侣暴力现象。

小尘和小石是一对女同性恋伴侣，小石从事性工作。小石后来提出分手，小尘不愿意分手，有一系列的行动，但自己不承认是伴侣暴力。同志社区中曾热烈地讨论这个事件，主要讨论的问题是：

小尘向房东告发小石做性工作，小石被房东赶出房子，告发算暴力吗？

小尘向警察告发小石做性工作，是威胁还是告发，威胁能算暴力吗？（小尘微博说只是威胁）

小尘向警察告发小石新女友没有工作证还工作，威胁能算暴力吗？（小尘微博说是威胁）

小尘进入小石的邮箱查阅小石的邮件，私自进入他人邮箱算暴力吗？（小尘微博说是关心她）

小尘向小石要几千块钱，是暴力吗？（小尘微博说小石住过她的家）

小尘扣留小石的手机，是暴力吗？（小尘微博说是她送给小石的）

小尘要求小石报告自己的行踪，是暴力吗？（小尘微博说是为了两个人好）

小尘要求小石不许出入小尘活动区域，如同志和女权场所，算暴力吗？（小尘微博说是自愿的）

小石身体没有挨打，还算暴力吗？

当然，从我们反对伴侣暴力工作者的角度看，这些都属于亲密伴侣暴力。而这一事件转变成女同志社区集体关注的事件，并且进行了深入的讨论，将性与性别少数伴侣暴力的话题提上前台，是好事。

（2）反家庭暴力社区。在性与性别少数反对伴侣暴力的运动中，应该可以争取到的一个很重要的联盟组织就是反对家庭暴力的组织。在中国，反对包括家庭暴力在内的性别暴力的运动，已经很活跃，颇受重视。

我们在这里使用家庭暴力社区指称所有为终止亲密关系中对女性的暴力而开展的运动和服务提供者。家庭暴力社区的很多努力大体上都基于传统女性主义理论，然而，这些传统女性主义理论的很多宗旨都不适于描述同性亲密伴侣暴力。（Younglove et al., 2002）比如说，这些宗旨认为：家庭暴力是男性至上主义和厌女症的结果；男女之间不平衡的权力关系导致了暴力的发生。家暴社区中提供的服务也多是基于这样的范式的，比如，家暴受暴者庇护中心主要是为女性提供的，而咨询施暴者的项目多是为男性准备的。因此，性与性别少数亲密伴侣暴力与这些男性施暴-女性受暴范式是不相符的；而且事实上，仅是性与性别少数伴侣暴力的存在本身对很多家暴社区的核心信念就是一个很大的挑战。综上，我们呼吁家庭暴力社区的成员将和性与性别少数伴侣暴力相关的挑战看作是扩展男性施暴-女性受暴的伴侣暴力范式的机遇。

笔者担任召集人的中国白丝带志愿者网络下属的男性终止性别暴力公益热线（4000 110 391），从一开始就纳入了对性与性别少数伴侣暴力的关注。在热线咨询师手册中，我们以"性别暴力概念的新扩展"为题，纳入了性与性别少数伴侣暴力的相关内容。在2013年内，接到了两对男同性恋伴侣、一对女同性恋伴侣的电话咨询。

个案：白丝带热线咨询的女同性恋分手暴力

基本信息
来电人：女性，1975年生，公司职员
同志伴侣：女性，1981年生，目前无业

暴力背景：
我们相处两年左右，我不能接受她比较极端和任性的性格，所以提出分手。但是她一直都没有办法接受，一直对我死缠烂打。

以前她在家里的工作是教师。八九年前，因为她的初恋女友来这边打工，她就跟着来了。她在家里最小，所以家人比较宠她，同意她来。她个性比较要强、任性。从小到大，她要想的和认定的东西，就会不顾一切去得到。同性恋情在家里不可能被接受，她也是为了自己想要的生活过来这边的。她家人只有她姐姐知道她的同性恋身份。

她在这个初恋女友之后还跟别的女孩子恋爱过，都是别人追她。她在感情上没有被别人拒绝过，都是她主动提分手。

分析：

家庭因素的影响在此案中体现了出来。施暴者是一个被家人宠坏的孩子，性格上并不成熟，极端任性，不考虑后果，有强烈的控制欲。因为从小家里有求必应，所以导致无法接受得不到自己想要的东西，包括情感。

以前从未遭受过被对方终止亲密关系，所以更加无法轻易接受这段关系的结束。

作为同性恋者因为爱情的原因孤身处于异地，并且要躲避家里逼婚的压力，亲密关系的终止令其失去了伴侣及原本计划好的同性亲密关系的未来。极端、控制欲强烈的性格显然是无法接受结束此亲密关系的，暴力从来不是因为爱，而是控制。

自述：

从我说分手的半年来，我已经表示出来我并不爱她。她其实心里也明白，但她好像抓住生命中的救命稻草一样。

她在经济上没太多压力，因为她家里有资助她。感情和生活方面，她对我有依赖，她不是很会照顾自己，比如身体上不舒服了，我告诉她吃什么药，应该怎么调理自己。

我有形婚，有五六年了，算比较成功的，我们两地分居。她觉得在我这里能得到很多经验，我的丈夫是一个顾大体的人，处理事情能力也比较强，就像我的一个大哥一样。

分析：

来电者对于施暴者的情感支持和生活的照顾及其亲密关系的未来规划都是施暴者非常需求的，在这样的关系背景下，分手必定带给施暴者一个非常大的生活上和情感上的缺口。这使得她更难以接受分手。

因为我国法律不允许相同性别的人结婚，所以同性恋者进行形式婚姻能够帮助其摆脱家里逼婚的压力和社会文化对于同性恋者的歧视，这对于相当一部分同性恋者而言是一个很好的方法，但并不等于可以成功解决其困境。

暴力情况：

她会给我发消息说她在家砸了玻璃，还威胁我要去我的工作单位吵闹，公开我的同性恋者身份。

有一次我跟她谈了很多之后，她已经答应分手了，但是后来她背着我翻看了我的手机，看到我发给朋友的消息，比如："她答应跟我分手，我感到开心轻松"之类的话。结果她就受到了刺激，就说跟我没完。我觉得她情绪不稳定，我就想离开、避开。她便不依不饶。我想出去走走，她把我鞋子扔了，我想去厨房煮东西吃，她把吃的扔了。她说我可以打她，就一直逼我，我最后终于一巴掌打过去，然后她才静下来。她接受我打她，但还是不同意跟我分开。

一天，在我家里，无论怎么沟通她都表示坚决不跟我分手，把我逼得想把拳头打在枕头上，结果她凑了过去，拳头就打到了她脸上。打完之后我想去上班，但她让我送她回她家，我就请假送她回去，因为我很内疚，因为毕竟还是打到了她。送回去之后，我不想待在那里，让她自己上去，她坚持让我陪她上去，我想我能做的就尽量做，所以就陪她上去了，结果她关门就把门反锁了，不让我回去了。最后演变成我求她，她也不放我。我很绝望，我不想打她，因为那样我也很痛苦，我摔了几个杯子，想吓吓她，为了离开那里。我摔了东西，她就直接坐在门口，任我摔。我都说我要弄死自己，留个尸体给她，她也没反应。最后我用自己的手砸桌子，她过来按住我，我知道这样有效果，我就继续演，她终于放我走了。

转天，她打电话给我，让我陪她两天。我在我妈妈住的地方，我说不见，后来她就在我妈妈家门口守着。我妈妈在另外一个房间睡觉。她一直敲门，我不愿意惊扰到我妈妈，只好妥协，答应跟她走，她要求这两天必须按着她的想法做。她说了很多伤害我的话，但我没有还口。后来她就开始说我们可以继续在一起的理由，我什么都不回应，因为我只要分手。后来她累了，就罢休了。晚上她对我进行了性虐待，我也是闭着眼睛接受。她一共软禁了我两天加一个晚上。

我走后，她又给我打电话，因为我的QQ对她隐身了，我不想让她掌握我的行踪。她不让我对她隐身，一直不依不饶，又说她不同意分手了，我又崩溃了。她全部推翻之前同意分手的话，我努力沟通了断断续续两个小时，希望能够解决。但是到了晚饭之后，已经没办法沟通了。

分析：

此个案是典型的同志伴侣分手暴力，该案例中的施暴者因为不想结束该段关系而向来电者实施了一系列的暴力，包括肢体暴力、精神暴力、性暴力。原本的受暴者在压力下，也有暴力的行为回应，如摔杯子。这种暴力间的互动，是值得深入观察和研究的。

同志伴侣的暴力由于其同性恋的身份而具有更大的隐蔽性和伤害性，受暴者因担心同性恋身份的曝光而更加难以向他人求助。施暴者也因此更加肆无忌惮。性别暴力的研究与干预中，应该对此给以高度重视。

暴力处理：

阶段一：来电者因恐惧、同情而接受

我觉得她有自虐的倾向，所以就比较害怕和担心她会因为分手受到什么伤害。

她在我家住，因为她没有工作，她在这边又没有亲人，我现在明确表示要分手，但是考虑她没有地方可以去，所以她愿意住多久都可以，但是关系不再继续，这样她也不能接受。她也在找工作，但是我现在不可能把她赶出去。我通过她朋友去劝她，她去了外地的同学那里住了半个月，回来之后还是没有效果。我试过了所有能求助的朋友去劝她，她就是听不进去，无法接受分手。

她暂时不大可能找到其他女朋友，因为真的很难，如果找异性会简单点，她不是没有一个人生活的能力，只是害怕独处，胆小。

她不愿意回她的老家，因为家里会逼婚。

阶段二：来电者只为分手，承受暴力

已经分手分了半年，相当于我妥协了半年多了，她需要什么方式我都答应她。

因为我就想分手，她说什么做什么都无所谓了。

我受了两天虐待都认了。

我觉得自己的忍耐力已经到极限了，她再逼我的话，我再动手，那是我自己也不能接受的事情。

阶段三：来电者不再忍受，转变角色关系

我求助两个圈子里的朋友，两个朋友都说她这种人不会死，让我淡定，闹就让她闹，因为没办法沟通，只能由着她。

她让我陪她吃午饭，我不答应，我说可以送她回去。去车站的路上她自己说她回去调整自己，也想去看心理医生，希望我给她机会，希望调整好之后还能在一起。她说这些我一句没回应，我已经对她厌恶至极。

我不想理她，我只想分手。我朋友给她打电话了，可能是她被我的朋友说心里很痛苦，她打电话跟我说不要让朋友去伤害她，我不理。

因为我现在底气足了，不怕她去单位闹。我是有形婚的，她要闹，我就把我老公搬出来，我看看相信她的人多，还是相信我的人多，她再闹，我就报警，让她家人领她走。就因为想好这些东西，我不再受她的要挟了。我现在知道她早就不再爱我这个人，只是爱我们原来规划好的生活。

分析：

受暴者一开始的忍让并没有使施暴者停止暴力，也没有使她同意分手，反而暴力愈演愈烈。受暴者一开始以为施暴者爱她，且没有冷静地分析施暴者对其的威胁和控制及应该如何应对，所以只想着忍让、顺从，想让施暴者自己真心接受分手。但事实证明这样是没有用的，分手暴力的模式一直继续。施暴者的不分手和暴力不会是因为爱，而是因为要实施控制。

在笔者看来：因为受暴者本身有形式婚姻，所以如果施暴者以去其单位公开受暴者同性恋身份作威胁，可以听之任之，因为多数人会相信受暴者拥有异性恋的家庭。

此外，施暴者的一切对自己的或对TA人的暴力都是为了实施控制而满足自己，所以不用担心受暴者真的会实施威胁中的自杀。

在看清上面这些情况后，受暴者不再扮演接受、忍让施暴者的角色，就像她自己所说"心里有底气"了，不怕施暴者"闹了"，此事件的解决就变得容易一些了。

但是，该来电者是与一位男同性恋者有着形式婚姻的，所以冷静下思考后，该来电者才能不受施暴者的要挟与控制，这是其"底气足"的重要原因。但是形式婚姻并不是每个没有出柜的同性恋者都能成功经营的，所以同性恋者的亲密关系中，将同性恋身份曝光仍旧是重要的暴力控制条件。

第二节 性与性别少数亲密伴侣暴力的咨询建议

作为心理咨询师，在了解了上述关于性与性别少数伴侣暴力知识的基础上，便需要结合原来所受的心理咨询专业训练，思考如何为性与性别少数亲密伴侣暴力的来访者提供有效的咨询和服务。有一些咨询理念与方法，是异性恋伴侣暴力咨询中通用的，也有一些将体现性与性别少数伴侣暴力咨询的独特性。

一 注意性与性别少数伴侣暴力的独特性

咨询师应该具备区分出性与性别少数伴侣暴力受暴者和施暴者的能力。像异性恋伴侣暴力一样，通常来说，性与性别少数伴侣之间的暴力并不是相互的，而是发生于伴侣一方比另一方拥有更多权力的情境下。所以咨询师在接待伴侣双方都有施暴嫌疑的性与性别少数伴侣来访者时，需要单独评估伴侣中的每一方，因为受暴的一方当着另一方揭露自己的受暴经历，会感到很不舒适。咨询师还要全面检验受暴者遭遇的各个层面的暴力，因为有些受暴经历是来访者没有报告的。咨询师只有在彻底评估受暴者承受的各种创伤后，才可能为来访者提供相应的帮助措施。

咨询师面对受性与性别少数伴侣暴力困扰的来访者时，需要注意的其他方面包括：将来访者目前呈现的问题与施暴者对暴力武器的易得性，以及来访者的支持网络——尤其是潜在的家庭成员和朋友支持者（Glass et al., 2004; Klinger, 1995）结合起来考虑。

咨询师应该评估来访者的偏好和需要，来决定最适合来访者的咨询服务方法。我们就咨询师接待存在性与性别少数伴侣暴力问题的来访者提出几条具体的、针对这一人群的独特性的咨询建议：

第一，咨询师不能将自己的意愿强加给来访者，如告诉来访者说"你必须要马上离开现在的伴侣"，而是应该为来访者创造一个宽松的环境，允许其探索所有相关的经验。性与性别少数伴侣暴力受暴者不仅要处理自己面临的暴力创伤，还可能会为失去自己的亲密伴侣关系而感到哀伤。对来访者来说，这段关系虽然有暴力的阴影，但依旧在其生命中具有重要的意义。因此，咨询师为来访者提供一个安全和理解的环境，对于支撑来访者度过疗伤过程是非常必要的。

第二，咨询师需要考虑来访者关于自己性倾向、性别认同的看法是否对其伴侣暴力经历构成影响。这就需要咨询师了解受暴者在多大程度上向他人公开了自己的性倾向和性别认同，以及性与性别少数伴侣暴力的受暴者和施暴者表现出了多少内化的恐同、恐跨。由于社会上对于性与性别少数伴侣关系存在很多刻板印象，而很多暴力受暴者会内化这些消极的观念，所以咨询师接待受性与性别少数伴侣暴力问题困扰的来访者时，应该综合考虑来访者的性倾向、社会情境、来访者从其原生家庭内化的恋爱关系叙事模式或脚本、文化、种族以及来访者对亲密关系中暴力的总体看法等多重因素交互作用对来访者的影响。

第三，咨询师可以为受暴者提供和性与性别少数伴侣暴力有关的心理教育，帮助他们/她们理解自己在社会动态情境、权力和控制过程中的生活经验，以及健康的伴侣关系所具有的特点。我们鼓励咨询师应该成为性与性别少数伴侣暴力受暴者充满耐心和肯定性的帮助者。咨询师用不带有评判性的语气为来访者提供与亲密伴侣暴力有关的风险因素和动力模式，以及性与性别少数恋爱关系面临的独特问题等方面的信息，这样可以协助来访者考虑自己目前面临的风险水平是否会导致未来更多的暴力发生率。在整个教育过程中，咨询师应该使用性别中立和包容性的语言来强调恐同和异性恋主义偏见的问题。咨询师采取理解、接纳以及积极的立场接待性与性别少数伴侣暴力相关的来访者，可以帮助来访者打破暴力的恶性循环模式。（Robinson, 2002）

第四，咨询师还可以通过积极为经历着性与性别少数伴侣暴力的来访者倡导权利来帮助他们。咨询师应该熟悉相关的法律法规，了解哪些可以保护来访者，哪些不可以；而且当觉察到潜在的有害政策时，咨询师应该想办法使立法者了解现状。2014年年底，中国《反家暴法》草案征询意见期间，性与性别少数社区便呼吁应该把对同性伴侣暴力的关注纳入其中。此外，咨询师还可以通过其他行动进一步为同性伴侣暴力受暴者倡导权益，包括将暴力受暴者介绍到社区的相关庇护机构或支持团体；如果社区没有这些组织的话，就积极发展相关的服务；为相关的团体提供教育服务；以及开展和宣传更多有关性与性别少数伴侣暴力的研究。（Robinson, 2002）

除了了解接待性与性别少数伴侣暴力受暴者的相关信息外，咨询师还需要掌握一些基本的知识来帮助施暴者。在接待这样的来访者时，咨询师应该检验与来访者施暴行为有关的并发症，因为很多施暴者都可能存在依恋困难和人格障碍等，所以咨询一开始需要做仔细的诊断。此外，目前还缺乏专门为性与性别少数伴侣暴力施暴者提供咨询的项目，这需要相关组织和人员投入精力予以关注。而这样的项目要想有效实施，需要强调包括问责、暴力替代行为以及认知和情感意识等主题。

个案：白丝带热线咨询的男同性恋伴侣分手暴力个案

基本信息
来电人：男性，42岁，公司职员
同志伴侣：男性，35岁，目前无业

伴侣关系及暴力情况：
五年前我们通过网络认识了彼此，两个人聊天后发现两个人的初衷都不是玩玩的那种，所以就见面了。后来我们比较草率地发生了性关系，之后他就以"他是处男，发生了关系就要一直跟着我"的理由要跟我在一起。当时我觉得他和我一样，对感情比较认真，所以就答应了。之后他来到我的城市，和我一起住在单位里的房子里。起初我们有一些感情，但是他后来变得好吃懒做，整天抱怨，还常以爱情的名义对我进行胁迫。这五年来在家里我们经常是打打闹闹，他对我不断施暴。

分析：
由于社会存在对同性恋群体的歧视和污名，很多同性恋者利用网络来寻求伴侣，因为网络有着匿名性和隐秘性。施暴者以"处男"作为理由进而要求与来电者建立伴侣关系，这个理由本身是不理智的。成熟的伴侣关系至少要建立在互相有着足够的了解和彼此尊重的基础上，这无论对于同性恋者还是异性恋者都是关系能够维持的必要条件。同居关系的建立也是需要伴侣关系中的两个人理性思考后做出决定的，这两个人在同居前明显缺乏互相深入的了解。且此案例中的同居关系令其关系变得更加复杂，因为施暴者住在来电者单位的房子里，即说明其邻居大部分可能是他的同事，这明显对于来电者的同性恋身份的隐藏是很不利的，再加之已经长达五年的暴力，来电者所遭受的压力可想而知。

施暴情况：

我想让他慢慢对我产生腻烦的感觉，然后他自己主动离开我。但是我发现这只是我的幻想而已，他觉得我对他没有当初那么好了之后，就变本加厉地对我实施暴力。比如，我脸上长了一个包，我把它抠破了，他就给我一巴掌，因为他认为太脏了。他还说他不愿意见到我，让我去住宾馆，他要自己待在我家。我根本就没有说话的权利，完全被他胁迫，他还逼我卖掉这个房子然后买新房子。

分析：

一方如果想要结束伴侣关系，用冷淡对方的方法本身也是错误和不可能成功的，而且冷淡对方本身其实也是暴力的一种。该段关系中的施暴者感受到伴侣对自己的态度转变后不仅没有主动提出分手，反而利用了这一点作为理由对来电者实施进一步的暴力和控制，使之发展成为分手暴力。施暴者无论有没有对来电者产生腻烦的心理，这绝不是影响分手的重点，重点是施暴者总是找到任何可以实施控制的理由，比如上述的因为嫌弃来电者太脏了而实施的肢体暴力、把来电者赶出自己家的行为控制和逼迫来电者卖房子等暴力行为。

施暴者性格特点：

他有洁癖和强迫症，比如家里柜子的抽屉、门，他关完以后还要关很多次，他经常拧牙膏盖拧到自己的手长出泡来，甚至把那个牙膏盖拧烂。他性格非常孤僻，且缺乏谋生和与人交往的能力。他在学校里面也没有朋友，他以前不愿意上学，家里让他上学，他就吃安眠药自杀，他已经不止一次自杀了。

分析：

从来电者的描述中可以了解到，施暴者确实存在一定的心理问题，比如强迫性心理。施暴者曾经因为不想去上学，用过自杀的方式来逼迫家人，这已经是对家人的暴力；施暴者因此达到了自己的目的，使他感到暴力是有效果的，是对他的暴力行为的一种强化。如果施暴者缺乏人际交往的能力，那么他便很难与他人建立良好的关系，无论是亲情关系还是友情关系。而伴侣关系的建立更是需要能力的，尤其需要拥有爱别人的能力。如今看来，施暴者缺乏基本的自力更生的能力和与他人建立良好的关系的能力，这也能够说明他缺乏爱人的能力，在这段关系中他没有能力爱来电者，关系中存在的是暴力和控制。

暴力应对：

我真的觉得我毫无保留地、很真诚地对他，一开始我本来想慢慢地改变他，感化他。但是我发现我真的错了，我现在非常后悔。

我曾经给过他五万块钱来分手，他拿了我五万块钱以后却还要在我的家里面，而且一直吃我的、用我的。他说他要等到他的感情慢慢地淡化了，他就会慢慢地离开我。现在他却还让我拿九万块钱给他。我想过同意他的要求，但是后来我想清楚了，他即使得到了那九万块也不会跟我分手。

这个事情在几年前我已经和他的母亲、妹妹打电话说过了，我想让他妈妈劝他一下，让他跟我分开。但是他母亲也没有办法，他母亲让我们自己处理，还暗示我可以用暴力制服他。但是这是行不通的，因为他是不怕死的，非常地歇斯底里，闹大的话，我甚至要担心我家人的安全，因为我母亲跟我住在一个小区。

周围的邻居有的对我们有异样的眼光，我想对于我们的关系邻居肯定都是知道的，但是没有人当面跟我提及这件事。大家都是冷漠或疏远吧，如今这对于我来说，和他的暴力相比，这都是可以忍受的小问题了。

警察好像也不愿意管这个事情，有一次我们在大街上吵起来，警察来了之后他跟警察说我们俩是夫妻。警察听到这些就觉得可笑，后来我想让警察多逗留一会儿，好把现场情况向警察解释一下，他居然跟警察说是我缠着他。警察把我们两个拉开之后，匆匆就走了。所以我就放弃了这种求助方式。

我想让你们主动给他打个电话。你们可以找个借口了解一下他的情况或者最好对他进行一些心理上的疏导。

分析：

在伴侣关系中，施暴者由于控制对方并以各种方式来实施暴力，该行为是无法因为受暴者的忍耐和包容而改变的。因为对于施暴者来说，其任何暴力不受惩罚，或施暴时提出的条件的满足都是对于其控制欲和暴力行为的强化，因此忍受不仅不会消除暴力，反而会使施暴者变本加厉。这会给受暴者造成更大的痛苦，像该案例中施暴者利用分手对于来电者进行经济控制，即两次分手费的索取。所以满足施暴者的无理要求不可能结束该段关系。

施暴者因为家人让他上学曾经自杀过，可见他在和家人的沟通上也是存在问题的。无论当初施暴者是否真的是想自杀，他都用自己的生命安全作为威胁达到了目的，他的家人对他是没有办法的。如今他远离家乡和来电者同居，他依旧可能使用自虐的方式来达到控制别人的目的。自虐对家人和伴侣来说也是一种精神暴力，因为这样做的目的在于控制他人，达到目的，同时给他人带来痛苦。来电者自己也明白不能以暴制暴，否则可能会造成更加严重的伤害，因为来电者的母亲和来电者住在一个小区，该因素对于来电者是非常不利的，因为首先他要向母亲隐瞒自己的同性恋身份，其次他害怕施暴者做出威胁自己母亲安全的事情。

对于这段同性的伴侣关系而言，同性恋身份的暴露已经不是施暴者控制受暴者的关键条件，来电者自己也说外界的冷眼旁观和异样眼光已经不是大问题了，因为受暴者遭受的暴力的痛苦比同性恋身份曝光带来的影响更令其难以忍受。当然，来电者邻居的反应也是和社会普遍对于同性恋的反应一致的，只要不关乎自己的孩子和亲近的家人，一般人是不会有歧视同性恋者的明显的行为表现的。

在反家暴的相关法律没有出台之前，异性恋婚姻中的家庭暴力的处理都还没有正规的法律依据，申请保护令的更是少之又少。在我国，同性恋者不能结婚，他们的伴侣关系最终只能发展到两个人同居共同生活为止。

二　针对受暴者的咨询

这里要给出的建议，与一般异性恋伴侣暴力咨询中的建议大体一致。

1. 咨询的基本准则
（1）以受暴者的权利、人身安全为出发点；

（2）不再隐忍，对暴力零容忍——为受暴者赋权、增权，对明显失衡并且不公正的权力进行解构和调整；

（3）深度的关怀——同理心、接纳对方的现状、尊重不同受暴者的个体差异，接纳受暴者的选择，等等；

（4）永远记住，受暴者是不受谴责的，警惕自己谴责受暴者，带给他们二次伤害。特别是一些受传统心理学影响很深的咨询师，更要小心这一点；

（5）挑战"价值中立"，主张为弱者增权、赋权，使他/她们能控制自己的生活；

（6）受暴者有权决定自己采取什么样的应对策略，咨询师只需要提供选项，帮助其分析每个选项的利弊即可；

（7）整合资源。将社会环境的诸多因素，纳入咨询当中，力求为受暴者提供多方位的支持。

2. 咨询步骤与要点

建立亲切关系、澄清和定义这些过程，是所有咨询中都需要的，此处不赘述。仅针对伴侣暴力，强调两点：

第一，对受暴者及其情况进行评估。

此阶段最重要的是：结合"亲密伴侣暴力危险性预测量表"（附在本小节的最后）进行评估。这个量表原本是为异性恋伴侣暴力的受暴者编写的，但同样适用于性与性别少数受暴者。

把量表的评估结果，委婉地告诉对方——对于明显的高危信号，更要及时主动地向对方提示，让对方对其危险性有充分的警觉。

既要充分利用量表，又要避免迷信量表。尤其是不要轻易给对方"贴标签"。

同时，要注意评估伴侣暴力和受暴者的健康之间的联系，评估当前受暴者获得辩护和支持资源的途径，评估受暴者的安全，等等。

第二，赋权。

为受暴者赋权，讲解伴侣暴力和性与性别少数伴侣暴力的相关理念，澄清关于伴侣暴力的一些错误认识，知道对方施暴没有任何借口和理由可以谅解，暴力的实质是权力控制，意识到自己与他人平等的权利。

让受暴者相信自己有能力改变现状，他可以跨越社会对性与性别少数的歧视而解决暴力问题。

帮助受暴者挖掘资源，提高自信心。

变化改变会有一个过程，耐心陪伴，使其提升自信和能力。

如果条件许可，介绍不同的受暴者相识，彼此分享经验。

这里要特别强调一下，同性恋在面对"被出柜"的暴力之时，也有一个赋权的过程。如何应对"被出柜"威胁，取决于当事人的勇气有多大。害怕的人通常是地位高的人，因为"被出柜"之后失去得多。所以咨询重点可以放在帮助当事人自我突破上。如果自己不怕，就有能力解决所有问题。比如，可以反被动为主动，慢慢试图探索出柜的可能。如果失去的注定要失去，不如放开自己。曾有已婚男同志受到同性性伙伴威胁，不得已向老婆出柜，全家一起一致对外。当受威胁者强大之后，无所畏惧之时，威胁者的恐吓就没有力量了。

第三，探索供选方案。

探索供选方案，可以视为赋权的继续。除非是受暴者处于高危的暴力关系当中，不要匆促地提出建议。只有在来访者表达了自己的观点之后，才提出咨询建议。

不要强迫来访者采取任何他不认同的行动，尊重、理解、接纳当事人的选择。

鼓励受暴者在遭受暴力后，及时保留证据——例如打伤后的诊断、拍片子，被撕毁的衣服等——这些证据可以放在可靠的朋友家。

当事人做出自己的决定是重要的，无论是留下、离开、如何做。

如果当事人决定留在那段关系中，最好是让他/她明白你对他/她安全的担忧，并讨论可以增加安全的方法。

第四，协助拟定安全计划。

安全计划是帮助受暴者的一系列在暴力事件中用于保护自己、减低受到严重伤害风险的方法。

处于虐待关系中的受暴者需要一个个性化的、考虑到各种可利用资源的安全计划。制定安全计划的过程可以使受暴者更加了解暴力问题和他/她们可利用的资源，从而帮助他/她们作决定。

需要说明的是，同性恋伴侣暴力的安全计划，与异性恋伴侣暴力的安全计划有很大不同，比如，未出柜的同性恋者可能无法向其原生家庭寻求帮助，无法向法制系统寻求帮助，等等。当然，对于是否向司法体系求助这一点，是灵活的，中国各地公安机关对性与性别少数的态度是不一样的，咨询师应该鼓励受暴者充分评估向警察求助的风险，再采取行动。

个案：男友的威胁

我是男同，今年33岁，已婚。认识一个男友，27岁。交往两年，发现他要的特别多，还发现他对父母不负责，对感情也不负责，有些利用感情的嫌疑。所以想和他淡化联系，想离开，但他威胁我，寻死觅活。

他曾经私自跑到家里威胁，也去过我单位，想毁坏我的家庭、生活。

他如果再继续纠缠，怎么办？寻求法律保护，可能吗？

咨询建议：

此个案的咨询师在咨询时，曾谴责受暴者，说："你已经结婚，还交男朋友，本身就是对双方的不负责。"而我们主张，对同志结婚的理解可以不一样，但是，不能够谴责受暴者，那将加重他的心理负担，构成二次伤害。

在此个案的咨询中，咨询师首先对来访者进行深度关怀，对其困境表达充分地理解："被出柜"的担心，求助无门，等等。

来访者已经选择了要分手，此时咨询师应该进一步对其进行赋权，与其一起讨论应对施暴者的策略，主要是曝光性倾向的威胁；同时帮助来访者整合资源，特别是讨论利用有限的法律空间进行维权的可能性。

个案：国企员工受到威胁

来访者A，28岁，国企员工，硕士毕业，同性恋者。一直没有同性恋人，别人追过他，他没有同意过；半年前终于有了初恋B。

男友B，40岁男子，国企高管，有家庭，两年前好奇上同志网站，认识了B。两人见面，有过接吻。A陷入对B的爱情中。

仅两次见面后，B表示二人不适合开始亲密关系，又说自己对同性并没有很强的兴趣，无法投入，提出分手。A感觉被欺骗了，对自己伤害非常大，不同意分手，要求每周必须见面。二人仅是见面吃饭，聊天，从无性爱。

平时A对B非常关心，总短信问候。但B不理睬他，也让A非常难受，渴望B来关心他。

A对B说："你对我好一些。"B说："我已经够好了，还要怎么好。"

B说自己不堪其扰，一再要求分手，A说："我从来没有被这样伤害过。"但B不承认，反问："我哪里有伤害你。"

A曾跑到B单位去找B，这让B非常愤怒，也非常恐惧，怕同事发现这份关系。A说："如果你坚持分手，我就让所有人都知道。"A希望用这种方法留住B，并不是真的想曝光他的性倾向。

现在的情况是，A认为B对他有精神暴力，而B同样认为A对自己构成精神暴力。

咨询建议：

（1）肯定A的来访行为，充分理解他的情感体验：渴望爱情许多年，从来没有遇到合适的，终于遇到了B；深爱B，B的分手要求使他的爱情梦破灭，对他确实伤害很大。

（2）清楚了解B，他在对同性情感进行探索时与A相识，并没有深入表示爱情，很快发觉自己并不是同性恋，要分开。B无意伤害他，是两人对对方的感情不同。

（3）换位思考。以前别人追自己，自己不喜欢，如果对方一直追着不放手，自己会有什么感觉；自己作为同性恋，如果一位异性恋追自己不放手，自己会有什么感觉。

（4）A曝光B性倾向的威胁，确实构成精神暴力形式的分手暴力了，虽然他自己声称不会真这样做，但事实上暴力伤害已经形成；这是要坚决避免的。

（5）分析一下：继续纠缠下去，自己会得到什么？即使勉强让B每周见他几面，B不情愿，A自己会真正快乐吗？事情继续下去，自己的性倾向也可能意外曝光，准备好如何应对这个风险了吗？

（6）认清自己害怕分手背后的一层原因，是害怕找不到下一个合适的同性恋人。这种担心是可以理解的，但是，不爱自己的B真的是合适的吗？

（7）介绍同性恋的交友渠道，分享如何在保护安全的情况下扩大自己结识其他同性恋者的机会。

（8）鼓励来访者，思考什么是对自己利益最大化，同时又不伤害他人的选择，并且勇敢去面对。

三　针对施暴者的咨询

1. 咨询态度

所有来咨询的施暴者都有权利被尊重和尊敬地对待，要相信，没有人找伴侣生活是为了打他/她，所有人都是向往幸福的生活的；特别是性与性别少数伴侣关系中的施暴者，还可能面临来自社会对性与性别少数污名的压力，虽然这不是他可以施暴的理由。

咨询师应该充分肯定其咨询行为，真诚感谢其信任，激发并且增强其改变的动机。

咨询师要营造一个安全、接纳、理解、可信赖的情景。

共情，充分理解施暴者的情绪体验。

理解其情绪体验，不等于认同其通过施暴来处理情绪问题，咨询师应该态度明确：反对暴力。但表述方法可以灵活、弹性、多样。

咨询师给予回馈时，要避免落入对施暴者过于尖锐或是过于温和的极端。过于温和会导致纵容施暴者的行为，而过于尖锐的反应，可能表现为态度上不礼貌，像是很大声或语带讥笑、对施暴者尖刻或侮辱，都将影响咨询效果，应该着力于针对施暴行为给予建设性批评，而非针对施暴者。

2. 了解事件并确定咨询脉络

以尊重来访者的态度，了解其施暴的情况。

要清楚认识到施暴者所呈现暴力的有关特点：合理化、淡化、否认、偏差的性别观念、认知扭曲、扩大化对方行为责任、缩小化自己行为责任。

咨询师可以向施暴者指出这些，帮助其自我认识。

在咨询中观察施暴者的"情境—想法—情绪—行为"链是怎样的，从而找到针对不同环节进行切入的咨询点。

3. 进行权力关系的调整

咨询过程中要注意权力的调整：为施暴者去权，虽然没有针对性与性别少数伴侣暴力的直接法律，但刑法中有虐待罪与故意伤害罪的条款，让施暴者知道其行为是犯法的，警告其会受到处罚。但语气要和缓，让对方感到是关心他，而不是谴责他。

咨询师要鲜明地告诉施暴者：必须停止暴力行为。

来访者如果说："我忍不住要他/她发飙。"咨询师可以提示来访者：其实，是你自己选择要用发飙的方式来表达情绪。

4. 发展其正面的价值感

一些性与性别少数伴侣关系中的施暴者，存在性与性别少数污名的内化，自我否定。咨询师需要帮助来访者挖掘这种内化的污名，正视自己，积极地面对生活。

理解社会压力可能是性与性别少数施暴的原因之一，引导来访者认识到，暴力无助于从社会压力中解放，反而破坏了亲密关系，损害了抗拒社会压力的重要力量之一。

暴力行为将使幸福生活遥不可及，暴力无法解决伴侣间的问题，也不会化解身为性与性别少数所感到的社会压力。

咨询师要改变的是施暴者的信念系统，不只是他们的行为。

咨询师应该坚定地相信施暴者能改变，暴力只是一个选择。

引导施暴者开发内在资源，以催化改变过程。

咨询师要协助施暴者从自我中心、自认为被害者的心态，转移到较为独立、甚至相互依附的世界观。

与施暴者讨论暴力对自己的利与害，增加其改变的决心。

5. 帮助施暴者认清自己并着手改变

同施暴者一起回顾和讨论暴力行为与观念的由来。

教导施暴者了解并认出自己在亲密关系中病态的权力与控制的行为反应，并示范如何才是平等和非暴力的行为反应。

与施暴者一起探讨其对自己的看法。指导施暴者进行自我肯定训练，不要让负面情绪、负面的自我评价控制自己。帮助施暴者理解好想法的两个标准：让自己感觉好些。不伤害别人。

建议施暴者在愤怒的时候可以采取暂停法：让自己调整呼吸，冷静下来，走到另一个房间，或暂停讨论。

引导施暴者换位思考与体会，由伴侣的眼光看自己，对伴侣有新的看法与接纳。

帮助施暴者学会制怒，传授情绪管理办法。

针对性与性别少数来访者中比较常见的分手暴力，咨询师应与来访者一起讨论：

分手最让你恐惧的是什么？暴力行为是否可以解决你恐惧的东西？你从暴力中得到了什么？

以曝光性倾向为威胁的精神暴力，是否是对自己身处其中的少数族群的一种伤害？对他伤害的过程中，你自己是否也受伤害？你真能因此避免分手，享受和谐的亲密关系吗？

与现在的伴侣分手，你是否真的没有出路？

帮助施暴者将负面的内在自我对话转换成正向的内在自我对话。

这期间还要进行增能，让施暴者从自身找到能量，协助施暴者进行分手之后的情感与生活规划，讨论新的恋爱关系的可能以及注意事项。

总之，随着人们对存在于性与性别少数伴侣以及性与性别少数社区内的暴力意识的提升，现在应投入更多的努力来整治和预防这种暴力。因为对性与性别少数伴侣间以及性与性别少数社区内暴力的更多的沉默只会导致这种暴力一直循环下去，给受暴者带来更多的伤害和羞耻感。性与性别少数伴侣之间的暴力问题需要科研、临床以及社区教育等一起投入精力来解决。

在性与性别少数亲密伴侣暴力问题上，心理咨询师可以说是处于一个非常关键的位置上，我们鼓励咨询师更多了解性与性别少数亲密伴侣暴力的复杂性，包括一般人口统计资料、个体内在和人际间的动态模式以及更广泛的社会背景等因素。性与性别少数肯定性咨询法的咨询师可以提供教育、倡导以及支持来帮助人们提升意识，解决存在于性与性别少数社区内的暴力问题。

亲密伴侣暴力危险性预测量表（DA-R）

麻超、李洪涛、苏英、毋嫘、洪炜

【询问受害人帮填或由受害人填写】

受害人姓名＿＿＿＿＿＿　加害人姓名＿＿＿＿＿＿　双方关系＿＿＿＿＿　填写日期＿＿＿＿＿＿

协助填写单位＿＿＿＿＿＿＿＿＿＿＿＿　填写人＿＿＿＿＿＿＿　联系电话＿＿＿＿＿＿＿＿＿＿

请受害人签名＿＿＿＿＿＿＿＿＿

伴侣相处会有许多冲突发生。我们想了解您和您的伴侣相处过程中是否有下列的情形发生，请按照您的实际情况回答下列所有问题（下面各题的"他"是指您的伴侣，可以用来表示您丈夫、前夫或同居男友）。

请就以下每题在右边"是"或"否"的框内打勾（√）	是	否
1. 他曾威胁要杀您	☐	☐
2. 您相信他能杀您	☐	☐
3. 他控制您大部分的生活	☐	☐
4. 他曾说，我若不能拥有您，其他人也不能	☐	☐
5. 他曾威胁要自杀，或尝试要自杀	☐	☐
6. 他有没有对您说过"要离婚或分手就一起死"或"要死一起死"	☐	☐
7. 他曾威胁您，要伤害您娘家的人，以阻止您离开他	☐	☐
8. 您是否认为在未来的两个月内他一定会对你进行身体上的伤害	☐	☐
9. 在您与他的关系变得不好后，他是否曾经监视您（如查您手机、电脑或跟踪）	☐	☐
以下 2 项为特别提示题，不计入总分		
1. 曾有使您不能呼吸的行为（如勒脖子、压头入水、用枕头闷或开瓦斯等）	☐	☐
2. 曾有除了使您不能呼吸以外的其他明显的致命行为（如推下楼、灌毒药、泼硫酸、泼汽油、或利器刺入致命部位）	☐	☐

计分： 回答"是"计 1 分，回答"否"计 0 分。

总分：＿＿＿＿：☐低危（3 分及以下），☐中危（4～5 分），☐高危（6 分及以上）致命危险

特别提醒： 不计入总分的两项为特别提示题，若特别提示题中任何一题答"是"，无论总分多少，均纳入"高危致命危险"。

第十章

性生活咨询

在中国，性与性别少数人群的性生活咨询，几乎从没有受到应有的关注，许多当事人自己也不敢去做咨询。但是，对于肯定性咨询法的咨询师来说，这些都是不能回避的。

　　在"伴侣关系咨询"一章，我们谈到了性价值观不同和对于"性专一"的不同看法，及其所带来的伴侣关系危机。此章，我们更多从性爱质量的角度，来关注性与性别少数的性咨询。

　　变态心理学教科书中所有关于"性交障碍"的论述，都是建立在异性恋主义基础上的。性与性别少数人群，像主流异性恋人群一样，也存在着性生活中不和谐的因素。这些不和谐之处，有些是与主流异性恋人群一致的，有些是性与性别少数人群所独有的；还有一些，貌似主流异性恋人群也具有，但在性与性别少数人群这里，则因为性与性别少数身份的特殊性，而具有特殊的意义。

　　此外，在咨询中，我们应该注意解构性的简单结构，不要将某些性方式归为异性恋，某些归为同性恋。其实，性爱的方式是多元多样的。

第一节　性与性别少数人群性生活失谐的表现

为了充分了解性与性别少数人群性生活失谐的表现，笔者针对男同性恋者、女同性恋者、变性人及他们的伴侣，进行了一次小型邮件调查。这里他们陈述的性失谐的情况，肯定无法囊括性与性别少数性生活咨询中的所有问题，但很有可能是咨询师最常遇到的问题。笔者在这里将调查结果分为三类，陈述后面括号里注明的，是陈述者的性身份。

一　与主流异性恋人群一样的性生活失谐

这里讲的性生活失谐的现象，主流异性恋人群中也一样存在，当在性与性别少数者身上存在时，在原因与影响上，并没有明显的差别。这种类型性失谐所占的比例并不高。

> 时间长了，对对方的身体没有感觉了。（男同性恋）
> 长久固定的性伴侣，同种性爱方式的效用递减，以及对性伴侣其人的全然无感。（女同性恋）
> 性欲旺盛的遇到不太旺盛的，这个无论何种伴侣都会遇到。（男同性恋）
> 爱干净的遇上不爱干净的。（男同性恋）
> 性口味（包括性爱中对权利的欲求/互补程度）的互斥与摩擦。

二　貌似与主流异性恋人群一样、实际不一样的性生活失谐

这里讲的性生活失谐的现象，表面看来在主流异性恋人群中也存在，没有

什么不同。但是，当其在性与性别少数身上存在时，在原因与影响上，都有非常明显的差别。

1. 高潮问题

　　女同也有体位选择的纠结之处。不知道别的女同会不会也有这样的困扰，我们的经验是69下面的那个会由于体位的关系比较容易到高潮。双方在选择体位的时候有争议，比如两个人都喜欢在下面，总有一方要迁就另外一方选择上面。为了尽量避免这种不愉快，我和伴侣选择了轮流。（女同性恋）

异性恋也存在性交体位上的不一致态度，但是，异性恋男女69式时，体位对于彼此高潮的影响并不会这么大。

　　一方高潮了就想睡觉了，不管另一方还在期待中。这个跟异性恋不太一样，异性恋水平够的话，男女同时高潮的可能性要远大于两个同志，这是生理决定的。（男同性恋）

异性恋也存在高潮问题，在异性恋者中存在明显的"双重性道德标准"，女性更多会顺从男性的"节奏"，一些女性对高潮不敢明确追求。但在一些同性恋这里，这一问题似乎更难以调适，无法解决。

2. 性爱方式问题

　　攻没法儿让受也尝到快感，那么就不会很和谐，不过这种情况在异性恋也存在吧。（男同性恋）
　　会在谁主动谁被动方面略产生争执。（男同性恋）

异性恋者间，也存在谁主动、谁被动的问题，但远不如男同性恋者间的差别大，其对性爱感受的影响也非常大。

有的p根本只顾自己享受不管t的需求，而t也不好意思张口，所以只能去外面找其他的t。（女同性恋）

异性恋同样存在是否关心伴侣性感受的问题，同性恋者中这种不关心，使得他们原本没有"婚姻前景"的亲密关系更加风雨飘摇。

男同性恋者中，对肛交的厌恶也是一个普遍的现象。当然，异性恋中也存在这一问题，只是男同志伴侣中这一点更普通而已。在同性恋社群中，也存在着个体受社群文化影响，认同于某一性行为方式的"正统性"，如一方必须是0，一方必须是1等，这些都显然受到了社群刻板印象的影响。

3. 安全性行为的问题

一方不愿意用安全措施，另一方想用。（男同性恋）
既担心艾滋，又不喜戴套。（男同性恋）
对对方身体状况不了解，内心存有艾滋或性病恐惧。（男同性恋）

异性恋做爱时，也同样会存在为是否使用安全套而发生争执的情况，但是，因为同性恋者内心对艾滋病有更大的压力，所以是否采取安全措施便显得更为重要。

4. 情感对性的影响

情感交流障碍导致的不和谐，如吵架后觉得性生活能让对方开心，其实忽略了对方的感受，他可能根本没兴趣做。（男同性恋）

情感障碍显然会影响性生活，但考察同性恋者间的情感障碍时，不能忽视文化建构的压力在其中发挥的作用。

5. 性期望的影响

我认为同性恋在性上的要求比普通异性恋要高，他们较早地接触了

性，所以对于多人性交甚至是SM，多了更多的期待，这可能也是不和谐的原因之一。（男同性恋）

异性恋也存在这个问题，但同性恋是主流社会性规范的叛逆者，这在同性恋者身上表现得更为突出。

同性恋性爱问题会受到双方身体素质的影响。

三　性与性别少数人群特有的性生活失谐

1. 当事人性别身份决定的

> t只能攻p，而不让p攻。（女同性恋）
> 都想做1号，不想做0号。（男同性恋）
> 纯1遇见了0.5，因为0.5也有做1的欲望而不和谐。（男同性恋）
> 0.5遇见了纯0，因为0.5有做0的欲望而不和谐。（男同性恋）

作为一种文化期待与规训的结果，现实中常见的情况是异性恋者男人是1，女人是0，不存在男同性恋者中间这种谁当1，谁当0的问题。同性恋者择偶面窄，很难找到一个在性行为分工上最适合自己需求的伴侣。

2. 身份压力决定的

> 由于至少一方承受外在或内在重压，并将之投射向亲密关系，而影响性爱。（变性人）

异性恋者不必经受自己的性倾向被主流社会认为是"变态"的压力，这种压力无疑会影响到性爱过程。

另外，性与性别少数群体身体特点对性生活造成的影响，也是绝大多数异性恋者不需要面对的。

第二节　性与性别少数性爱和谐咨询注意事项

性与性别少数群体的性爱咨询，与非性与性别少数群体的性爱咨询相似之处，远远多于相异之处。主要的差别是性与性别少数身份的影响。这也就需要咨询师判断清楚哪些性问题受到了性与性别少数身份的影响，如何产生影响的。这样的咨询便会有的放矢。

一　性与性别少数群体的性爱压力

从前面的举例与分析已经看到，性与性别少数及其他性少数的性问题，很多地方不同于异性恋者。

首先，男女同性恋者可能存在唤起、欲望、勃起或高潮障碍，但这些障碍的发生情境与异性恋者大相径庭。异性恋者的问题往往集中于性插入，而男女同性恋者、双性恋者的性功能缺憾却表现在其他行为上。本章第一节中列举的许多性与性别少数的性困扰，也具有其独特性。

第二，性与性别少数要应付来自社会的同性恋恐惧，乃至于社会歧视内化到他们心中的同性恋恐惧。对暴力的担忧使他们难以像异性恋一样公开表达感情，这就导致了他们在公共场合压抑自己的情感，而这种压抑可能会进入他们的私人生活。内化的同性恋恐惧可能导致他们的性欲望减弱，让他们嫌恶性，对性行为产生负罪感和消极情绪。

第三，男同性恋者要应对性与HIV的联系。性与性别少数社区中的一些人的生活因为感染HIV被改变，甚至失去生命。这使得很多同性恋者处于高度焦虑中，这影响了他们的性欲望。很多同性恋者，即使采取了安全性行为，也仍然生活在HIV恐惧中。而已经感染了HIV的人，即使做足了准备，还是担心传染给自己的伴侣。男同性恋者是否使用安全套的问题，对于稳定的异性恋伴侣也是不那么被重视的。

第四，跨性别伴侣的性关系，有时可能存在不和谐；变性别欲者的伴侣可能并非同性恋，变性后的性生活可能也无法像原生异性间那样自然。

性与性别少数的这些问题，要求性咨询师拓展他们对性问题的认知和治疗实践。如果治疗师不是同性恋者，他必须了解同性恋的议题和世界。咨询师要避免偏见和价值评判。应诊性与性别少数的治疗师，应该制定有利于不同性倾向的更具包容性的治疗模式。要保持开放的态度，必要时进行转介。（威廉·L. 雅博等，2012：384—385）

传统的生物学与心理学在性咨询中常犯的错误，是在个体内部因素的层面上思考性失谐。而我们的主张，一定要在社会的层面上思考这一问题。也就是说，我们关注的不是生理上的性（sex），而是社会建构的性（sexuality），其中社会性别（gender）的影响非常重要。有了这样的视角，便能够做到站在性与性别少数群体的视角上看待和理解他们的性，对他们的性咨询才可能取得成效。

性咨询中，也会涉及多元性行为的咨询，咨询师均应该对此有知识与观念上充分接纳的准备。

对性与性别少数所处的独特压力、他们的身体特质与性爱特点有深入的了解之后，在具体的性咨询中，便可以高度借鉴异性恋性爱障碍咨询的理念与技法。

二　性与性别少数性爱咨询要点

非性与性别少数群体性爱困扰咨询中常用的方式，在这里也完全适用。比如增加性的知识，鼓励彼此探索身体，良好情感关系对性愉悦的重要性，协商处置性行为方式中的不同期望，等等。

但咨询师也要清楚性与性别少数身份对来访者性问题的影响，这需要咨询师做到如下的要点：

1. 帮助来访者认清他们性问题的实质

这实质可能是社会针对性与性别少数的压力内化在他们内心，从而影响到他们的性感受；也可能是个人内心希望主宰和支配的"大男子汉气概"，使得非主宰关系中的一方出现自我接纳障碍。由于文化灌输及其他原因，内心对于性有恐惧、厌恶、肮脏或罪恶感，这些都会不同程度地影响对性的感受。认清之后，进一步化解这些问题的负面影响，从而摆脱它们对性生活的控制。

2. 针对身体特质，在安全的前提下大胆探讨属于自己的性爱实践

许多时候，当来访者对某种性爱方式感到"厌恶"的时候，背后是异性恋性交模式的潜在影响，1与0、T与P、主动与被动的纠结，还是在支配、服从的二元模式下理解性爱和使用身体，性与性别少数个体完全可以质疑、挑战、颠覆这种异性恋的建构，创造属于自己的多元性爱实践。

咨询师应该帮助来访者认识到：人类的性行为方式包罗万象，主流异性恋的主流性交方式其实是非常狭窄的，从追求性的娱乐享受的角度看甚至是枯燥而乏味的。主流异性恋社会也在模仿、学习性与性别少数群体的多元性爱方式，作为提升他们性爱质量的方法之一。而且，只要能够达到娱乐，伴侣双方知情同意，任何一种性爱方式都是好的。

3. 鼓励来访者与伴侣交流和沟通性感受

交流在异性恋的性关系中也一样重要，阻碍交流的最重要因素是对性的污名产生的羞耻感。这种感受，对于一些性与性别少数群体更强烈，因为他们除了因性羞耻，可能更因自己"另类"的性行为方式而羞耻；但对于其他一些性与性别少数来说，他们走出了性污名，坦然接纳自己，会更乐于坦然地交流性感受。所以，身份的自我认同影响着交流。

交流与沟通的目的，是希望双方找到一个共同达到性和谐的途径，而不是只顾自己。许多时候，伴侣未必能够充分了解对方的性感受与性需要，这就需要我们说出来。包括说出让我们舒服的方式，也说出我们需要性的权利。相互尊重，相互给予的性，才是好的性。

4. 悦纳自己的身体

因为对自己身体的自卑而影响到性的情况，在异性恋者中也存在，但性与性别少数有其独特性。易性的跨性别者通常会出现对自己身体形象不接受的情况，这影响到他们在性爱过程中的自信；同性恋者，特别是男同性恋者非常在

乎自己的身体形象，如果因此产生自卑，也会影响到性爱质量。咨询师应该注意到性与性别少数来访者的这些特点，鼓励他们自我悦纳。

5. 咨询师应该熟悉性与性别少数的性爱模式

咨询师应该熟悉性与性别少数群体的性爱模式，这样在咨询的时候才能听懂他们的语言，了解他们的感受。这对于来自非性与性别少数群体的咨询师，更是挑战。

总之，咨询师自己要打破异性恋性交模式对我们的影响，真正以多元的、开放的视角看待性爱，对性与性别少数的性爱经验深入了解和体会，从而真正帮助到他们。

第十一章

职业咨询

为性与性别少数来访者提供有效且符合其文化要求的职业咨询，乍看起来似乎与帮助异性恋和顺性别来访者识别和追求他们的职业目标基本相似。但在一个歧视性与性别少数的社会中，性与性别少数存在属于自己的职场风险，这主要是被"识破"的风险，以及与之相伴的被歧视、被迫离职，至少失去升迁机会等风险。为了回避这些风险，无论在职业选择，还是在职场人际关系处理上，性与性别少数都有一些不同于异性恋主流社会的地方。

1990年之前出版的职业咨询的文献，很少有文章提出与主流文化不同的专门针对性与性别少数群体的职业咨询干预方法。直到1990年开始，英文世界才出现了大量针对性与性别少数人群职业咨询的文献。

在中国，随着性与性别少数亚文化的发展，社会对性与性别少数者接纳度日益提升，他们也将越来越有勇气就各种多元的问题寻求咨询帮助，职业领域的困惑也将是其中之一。尽管性与性别少数者的可见度以及中国社会对他们的接纳度在持续增加，但绝大多数的性与性别少数者在工作场所仍然体验着种种困难，所以，咨询师应该有充分的准备。

本章的目的是详细介绍为性与性别少数者提供符合其文化特色的职业咨询的知识。

第一节　性与性别少数职业决策的影响因素

性与性别少数者职业决策的个人和环境因素与异性恋者和顺性别者有所不同。有学者认为，对同性恋者的职业决策产生影响的个人因素包括个人的职业兴趣、价值和技能等，环境因素主要是同性恋者在工作场所遇到的障碍。这两种因素在同性恋者职业决策过程中交互作用，共同决定着个体的职业倾向。（Hetherington，1991）这两种因素，同样影响着跨性别者的职业选择。

一　个人因素

1. 兴趣

人们普遍认为女同和男同会对传统上不属于自己性别的职业更感兴趣，比如，男同更愿意从事室内设计师、护士以及理发师等，而女同则多从事汽车修理工、水暖工、卡车司机等。

早期的一些研究也发现男同性恋者的职业选择与男异性恋者的职业选择非常不同。他们认为男同性恋者在与室内、装饰、语言、服务、美容、娱乐以及艺术等相关的职业领域中所占的比例非常高；但不愿意从事涉及重型机械操作和人身攻击（如执法人员和军事方面）的职业。所以，有研究者认为，性倾向不仅会影响性与性别少数者职业兴趣的行业和领域，而且会影响其在某个领域内的具体专业。（Whitam & Mathy，1986）

至于男女同性恋者为什么会倾向于对传统上由异性从事的职业更感兴趣，有研究者（Chung & Harmon, 1994）认为是由其非传统的性别角色定位造成的。而女同性恋者选择非传统的职业除了受性别角色定位的影响外，经济因素也是很多女同性恋者从事传统上由男性主导的职业的原因之一。女同性恋者没有男性伴侣，为了养活自己或过上更好的生活，只能在挣钱更多的男性职业领域工作。这是整个社会性别体制的不平等造就的。这种解释具有一定的合理性，但是却不具有普遍性。笔者所接触的中国当代男女同性恋者中，只有极少数进行了不符合社会性别规范的职业选择。

与同性恋者相比，有变性欲的跨性别者的职业选择则更多是与其原生生理性别的职业规范相违背的。道理非常简单，女跨男的跨性别者认为自己是男人，男跨女的跨性别者认为自己是女人，他们当然更多按着自己所认同性别的主流社会的职业性别规范去实践。而且，对于跨性别者来说，按着自己认可的那种性别的职业规范实践，本身也是对自己跨性别身份"正当性"的维护，是内心对自己跨性别身份的支持。所以，笔者所接触的跨性别者，几乎全都是选择与自我认同的性别相一致的"性别职业"，这也是一些跨性别者在变性后要离开原工作的一个重要的原因。

但是，在笔者看来，我们也要小心刻板印象的影响。人们先假设了同性恋者不符合传统社会性别规范，所以那些选择不符合传统性别角色职业的同性恋者在公众的视野中被放大了。而事实上，正如本书第一章中便讲过的，同性恋者除了性爱与情爱对象指向同性之外，并不存在其他普遍、明显的差异。

以男同为例，不是男同性恋对当化妆师或者服装设计师更感兴趣，他们对职业的兴趣可能跟常人无异，而是这些职业的环境更有利于同志出柜而被看到。

2. 价值

工作价值（如成就、工作条件、地位、人际环境、安全性、自主性）在一个人的职业生涯决策中发挥着重要作用。而对于性与性别少数来说，在职业决策中会考虑这份工作是否能接受自己的性倾向与性别认同。有些个体非常看重能否在工作中表达自己的性倾向和性别认同。对同性恋者来说，可能包括在办公桌上摆放自己与同性伴侣的合影、与同事谈论自己与伴侣一起参加过的活动，以及可以携带伴侣与同事一起参加社会活动等；对跨性别者来说，可能包括在工作场所表现出自己所认同的性别的特质，穿自己所认同的性别的服装，以自己所认同的性别自居，等等。在从事性与性别少数社会运动的非政府组织（NGO）中工作的人，一个重要的原因便是可以自由地"做自己"；一些同性恋者和跨性别者选择时尚业、演艺业、美容美发业工作，也是因为这些行业更具有对性倾向和性别认同的包容性。

可以说，性与性别少数人群相比异性恋群体在职业决策时更看重工作环境是否允许自己自由表达性倾向与性别认同，因为对异性恋者来说，表达异性恋性倾向是理所应当的事，根本无须考虑。当然，性与性别少数对这一工作价值的重视程度也是存在个体差异的，这与他们所处的身份发展阶段有关。那些已经向周围人公开了自己性倾向和/或性别认同的性与性别少数个体在职业决策时会更重视能否通过工作以及在工作内外表达自己的性倾向和/或性别认同；而还未出柜的性与性别少数个体在职业决策时则更注重工作的传统价值（比如成就、地位、稳定性等），不过这些个体会考虑工作的地理位置，即希望能在容易找到性与性别少数社区、性与性别少数亚文化活跃、社会包容性大的地方（如大城市）寻找工作机会。对双性恋者来说，其看重的工作价值与个体目前是与同性伴侣还是异性伴侣在一起生活有关。现在看来，自主创业、自由职业可以给性与性别少数者较少的压力，"体制内"的工作，如公务员，则会给他们更大的压力。

3. 技能

咨询师了解性与性别少数所具有的明显的职业技能对于帮助性与性别少数来访者探索其职业取向以及实现潜在价值非常重要；而且相关的信息也可以帮助主流社会了解性与性别少数群体也能为社会做的贡献。

性别角色社会化在个体职业技能的发展中也有重要作用。相比非传统技能，人们通常被赋予更多的机会和鼓励来发展与自己的性别相一致的传统工作技能。考虑到一部分性与性别少数个体具有与自己性别不一致的非传统职业兴趣，但有些人可能由于害怕被贴上"假小子"、"娘娘腔"或"性与性别少数"的标签而选择发展与自己兴趣无关的职业技能。这是因为整个社会的恐同和异性恋主义偏见使得个体内化了性与性别少数的消极信息，不敢正视自己的性倾向，从而也就否认了与自己性倾向相关的一切。

在职业生涯中，个体的职业兴趣和职业技能是互动发展的。由于人们通常认为性与性别少数者会倾向于对非传统职业更感兴趣，那么我们是否可以认为男同性恋者更具有社交和艺术才能，女同性恋者则擅长传统上"男性化"的工作技能（如机械和户外作业），而双性恋者则可以在传统和非传统技能上更平衡？这一点有非常明显的刻板印象，而且并没有实证研究来支持，咨询师接待性与性别少数来访者时对此要保持高度的清醒。即使个别来访者表现出上述特征，也并不等于所有来访者都有上述职业技能方面的特征；而且，表现出上述职业技能特征的来访者，同样可能是受这种关于同性恋者职业技能话语的建构。对于有变性别欲的跨性别者，则通常会显示出其自我认同的性别的一些职业技能来，这是主流社会社会性别规范建构的结果。但这也不是绝对的，也不能刻板化，个体差异永远大于群体差异。

总之，各种关于性与性别少数个体职业抉择的刻板印象都是主流社会在还没有足够了解这一群体基础上的臆想和猜测，是整个社会充斥着异性恋主义偏见和性别主义偏见的体现。贬低性与性别少数观念的出现和流行是由于一些人仍然将性与性别少数的性倾向与性别认同看作是不正常的，这是一种二元化思想的体现。以上这些均会对性与性别少数个体的职业决策产生很多不良的影响，很有可能限制他们的职业发展空间，并产生与性倾向相关的职业决策困惑。

二　环境因素

性与性别少数个体在职业生涯发展中面临着一些特有的工作环境方面的障碍，主要包括：就业歧视；认为性与性别少数者不适合从事某些职业的观念；恐同恐跨、负面刻板印象以及社会污名化；工作场所对艾滋病的恐惧情绪；等等。

对于性少数群体来说，基于性倾向、性别认同和性别表达的就业歧视是他们普遍面临的一个问题。目前，包括中国在内的很多国家和地区没有专门的法律条文保障性少数群体平等就业的权利。

做了手术的跨性别个体，将更难以掩藏自己的身份，通常会被迫离职。许多变性人也不愿意再在变性前的单位工作了，因为他们想开始新的生活，让别人以新的眼光来看待他们。中国目前的情况是，因为歧视，变性人再择业的过程中通常难以找到比较好的工作。如果TA在求职时告诉对方自己是变性人，会受到歧视，许多人还认为他们有心理变态，难以从事通常的工作；而如果不告知变性人身份，TA又很难提供一套与自己现在性别一致的学历、资历等证明材料。北京的男跨女圈子流传着这样一句话："十个TS九个卖，还有一个在准备。"性工作，对于许多男跨女的变性人来说是一个不得已选择的重要就业渠道。

笔者认识一位男跨女的变性人，她变性前是一家国企的中层管理者，收入丰厚，变性后却被迫离职。她到了北京，以每月400元的价钱租了一间7平方米的地下室。找不到工作，她不得不在夜总会卖性。

需要说明的是，绝非所有的变性人都是这样职场不济。如果能够很好地掩盖其变性人身份，便少了许多职场风险。而那些我们能够看到的生活困窘的变性人，通常是没有很好地掩盖其身份的。

也有一些变性的跨性别者想留在原机构工作，但是，他们可能会对"在职过渡"感到焦虑。彻底完成变性手术是一个较长的过程，由一个性别逐渐过渡到另一个性别，这个过程呈现在同事的面前。这个过程中单位及同事对TA的接受程度是一个很大的挑战。尽管一些跨性别者完成了"在职过渡"，但这显然不是很容易，需要很认真地学习。心理咨询师也需要了解在职的转变和可能的就业风险，从而满足跨性别来访者职业咨询的需求。（Carroll&Gilroy, 2002；Gainor, 2002）

有些职业（如教师、医生、儿童保健工作者、神职人员）被认为不适合性与性别少数者从事，因为人们担心性与性别少数者从事这些职业会给他们的工作对象带来"消极"影响。比如说，认为性与性别少数者不适合军队生活，因为他们可能会性骚扰异性恋同事；也不适合接触孩子，很多家长担心他们的孩子会被性与性别少数老师的性倾向和性别认同影响而成为性与性别少数者，或者是这些老师可能会性侵犯自己的孩子。其他一些职业也出于同样或别的理由被认为不适合性与性别少数者从事，比如出于宗教信仰的考虑。主流社会倾向于认为性与性别少数个体无法胜任或不适合从事一些职业，这些显然都是基于恐同、恐跨的思维。

一个公开或疑似性与性别少数的个体可能仅仅因为其性倾向或性别认同就被同事们排斥和厌恶。由于人们对恐同、恐跨缺少了解，对性与性别少数存有的负面刻板印象以及污名化，很多性与性别少数在工作场所都有被孤立、回避、消极对待、骚扰甚至人身攻击的遭遇和经历。性与性别少数者对工作环境中人们对性与性别少数接受程度的觉察会影响其职业决策，也会影响性与性别少数个体在工作场所的出柜程度。

职场性骚扰也是性与性别少数可能会面对的一个压力。异性恋之间的性骚扰，反抗与告诉的概率更大。但是同性恋间的性骚扰没有办法告，因为社会对同性恋有污名。比如，一位同性恋者被同性恋上司性骚扰，会非常难应对。在异性恋性骚扰中，有性，有权力；在而同性恋语境中，又加入了对性与性别少数的污名、身份暴露的压力等因素。

一些工作场所做活动，要求带伴侣。但同性恋者可能没办法带。还有的领导会说：如果没有结婚，说明你是不可靠的。单位同事会积极地给性与性别少数者介绍对象。

人们对艾滋病的恐惧情绪也是性与性别少数在工作场所不受欢迎的原因之一。虽然人类现有的药物与医疗手段已经使艾滋病病毒感染者更像患了一种慢性病，而不再是一种高致命的疾病，但由于人们普遍认为艾滋病与同性恋有着必然的联系，所以很多异性恋者害怕性与性别少数的原因之一是担心与性与性别少数者的任何肢体接触会导致自己感染上艾滋病病毒。尽管在艾滋病教育方面已经投入了大量的努力，但很多异性恋者还是存有这种非理性的恐惧。

显然，性与性别少数个体了解各行各业基于性倾向、性别认同和性别表达的就业歧视和对性少数群体的接受情况，对于他们做出明智的职业决策是非常必要的。性与性别少数应该也通常会选择对自己友好，至少是风险尽可能小的工作环境。

可喜的是，在西方，越来越多行业的大公司都率先制定政策以保护跨性别雇员的权益。人权机构正努力提高跨性别议题的能见度。2002年15家位列财富500强的公司拥有基于性别认同的雇员保护政策，倡议团体所取得的成功可见一斑。到2008年，这样的公司已经增加到了60家。（威廉·L.雅博等，2012：116—117）

中国目前尚未有公司明确有反对性倾向歧视、反对性别认同歧视的雇员保护政策，但是，值得欣慰的是，已经有公司的CEO明显表示了支持同性恋的态度。2015年4月，一家名叫"上海同志商务"的公司组织了"首届LGBT人才招聘会"，邀请对性与性别少数友好的企业召开专门面向性与性别少数人才的招聘会。

个案：当当网

2014年10月21日，当当网CEO李国庆的微博上，发布了一张被撤下的名为"敢做敢当当"的同性题材海报。李国庆表示："包容、理解和公平也是敢做敢当的态度，在这个充满虚情假意的时代，只要敢真实去爱，就应当获得喝彩。"这条微博引起了包括任志强在内的许多名人的转发。如此具有争议性的内容，有人表示无法接受，但更多网友则都认为，一个公众人物为少数群体挺身而出，这份勇气与担当值得尊重。

不同于其他企业对于同性之爱避而不谈或暧昧不清的态度，当当网却表现得态度明确，且立场清晰。

由上文可知，个人和环境因素的交互作用在个体的职业决策中起着重要作用。一方面，一些性与性别少数可能比普通的异性恋者或顺性别者更有可能发展出与自己的生理性别不相符的非传统职业兴趣和技能。但另一方面，我们的社会不太能接受这样的非传统职业决策，那些从事与自己的性别不相符的非传统职业的个体会被贬低、污名化或被怀疑是性与性别少数。有些性与性别少数个体可能会对社会压力做出响应，放弃自己的真实兴趣，改为追求传统职业；还有一些性与性别少数个体会坚持自己的非传统职业理想，但不得不应对来自家人、朋友和同事的消极态度。

对于性与性别少数个体来说，面对各种环境障碍，要选择与自己的职业兴趣、工作价值和技能相符合的职业显然不是一件容易的事。而且，性与性别少数个体的职业决策过程不只是关于职业选择的，还涉及职业调适。他们不得不就自己在工作场所是否出柜做出考量，还要顾及伴侣与自己职业之间的关系等。所以总的来说，性与性别少数个体职业决策过程有更多的困难因素。

第二节　性与性别少数的职业咨询

性与性别少数人群在职业咨询方面最重要的是职场歧视和应对策略的咨询。

一　职场歧视及应对模式

1. 职场歧视的性质

所谓职场歧视，即根据与工作表现无关的个人属性不公平和消极地对待员工或职位申请者。职场歧视普遍存在，受害最广泛的是女性。职场歧视也是性与性别少数群体面临的职业发展障碍之一，会对个体的身心健康产生深远的影响。为了应对歧视，性与性别少数群体必须学会有效的应对策略。咨询师有必要了解性与性别少数人群面临的各种形式的职场歧视及其影响，以及跟性与性别少数来访者的个体需求和自我效能相应的应对策略。

以往的研究者从三个维度描述了职场歧视的性质，即正式的与非正式的，知觉到的与实际存在的，潜在的与已经遇到的。正式的歧视是指影响雇员就业状况（如被雇用或解雇、升职）的政策或决策，工作任务分配以及工作报酬；非正式歧视是指工作场所充满敌意或不欢迎的行为和气氛。知觉到的歧视是个体知觉到的歧视举动；而实际存在的歧视是歧视的现状。潜在的歧视是指如果性与性别少数个体公开自己的性倾向或被怀疑是性与性别少数的话可能出现的歧视；已经遇到的歧视是个体经历到的歧视。这三个维度（2×2×2）描述了八种类型的职场歧视（知觉到的潜在的正式歧视、实际存在的已经遇到的非正式歧视等）。（Chung, 2001）

2. 职场歧视的应对模式

研究者提出的应对策略框架包括三个模式。

第一种应对策略模式是职业选择模式，描述了性与性别少数个体如何做职业选择来应对潜在的歧视。这种模式涉及三种职业选择策略，分别是：自己创业（自己做老板以免于职场歧视）、工作探索（先探索某种职业或职务是否欢迎性与性别少数人员）和风险采取（尽管知道存在歧视风险，还是会选择某种职业）。

一位变性别欲者，在家族企业中赚钱，为变性准备，赚到钱后再变性。他的压力便小了很多。制定阶段性目标，该生活，该赚钱，将来做手术。在安全的环境中找到宣泄。

第二种模式是身份管理模式，描述了性与性别少数个体为了应对潜在的职场歧视，是如何管理有关其性与性别少数身份方面的信息公开程度的。在这种模式中，性与性别少数群体常用的五种策略分别是：表演（与异性约会以使周围人以为自己是异性恋者）、伪装（编造信息以使别人相信自己是异性恋者）、掩饰（遮掩一切可能会暴露自己性与性别少数身份的信息）、含蓄出柜（不掩饰自己的言行举止，但没有明确说出自己的性与性别少数身份）和明确出柜（明确承认自己是性与性别少数）。

性与性别少数应该清楚：你没有错，是社会错了。但是，错误的社会一时难以改变，为了生存，是否可以委屈自己一点？比如，选择对性别特质要求少一些的工作？比如，把职场当作表演的舞台？

职场就是一个表演舞台，可以不用做你自己。工作场所，可以按着"表演"所需要的形式生活，如穿适合的服装。而平时，才做你自己，穿你自己想穿的。

让来访者分清什么是现实，什么是理想，基于文化下的背景，如何做。不要把注意力放在完全不能控制的地方。

但是，对于跨性别者来讲，许多时候"管理"是困难的，他们"管理"不了自己。因为和同性恋者不一样，同性恋者可能是性别表达问题，而在很多跨性别者那里则是性别认同问题。如果认同是固定的，对跨性别者再讲"表演"也没有用。

对于变性别欲者来说，在职场中最难的一段时间，可能是性别转换的过渡期。女跨男，可以用激素，使外观迅速改变，对于蒙混过关是非常有帮助的。男跨女，过程中不能用激素（因为雌激素影响凝血功能，威胁手术安全）。

　　这个阶段对变性别欲者来讲是一次考验，过渡期必须要适应。要蜕变，就需要忍耐，要等。梦想是可以实现的。要变成蝴蝶，就必须经历这个过程。在转变期适合做一些不露面的工作，比如开网店。

　　第三个模式是歧视管理模式，描述了个体是如何应对其遭遇的职场歧视的。该模式包括四种策略：放弃（从工作场所辞职）、沉默（不在工作场所采取任何行动）、社会支持（与其他人谈论自己的经历）、对抗（与冒犯自己的人直接对抗）。确实待不下去时，也不用怕，总能找到合适的地方。

　　需要注意的是职业选择模式和身份管理模式中的策略都是为了应对潜在歧视（正式的和非正式的），而歧视管理模式中的策略是为了处理已经遭遇的歧视（正式的和非正式的）。个体选择这三种模式中的哪些应对策略是基于个体对歧视的知觉，这种知觉到的歧视或许是真实存在的，或许并不存在。（Chung, 2001）

个案：同志维权案

　　2014年，深圳一位男子将其原来所在的深圳某设计公司以侵犯平等就业权告上法庭，因为有证据显示，因为他的性倾向被曝光，该公司解除了与他的工作合同。这是中国已知第一起因性倾向被曝光而发生的职场维权诉讼。

　　这便属于歧视管理模式中之"对抗"实例。

　　长期以来，中国绝大多数的性与性别少数个体便是采取上述一种或多种应对模式，在职场上艰难地生存着。性与性别少数通常会在工作中严格保密自己的性倾向与性别认同。他们中的很多人会伪装成异性恋者来生活，包括与异性约会，并且很少与同事分享他们度假时的照片；如果要和同事一起参加社会活动，他们会带着异性来掩饰自己的秘密。有些性与性别少数者，在选择职业时，甚至会基于如果在从事这个职业时出柜，自己安全度的大小，来考虑是否从事这个工作。比如说，常有年轻的性与性别少数者会避免去涉及儿童或文化较为保守的公司工作，因为这些工作种类很难轻易接受他们的性倾向与性别认同。有些性与性别少数者小心地隐藏着自己的性倾向与性别认同，因为他们害怕如果自己显现出"变态"的话，会被拒绝升职。

　　幸运的是，对如今中国大城市的性与性别少数者来说，这样的情况已有所改善，特别是在类似于北京、上海、广州这样的大城市，同时也是主要的性与性别少数文化蓬勃发展的区域。我们甚至可以在工作场所中听到人们谈论自己性与性别少数同事的生活和恋爱方面的话题，这也表明如今性与性别少数者的具体职业需要经历着迅速的变化。

个案：职业迷惘中

我是一个男同，目前在老家（一个小地方）政府机关，想出去，但是不知道能做什么，很迷茫。

大学毕业后，回老家进政府机关，是自己考试进去的。当时就是觉得也没有找到其他更合适的，就在这里上班了。但现在觉得，在老家压力很大，所以不能长久在家里待下去。

躲避结婚的压力是原因之一。另外，地方小，观念不开放，即使找到伴侣也不能长期在一起。之前也有过几段感情，但是也都没能够长期在一起。我感情中有些太在意对方，每段感情都是付出很多，但是被对方抛弃了，所以也不知道如何去处理。目前没有加入同性恋团体，地方小，没有。

想换个地方，可以找到合适的伴侣，两个人生活在一起，更希望找到自己能够努力和奋斗的方向。

这几年本来是想做生意赚钱，结果不但没赚到，反而全都赔了进去。

还有一个想法是考博，为了到一个大城市去。

理想中，有一份工作不要太累，各方面能过去就可以了。

咨询建议：

先想一想，以上个案中的来访者，分别采取了哪些职业应对模式？

首先，他无疑在使用"身份管理模式"中的"表演"和"伪装"；其次，他曾经试图使用"职业选择模式"中的"自己创业"；最终，他希望能够采取"职业管理模式"中的"放弃"，即离开现在自己的职业，另找一个职业。而在这个过程中，我们清楚地看到，与职业选择纠缠在一起的，还有生活环境（老家、小城市）对同性恋者的不宽容文化，以及和长辈生活在一起的结婚压力。这些造成了中国同性恋者特殊的处境。

咨询师应该充分认识到，来访者想离开老家择业，与他的性倾向受歧视有很大关系。离开老家的直接目的有二：一是，逃婚；二是，找到合适的伴侣。

背后的原因则主要是：到一个对同性恋更宽松的文化中，自由发展自己。

来访者无论是想考博，还是想做生意，都是要摆脱老家这个环境，同时也摆脱现在的公务员身份，因为公务员身份对他的压力可能更大。

咨询中，咨询师应该帮助来访者找到适合自己的、最有可能成功的途径，来改变自己的生活地域与职业。同时，咨询师也应该提醒来访者认识到：并非进入大城市，有一个非公务员的职业，他所关心的所有问题就都可以迎刃而解。比如情感问题，是一个需要不断成长的过程。咨询师同样提醒来访者考虑：在无法解决离开老家、另行择业的情况下，应该如何安排自己现在的生活。

3. 应对模式对咨询师的启示

咨询师可以通过上述的职场歧视概念框架更好地了解性与性别少数群体面临的各种形式的职场歧视及其应对策略。在为性与性别少数来访者做职业发展方面的咨询时，咨询师可以帮助来访者：

（1）明白不管工作场所有没有反歧视的政策规定，对性与性别少数群体的职场歧视都会以各种正式和非正式的形式体现出来；

（2）获得关于职场歧视的更现实和更准确的看法；

（3）评估潜在的和已经遇到的歧视。

咨询师可以与来访者一起探讨各种应对潜在的和已经遭遇的职场歧视的策略，如上文提到的职业选择、身份管理和歧视管理等策略。具体来说，咨询师可以帮助来访者发展应对职场歧视的计划和性与性别少数来访者可以用到的安全的支持网络和资源。咨询师应该尊重性与性别少数来访者的自主性，肯定来访者认为最适合自己的应对策略；要注意不能推动来访者运用过于激进的职场歧视应对策略，这样做不能保证可以和性与性别少数来访者个体的身份发展步伐相一致，而且有时可能会给他们带来更大的风险。

职场歧视和应对策略模型可以被用作在肯定性与性别少数来访者性身份的情境下帮助其找到最适合的职业发展方向的框架。咨询师可以与来访者一起探索各种应对策略的好处和风险，它们是否符合来访者的性与性别身份发展阶段，使用不同应对策略的自我效能，个人和家庭的需求，以及在工作情境下的整体身心健康。这样的咨询过程有助于促进性与性别少数来访者适应其所在的工作环境。

重要的一点是，我们鼓励咨询师进行社会正义的宣传和倡导，为所有性倾向的个体争取平等的权利。

个案：向同事求爱被拒绝

我在一个事业单位，认识一个比我小五岁的男生，我们一起聊天或吃饭，感觉也比较好。不知是否我主观了，觉得他对我也有好感。没料到的是，我对他表白了之后，引起他极大反感。我就害怕了，我的身份和我的性倾向被他知道，因为我的这份工作得之不易，我希望他帮我保守秘密，他也答应了。但我还是很不安，因为他当时表现出极端的厌恶和排斥，就像我是病毒或怪物。

我们之前关系很好，现在变成这样，我担心其他同事看出来，知道我的身份就很不好。我就三番五次找他说，即使不能做那种朋友，也希望能保持普通的朋友关系。但可能因为我多次去找，他变得更为反感，可能认为我在骚扰他，就告诉了领导，领导也非常不能接受，就把我开除了。

我现在的情感很纠结，对他既爱又恨，我对他现在仍很喜欢，放不下他。每天晚上想到这事，都睡不着，很后悔，觉得很可惜，好不容易找到这样的好工作，白白牺牲掉了，当时死的心都有，一想到父母家人，也不能死，极端的时候连拉着他一起死的心都有。心里特别纠结，求助。

我是搞教育工作的，所以这个身份是绝不能在这个圈暴露的，否则职业生涯就会断送掉。我现在午夜梦到的都是他，想的是他，又恨他，为什么他就不能给我多一些理解呢？在他不知道我的身份之前，我俩关系特别好，很聊得来，现在特别后悔，工作丢了，朋友也丢了，无法摆脱，快抑郁了。

咨询建议：

可以尝试一下把关注的焦点转移到别处，你找到的这份工作没了，但你找到这份工作的能力还在。以后看看是否能在你们的圈子中去认识更多的朋友，互相认识寻找伴侣，而不是在不确定对方的身份的前提下公开自己的身份。

二　性与性别少数职业咨询的要点

咨询师接待性与性别少数职业咨询来访者，同接待基于其他问题的性与性别少数来访者一样，需要有充分的自我准备。如何成为一个肯定性咨询法的咨询师，我们在前面的章节中已经进行过专门的讨论，比如，自我检验那些可能会影响到咨询过程的微妙的或无意识的偏见，对这一受压迫群体的偏见会影响到职业咨询师个体所使用的干预方法；咨询师们必须对性与性别少数的文化非常熟悉，这样才能在咨询中表现出可信和一致的态度来。咨询师如果在态度上做不到支持性与性别少数者，从伦理上讲，应该将来访者转介给支持性与性别少数肯定性咨询法的咨询师。当然，不仅在职业咨询上是这样，凡不能做到认可和采取肯定性咨询法的咨询师，均不适合为性与性别少数个体提供咨询服务。

性与性别少数来访者在职业发展方面会有相对比较特殊的问题，这些个体可能处于职业发展的黄金时期，迫切需要有知识、能力并具备同理心的咨询师为他们进行职业咨询，这样的咨询服务可能会影响个体一辈子的职业发展过程。咨询师应该为性与性别少数来访者提供无条件的情感支持和指导，帮助来访者找出可能的职业发展假设，提高来访者的生活质量。因此，咨询师应该全面考虑下述的咨询要点，尽量帮助来访者做好职业规划，并协助来访者提升其职业发展的自我决策能力。

这里所推荐的咨询要点有一个共同的目标，就是每一次都试着为性与性别少数者在做职业相关的决定时创造更多的选择机会，做出更有利于自我实现的职业选择。

1. 考察自我认同与身份意识对职业的影响

除了性与性别少数咨询中普遍需要做到的一些原则之外，职业咨询的一个特点是，职业咨询师在接待来访者时必须要了解其性与性别少数身份认同的发展过程，这在针对异性恋者的职业咨询时通常是不需要的。由于不同的性与性别少数个体是在不同的年龄阶段意识到自己的性倾向的，所以年龄不能作为性与性别少数者身份发展的预测指标。因此，职业咨询师需要了解其来访者处于性与性别少数身份的哪个发展阶段，及其在发展中遇到的其他问题，这样才能结合性与性别少数个体在职场中可能遇到的歧视，提供有效应对的职业咨询。

咨询师应该努力提升来访者的自我认同，帮助来访者克服内化的负面刻板印象。职业咨询师帮助来访者了解自身内化的恐同的概念是非常重要的，因为这种恐同可能会影响到来访者的生活和职业选择。

咨询中还应该注意：警惕性与性别少数身份意识加剧职业困扰。职业困扰是无法避免的，性与性别少数人群的职业发展困惑，除了与可能存在的性别歧视有关之外，其他的未必很特别。在咨询的过程中，咨询师首先要做的，就是去除来访者心中可能存在的，认为自己因为是性与性别少数，所以自己的职业发展困惑就尤为严重的想法。也就是说，咨询师的态度可以帮助来访者认识到，这其实就是自我成长中的一个问题，和别的问题一样，并不特别困难。

咨询师还应该让来访者认识到自己的责任意识，尤其不能让来访者强调自己作为性与性别少数的弱势而逃避对自己的责任。

此外，性与性别少数身份可能由于长久的压抑而不容易对同事形成信任，给人感觉不合群，或者他们也可能对不友好更敏感，这均是咨询师要帮助来访者认识到的方面。

2. 警惕性别刻板化，关注性别对职业的影响

对于处于求职阶段的来访者，帮助他一起警惕性别刻板化的职业选择，是不能忽视的。很多男同性恋者都被定型为适合从事类似于理发师、花店职员、舞蹈家、演员、秘书、护士、空乘人员以及其他传统上由女性从事的职业；而女同性恋者则被定型为适合从事类似卡车司机、运动员、工程师以及其他传统上由男性从事的职业。这些非常狭隘的刻板印象影响着人们的职业选择，在其中性与性别少数者可能感到更"安全"，容易被接纳，然而，这些职业也会限制性与性别少数者的职业选择范围。更何况对很多性与性别少数个体来说可能并不适合。

咨询师需要同时考虑其他文化变量对性与性别少数个体职业决策的影响。性别，是尤其重要的一个变量。探索性别问题及其如何与性倾向和性别认同相互作用影响性与性别少数个体的职业观念，是很有必要的。

比如，一些女跨男的变性别欲者受主流社会性别气质规范的影响，希望选择传统上男性的职业，但是，即使是跨性别者，其原生生理性别的特点也是存在很大影响的。笔者并不是说原生女性一定体质弱、力量小，没有办法从事需要强体力的工作，而是说，这应该是考虑的因素之一。

有些拉拉的男性特质，使她们很难找到工作。男性工作，不要女生，如送快递；传统女性工作，要穿裙子，而拉拉中的T不愿意穿裙子。女性本身就是职场弱势，拉拉是弱势中的弱势。

但是，比起拉拉，跨性别是重灾区。女同是性别表达，跨性别不只是性别表达，还有性别认同问题。曾有一个男跨女，在银行工作，要穿裙子，主管不同意这样做，要么穿回男装，要么回家。而且无法上厕所，女同事们不同意其上女厕所。主管将其调到一个无事可以做的岗位。最后不得不辞职。

3. 充分评估职场环境

如果来访者正在择业中，咨询师可以帮助来访者了解目标公司对性与性别少数的态度，建议他们对其即将去工作的公司对性与性别少数的态度做事先的调查，提供一些策略帮助来访者完成这样的调查。咨询师可以事先分别准备一份"歧视性与性别少数的公司名单"，以及一份"对性与性别少数友善的公司名单"，这对于来访者将非常有帮助。如果来访者已经在一家公司中，这样的评估也是有益的，可以同他们一起考虑是否在职场出柜，如何应对反性与性别少数的职场环境，以及如何处理工作场所对性与性别少数的歧视问题。咨询师可以帮助来访者发展策略来应对工作方面的各种情形。

此外，咨询师应该为来访者提供不同的就业方式选项。不同类型的机构，对于性与性别少数身份曝光之后，可能采取不同的态度，而这对当事人的影响也不同。比如，体制内的、官本位的，注重"主流社会观感"的机构，对性与性别少数的包容性便会较差。而个体的、可以自由流动的机构，包容性便会较强，对当事人受到歧视后的伤害也较小。

个案：易装者的职业选择

笔者曾有两位易装恋的好友。一位是中学教师，一位是私营企业主。

中学教师精通五门外语，当他37岁的时候，决定再也不在柜中生活。他开始勇敢地穿裙子上班，穿裙子走上中学讲堂。结果，学校以种种理由将他停职了，他在家中领基本工资勉强生活。

私营企业主，在家里，在公司，均大胆地穿女装。没有人敢嘲笑他，他的事业也完全没有受影响。毕竟企业是自己的，需要打交道的合作网络也非常简单，避免了绝大多数跨性别者要面临的职场尴尬。

值得一提的是，自主创业，无疑是性与性别少数重要的避免就业歧视的选择。而且，不要忘记，性与性别少数者自己当老板创办的企业，将在很大程度上减少基于性倾向与性别认同的歧视！随着粉红经济的崛起，性与性别少数者自己的企业，对性与性别少数友好的企业，必将不断涌现。性与性别少数择业的时候，可以将之视为一个重要的选项。

个案：粉红经济崛起

粉红经济崛起，扩展性与性别少数就业空间。

2014年7月，同志交友软件ZANK宣布完成总额达到2000万元的A轮融资，其创始人凌绝顶称，其估值为6000万—7000万人民币。

10月，另一款同志交友软件Blued创始人耿乐宣布公司完成了来自顶级投资机构、DCM的B轮3000万美元融资，估值超过3亿美元。而其在年初已获得来自清流资本千万元A轮融资。

ZANK已推出自己的女同交友软件Laven，Blued也在筹划推出自己的女同交友软件Pinkd，而诸如Lespark，乐do，the-L等专门针对女同群体的交友软件也都顺利获得天使投资。

有异性恋者开办的旅游公司，也盯上了性与性别少数旅游的市场，开设了专门的旅游线路，如参加各国同性恋大游行的旅游团。

粉红经济的崛起，是性与性别少数平权运动、社群兴起、同志自我认知度提高的重要成果，性与性别少数者不再被视为心理治疗的对象，而被视为普通的消费者，其不可忽视的消费力量受到重视，粉红经济可能进一步推动性与性别少数的平等权益。

4. 注意双重边缘化的影响

一些性与性别少数个体不仅因为性倾向和性别认同而处于职业弱势地位，还可能同时因为健康、学历、地域、原生生理性别等因素，处于职场的弱势地位，面临双层边缘化的压力。这种情况会导致性与性别少数个体更害怕被歧视，更不愿意向他人公开自己的性倾向和性别认同，更有被边缘化的感觉，也就有了更多的职业决策困难。要帮助性与性别少数个体进行最佳的职业规划，咨询师有必要将以上这些因素与性别以及性倾向进行综合考虑。比如，那些身体残疾的性与性别少数个体，他们的职业观、职业兴趣和决策会深受其身体残疾状态的影响。这些人除了承受无法就业的压力，还有其他一些因素也会影响身体残疾的性与性别少数个体的职业发展过程，包括自尊问题、家庭的态度与干涉、有限的职业信息以及受限的职业决策机会和能力等。咨询师应该明白这些个体不仅属于性与性别少数社区，同时也受残疾文化的影响，了解这些信息可以使咨询师能更好地帮助来访者规划解决职业发展相关的问题。

5.帮助来访者建立支持网络

性与性别少数的支持网络，可以来自职场内部，也可以来自职场之外。

积极的职场内部支持网络，对个体的身心健康来说是非常重要的。来自职场之外，包括职场支持网络的肯定和支持可以减少来访者的压力，增加个体的被"赋权"感。咨询师可以和来访者一起协商标准，确定哪些人可以被筛选纳入自己的生活圈中，特别是职业场所的哪些同事具有对性与性别少数友善的态度，可以成为性与性别少数的支持网络中的成员。

笔者认识的一位变性人，原本在公司里人际关系就非常好，她也一直有计划地侧面了解不同的同事对跨性别的态度，确定了哪些同事是支持的力量，哪些是中间的力量，哪些是可能持否定态度的力量。她有意接近那些对跨性别更多持否定态度的同事，使他们把她当密友。同时，她慢慢向同事浸透跨性别的知识。在准备变性手术的过程中，她先选择最可能支持的力量出柜，最终一步步向所有同事出柜，最终成功地使大家都接纳了她，甚至有一位同事还对她展开了追求。可见创建积极的支持网络，有助于面对和处理可能的职场歧视。

性与性别少数社区的支持，也有助于性与性别少数抗拒职场的压力。咨询师在启发来访者分析目前的职业发展目标和路径的同时，需要帮助来访者开阔视野。很多性与性别少数人群由于长期的压抑，实际上对国内的性与性别少数社区是不甚了解的，他们甚至也没认识几个真实的性与性别少数朋友。所以，咨询师需要评估他们的社会支持系统，除了家庭、同事、同学、一般朋友，还需要了解他和社区的状况。一般来说，性与性别少数人群与社区的融合性越强，他们可能得到的支持和帮助就越多。

这一点对于因为出柜而受到职场打压的来访者尤其重要。为来访者提供性与性别少数专业人员的网络和社区信息，与性与性别少数来访者分享当地现有的性与性别少数社区资源；在性与性别少数遇到职场歧视的时候，提供给他们可以解决问题的渠道，包括同志社区、同志或直同志法律工作人员的援助；提供专门的课程，如让专业人员开办讲座，以满足性与性别少数职业发展的需要等。还包括支持并鼓励在职场获得成功的性与性别少数者为其他性与性别少数树立榜样。对于那些曾经被社会刻板印象束缚而限制了职业选择范围的群体来说，职业榜样是非常重要的。咨询师可以列出一份那些已经出柜并且愿意分享自己各种经验的性与性别少数者的名单来，提供给来访者。

个案：一位男同性恋者的职业发展咨询

来访者主要背景：

男性，同性恋者，22岁，大学毕业工作仅半年。

他喜欢偏文一些的专业，但高考后填报志愿时，父母却让他填报计算机。他第一志愿填报了中国计算机专业最好的学校，后面三个志愿填的是自己真正想学的。他当时的想法是：第一志愿考不上，正好读后面的。但是，第一志愿录取了他。他有些尴尬，没有办法了。

他并非是对专业不感兴趣却能做好的人，他不喜欢计算机专业，大学四年学习自然不好。毕业后，父母安排他进了一家公司，他自然也不喜欢这工作。想到出国。

他来做咨询时，正处于是否应该换职业，是否应该出国的困扰中。

是否出国，他已经从三个维度进行了考虑：

（1）与同性恋爱的可能性。他还没有恋爱经验，他不敢轻易向喜欢的同性示爱。他认为在国内同性恋很困难，在国外会好很多。出国可以找男友，解决现在不敢找男友的困扰。

（2）赚钱，发展。计算机行业在国外的收入高，职业发展的路径也不错，而对在国内的发展前途，他没有信心。他认为物质上的独立对于身为同性恋者的他更为重要，钱多了能够带来精神上的自由，有钱才有话语权。他在国内不知道如何走自己的职业生涯。出国可以学到本专业更高深的东西，但是回国发展的好坏是另一回事。

（3）生活习惯，归宿感。他有同学出国，吃住都不像样；和外国人日常生活可以交流，但一深聊就不行了，人家说的歇后语不懂，十六岁时看过的电视也聊不到一起，他还不喜欢西餐……对于这种文化隔阂，他觉得受不了。

咨询问题：

（1）是否该换一个职业；如果换，换什么职业？

（2）是否应该出国？

咨询过程：

来访者面对的，是"职业选择"与"是否出国"这两个问题。这两个问题又交织在一起，需要我们层层剥离。

我（咨询师）首先问他自己喜欢什么职业。他说：第一，喜欢艺术；第二，想做性与性别少数相关的工作。

喜欢艺术，被认为是一些男同性恋者的"特点"；而想做性与性别少数的相关工作，则是许多性与性别少数的梦想。

他也提到很多男同性恋喜欢艺术类工作，我和他讨论，他自己的这一职业兴趣，与同性恋身份的关系，即性别刻板印象对职业的影响。有一点得到了明确：他并非因为认同了同性恋身份才喜欢艺术。

我问：你有多么不喜欢现在的工作？他说：如果不需要自己全身心投入时，还能对付着；但如果需要全身心投入的时候，就会太痛苦。所以，他觉得自己在计算机职业领域没有前途，不会做大做强。

我表示理解这种不得已做自己不喜欢的工作的痛苦，也提到社会学上"职业滞留系"的存在，即人在年轻时会存在职业兴趣上的变化，三十岁后逐渐稳定。

我问：针对性与性别少数的职业兴趣，有什么具体的想法？

他说，想为同志婚姻合法化做贡献，但觉得以自己现在的身份，做性与性别少数的工作会很难，他想先赚钱，赚大钱，然后拿钱来支持性与性别少数工作。

但问题又来了：他无法在现在的计算机职业中投入精力，怎么可能"赚大钱"呢？

再来看出国问题。从职业发展角度的考虑，他认为在国外计算机行业从业人员的职业发展脉络是非常清楚的，其高收入的结局也是他想要的。如果是一个喜欢自己职业的人，这个理由似乎就足够了。但是，他又不喜欢计算机职业。因为对文化隔阂的抗拒，出国另觅职业，对他来说显然更不可能。也就是说，出国无法解决他不喜欢自己职业这个问题。

在他考虑的三个是否出国的变量因素中，性倾向是其中一个，出国可以更坦然地交同性恋人。但是，他的自我身份认同比较高，所以这对他不是一个足够的理由。他说："我需要一个强有力的理由出国，而性向不是最强有力的理由，不是一个能够说服我自己的理由。我对自己有信心，再恶劣的同志环境，对我都不是个事儿。"

在国内生活，他也没有出柜压力。他说："我和父母的关系非常好，他们非常爱我，虽然他们对同性恋一定也会有抗拒，但我和他们说清楚，他们一定会接纳我的，因为他们爱我。"

针对性与性别少数的职业咨询，要考察自我认同对职业的影响。在这位来访者这里，自我认同高，不在乎国内恶劣的同志环境，也不惧怕对家人出柜。

这样清理之后，我们看清楚三点：

（1）他自我认同度高，不需要通过出国来逃避向父母出柜等问题，他认为赚大钱是未来出柜的保障，"有实力就有话语权"。

（2）他的主要目标是赚大钱，出国继续从事计算机职业可以赚大钱，但他不可能在自己不喜欢的这个职业上投入太多热情，所以还是无法做好，无法做好就无法赚大钱，是否出国都是一样。

（3）他非常不喜欢到国外生活，他没有良好的适应新环境的能力。

这样看来，在现有情况下，出国便不是一个适合他的选项。

我和来访者进一步讨论换职业的可行性。

首先排除了从事性与性别少数工作的可能性。来访者希望为性与性别少数平权做出贡献，但是，不可能每个性与性别少数个体都适合做社会运动家。他觉得自己不适合搞社会运动，何况他的理想是赚大钱，再支持性与性别少数运动。所以，现在转到这个领域进行工作的动机本身不足。

我和他说，换一个职业需要具备相关的专业技能。而如果重新学习一门技能，会比较困难。那么，转到和自己现在专业技能与职业比较邻近的方面，自己现在的能力成为新职业的所长，而不是从头起灶，会如何呢？比如，用自己现在不喜欢的计算机专业，做自己的事情，比如艺术方面的事情，也是一种"转业"。重要的是找到一个结合点，还需要有机会。

对此，他此前从来没有考虑过，我建议他给自己一些时间思考，寻找现在的专业与新职业的结合点。最后的决定，显然需要他自己做出。

可以进一步完善之处：

（1）对职业困扰的类型有更清楚的认知。

前面我们提到了性与性别少数人群和自身的性倾向和性别认同相联系的职业发展困惑，如出柜的问题；是否有职场的性别霸凌或者职场是否性别友好的问题。而此案例，显示出的是在成长过程中本身累聚的困惑，即职业选择的困惑，到了职业发展阶段集中爆发出来的问题。个人成长中遭遇的问题现在到了职业发展的某个阶段，集中爆发出来了。这在异性恋者身上也非常常见。咨询师应该帮助来访者认识到问题的实质。

（2）可以进一步讨论其性倾向困扰。

来访者在对性倾向身份带来的困扰方面表现得比较矛盾，他一方面显得对现状比较有信心，觉得没有出柜困惑，另一方面又似乎想逃到国外去更好地发展同性恋关系。那么，来访者想要逃离的困惑是不是真的和出柜困惑无关？现实的环境给他造成压抑是否真如他所说的无足轻重？咨询师应该对现实状况有更多了解，这有助于咨询师了解来访者说"我觉得挺好的，没什么"背后的防御性心理机制，并进一步了解他们困扰背后的潜意识。

（3）公益与职业的关系还应该深入讨论。

本案的来访者，对做性与性别少数公益实际上不够了解。很多性与性别少数社区志愿者都是一方面有着支撑自己基本生活的主流工作，另一方面又在做公益，两者并不矛盾，还可能彼此呼应。当一个人在职场并不百分百满意，又一下子没办法找到一个满意的职场的时候，能做的，可能就是改变一些生活其他方面的状态。那么，用另一部分时间去投入社区工作，对很多性与性别少数来说，就是很好的选择。当生活的其他部分充实起来的时候，工作的心境和态度也会有所改变，因为那时候人就有别的支持了，内心就不空洞了。从这点来说，参与社区和公益的性与性别少数人群可能比很多只知道工作的异性恋者心理都要健康很多，因为他们既有基本工作的保障，又有理想信念。

（4）进一步帮助来访者发展责任意识。

很多人会纠结在过去的挫折中，这在性与性别少数人群中也不奇怪。这一方面是因为过去确实可能有创伤没有修复，另一方面，也可能是为现在的不满、自己的不够好而找到的原谅自己的理由。比如案主也可能是后者。强调自己对所学专业的不满意，强调自己被父母安排，这些似乎就可以逃避自己应该对自己负的责任。所以，咨询师也应该让来访者认识到自己的责任意识，尤其不能让来访者强调自己作为性与性别少数的弱势而可以逃避对自己的责任。来访者比较好的状态是已经意识到"赚钱养活自己"的重要性，咨询师需要强化这一点，这也是非常重要的赋权的一部分。能够养活自己，对自己的决定负责任，才能够在未来参与同志平权的社会运动中真正负起责任。

6. 职业量表的应用策略

很多职业咨询师都习惯了使用职业兴趣量表及其他人格测试工具作为重要的评估手段，这些手段不是不能够用在性与性别少数来访者这里，但如何使用是非常重要的。笔者想强调的是，任何量表的应用与判断，均应该考虑到性与性别少数来访者的独特性，比如适当加入相关的评估因素。咨询师应该努力扩展或发展新的职业测评工具，在其中纳入性少数群体面临的普遍议题和独特问题。除了人口、社会、文化、兴趣、能力、价值观、教育和职业背景资料，还应该评估其他一些因素，如与各种各样的人一起工作的舒适度，是否有兴趣到那些制定了反歧视规章制度的公司工作，以及个体想要工作的地理区域等。收集类似的信息要比只关注传统标准测试的测评结果更为有用。评估这些因素可以协助咨询师了解来访者在特定工作环境中工作的感受，而如果不强调这些因素，可能会潜在地限制性与性别少数个体的职业选择范围。

此外，评估来访者对于出柜的舒适程度对一些来访者是有帮助的，同时协助来访者确认哪些人和其他资源可以帮助其应对由出柜带来的负面影响也是很重要的。

总 结

咨询师接待在职业发展方面存在困惑的性与性别少数来访者时，创造性与性别少数友好的环境，对他们以支持、赋权的态度进行咨询，则整个咨询过程便不只是为来访者选择一个合适的职业那么简单，还可以帮助来访者具备在日后的职业发展中自己做出决策的能力。

为性与性别少数者提供符合其文化需求的职业咨询，并不是一件简单的任务。这其中充斥着个人和社会问题，包括内化的恐同、就业歧视以及其他很多问题。职业咨询师如果能做到直接面对这些问题，会发现道路平坦了很多；而且也可以为前来寻求职业决策帮助的性与性别少数来访者带去更大的收获。

第十二章
物质滥用咨询

这里所讲的物质滥用，专指一种使用酒精或其他药物的适应不良模式，并产生一些严重的不利后果，如在家庭、学校或工作场所的问题；生活中可能将个体置于一种危险的境地；有可能引发法律纠纷；或使得个体的人际关系日益恶化等。物质滥用不同于物质使用，物质使用是出于自娱自乐或社交需要适度饮酒或偶尔使用药物。

物质滥用普遍存在于人类社会，并不是性与性别少数的专利。性与性别少数中的绝大多数人，也并不存在物质滥用的情况。

尽管酗酒和吸毒体现为不同的形式，有不同的后果甚至原因，但为了行文方便，笔者还是将它们放在一起讨论。

跨性别者中还会存在激素滥用的问题，主要是过量使用激素，使用错误种类的激素，使用中没有对自己的健康进行监测等。这些将给跨性别者带来一些健康隐忧。这可以通过提供正确的激素使用知识以及对跨性别友善的医疗服务来改变。肯定性咨询法的咨询师，应该对此有所了解，以便在必要时为跨性别来访者提供帮助。

物质滥用问题在中国已经受到重视，但是，仍然缺乏对性与性别少数人群心理健康服务需求的敏感度。相应的，在物质滥用咨询机构工作的专业人员大多缺乏性与性别少数相关问题方面的知识，并且往往没有意识到他们的来访者中有些是性与性别少数者。

我们有充分的理由推测，在主流的咨询机构中，很多性与性别少数者不乐于与其咨询师或其他来访者分享关于自己性倾向与性别认同的秘密，原因是他们害怕暴露了自己的性倾向或性别认同后，得不到咨询师的支持，也担心会被其他来访者骚扰。毕竟，很多心理健康咨询师在平时的培训中，可能只接受过与来访者物质滥用有关的问题，但并没有受到关于如何接待性与性别少数的物质滥用来访者的多元文化教育。

本章将探讨的信息，有助于咨询师理解和面对性与性别少数人群物质滥用的咨询。

笔者想特别强调的是，物质滥用存在于所有人群中，至少在中国没有证据显示性与性别少数人群中存在更高的物质滥用比例。物质滥用和性与性别少数者也没有任何必然的联系。这样的声明，是为了避免加剧对性与性别少数的污名化。本章的目的，只是希望能够为性与性别少数群体中的物质滥用个体，提供更好的咨询与服务。

第一节　物质滥用及其影响因素

一　导致性与性别少数者物质滥用的因素

对于为什么有些人会产生物质滥用的问题，而其他人则不会，没有单一的解释。

从环境和社会心理的角度看，有几个因素可以解释为什么性与性别少数社区内存在相对较多的物质滥用问题，但这些影响并不一定只存在于性与性别少数人群中，只是对于这一人群有一些独特性而已。

1. 恐同、恐跨

恐同、恐跨被定义为人们对性与性别少数者以及与之相关的任何事情的不合理的恐惧情绪。恐同、恐跨包括两种类型，分别是外在和内化的恐同、恐跨。外在的恐同、恐跨来自于主流异性恋社会，他们不喜欢或害怕性与性别少数者。相反，内化的恐同、恐跨来自性与性别少数群体内部。很多性与性别少数从小时候起，就内化了主流社会关于性与性别角色相关的意识形态，所以当他们意识到自己的性倾向与性别认同不符合主流的理想期待时，就会在一定程度上体验到对自己的负面情绪。恐同、恐跨是对性与性别少数人群最普遍而有害的影响因素之一，沃恩（Warn）（1997）认为恐同、恐跨最有可能导致物质滥用在性与性别少数人群中持久存在；他进一步指出性与性别少数者可能会借助酒精或其他药物来缓解由外部恐同、恐跨环境带来的紧张感。而且，性与性别少数者内化的恐同、恐跨会使他们产生耻辱感，当这种感觉几近压垮性与性别少数者时，他们就会借助物质滥用来减少这种负面情绪。

　　有学者描述了这种由性与性别少数身份带来的羞耻感成为潜意识的过程，认为性与性别少数者自己与众不同的感受和不被接纳的感觉引起的困惑和痛苦，导致他们"拒绝接受自己最自然的感觉……作为一种应对机制，一些觉察到自己的同性恋性倾向的孩子会学着与真实的自我和性倾向相脱离，创造出一个虚假的自我以满足父母和社会的期望……久而久之，游离和拒绝就成了很多青少年性与性别少数者主要的防御机制"。为了保护自己，这种防御机制会一直延续到青春期，"持续经历着与性与性别少数相关的情感和行为的分裂感"。（Cabaj，2000）而这种不得不隐藏真实的自我造成的耻辱感成为自我发展中的一个首要影响因素，导致很多性与性别少数者产生抑郁、酗酒甚至自杀的问题。

　　性与性别少数者内化的恐同、恐跨比外部形式的压迫对其身心健康造成的伤害更大，这使他们产生抑郁感，并希望借助物质滥用来缓解这种痛苦的感觉。但他们没有意识到这样的解决方案其实使问题恶化了，以致他们对酒精或毒品变得越来越依赖，造成物质滥用的问题。伴随着严重的酗酒或吸毒问题而来的，是个体应对能力的下降，如体力不支、精神恍惚、情绪不稳以及不能忍受挫折等。不知不觉中，酒精和毒品持续地破坏着性与性别少数原本具有的应对能力，使其更加被消耗殆尽，并因此对酒精和毒品越来越依赖。

2. 出柜的影响

　　很多性与性别少数者由于自己的性倾向与性别认同而产生被朋友、家人以及社会排斥的恐惧和焦虑情绪。对一些性与性别少数者来说，这种恐惧和焦虑情绪是由已经实际存在的、毁灭性的出柜经历造成的。对性与性别少数者的污名化会给他们带去严重的精神上的痛苦。不幸的是，当一些性与性别少数者没有发展出良好的应对机制来对抗这些痛苦时，就可能转向酒精或其他药物来缓解心理压力和焦虑感。如此，物质滥用的性与性别少数者就会由于物质滥用和性与性别少数性倾向而遭受双重污名化，有可能被一些人看作是罪人、道德上的败坏者。

　　性与性别少数药物滥用与家庭和社会的接纳态度有直接的关系。西方很多性与性别少数青少年，会被家人赶出家门，他们露宿街头，吸毒的比例也可能会高一些。旧金山的一项研究显示，跨性别人群中，流浪街头的生活方式、缺乏教育与工作机会和低自尊水平均能导致药物与酒精滥用。（Lombardi，2001）中国没有这方面的研究数据。

3. 儿童期性虐待经历

性虐待被定义为任何个体不想要的性经历，儿童性虐待是指在个体14岁之前由比自己年长的人对其实施的性行为。由于性虐待的被污名化和私密性，我们很难估计性虐待在普通人群中的发生率，而现有的大部分有关儿童性虐待的研究都只关注了女性群体，男性遭遇性虐待的比例还不得而知。对于经历过儿童期性虐待的性与性别少数者而言，对他们的双重污名化使得要估计这一群体所占的比例更是难上加难。儿童期的性虐待经历可以说是一场可怕的噩梦，对他们的心理会造成深远的影响，这种影响会一直持续到成年期，通常需要大量的行为和心理适应过程。当与个体性创伤相关的问题没有得到解决时，就会产生其他症状。巴斯（Bass）和戴维斯（Davis）（1988）的研究表明：有儿童性虐待遭遇的个体，日后可能会将物质滥用作为一种应对这种遭遇带来的痛苦的策略。有研究已经发现在那些儿童期被性虐待过的女同性恋者中，物质滥用的概率（67%）明显高于那些没有这种经历的女同性恋者（29%）。（Hughes，1999）类似的现象在男同性恋者群体中也同样存在。（Neisen & Sandall, 1990）

4. HIV/AIDS的影响

自从20世纪80年代初第一例艾滋病个案以来，艾滋病就几乎对性与性别少数者生活的各个方面都产生了深刻的影响。艾滋病病毒感染是很多性与性别少数者巨大的痛苦和压力的来源，其中许多人依靠在社区的社会网络支持克服对这种病症的恐惧心理及身心痛苦。很多由于艾滋病失去朋友的性与性别少数者，常常处于不断的担忧中，为自己、朋友以及自己的爱人的健康担忧。由于酒精和毒品可能会抑制免疫系统的功能，所以酗酒、毒品滥用与艾滋病之间的关系应该受到性与性别少数社区的高度重视；也有人指出物质滥用是性与性别少数者用来缓解由于艾滋病而失去朋友的痛苦和压力的防御手段之一。

5. 环境影响

传统上，性与性别少数酒吧被视为导致性与性别少数社区物质滥用问题的一个关键性风险因素。对很多性与性别少数者来说，性与性别少数酒吧是一个类似于避风港的场所。在那里，他们可以结识新朋友以及性伙伴；也可以逃避主流社会的恐同、恐跨带给他们的污名和偏见。科勒（Cohler）和加拉泽—利维（Galatzer-Levy）（1996）指出："酒吧代表着一个可以肯定自己身份的重要机会，他们与那些和自己一样的人在一起，结识朋友，享受音乐和舞蹈带来的欢乐。"也就是说，性与性别少数酒吧对于性与性别少数者来说，不仅仅意味着酒精、非法药物或性关系，而且是一个他们可以感受到自己是"正常人"的场所。另外，性与性别少数者在酒吧产生物质滥用的问题，也是由于一系列不同的源于酒吧环境的压力造成的，包括不得不通过使用酒精或其他药物来促进交友过程，来自朋友团体的期望，以及酒吧管理提供的各种诱因等。

二　性与性别少数青少年与物质滥用

物质滥用已经在青少年中出现了，虽然不是一个很常见的现象。而性与性别少数青少年（如青少年同性恋者、双性恋者、跨性别者等）相比异性恋和顺性别青少年，在物质滥用问题方面，存在更大的风险，这部分是因为社会对性与性别少数的消极态度。性与性别少数青少年面临的特殊环境增加了他们产生物质滥用问题的可能性，这需要心理学家和其他成年人给予特殊的关注。而学校为识别处于风险中的青少年以及实施相应的预防和咨询项目提供了一个独特的环境。

1.导致性与性别少数青少年物质滥用的因素

同样处于青少年时期，不管是何种性倾向，造成青少年物质滥用问题的原因和相关的风险因素有些是相同的，比如，很多青少年可能会出于同伴压力、尝试一些新的东西的想法、寻求独立于父母的感觉，或者是为了乐趣等原因而滥用物质。青少年滥用物质可能产生的后果包括反社会行为、学业失败或对学校事务缺乏兴趣，以及低自尊水平。

当然，影响性与性别少数青少年物质滥用的因素与影响异性恋青少年的因素也有所不同。在一个恐同、恐跨和充满异性恋主义的社会里，性与性别少数青少年者常常要应对由他们的性倾向带来的额外压力。因此，这一群体中物质滥用的起源可能也与他们被社会边缘化的感觉有关，这些青少年希望借助物质缓解抑郁和孤立的感觉，或者是将物质滥用作为一种减轻由被污名化带来的慢性应激障碍的手段。可以说，性与性别少数者缺乏对自己性倾向的接纳感是出现酗酒问题的关键风险因素。性与性别少数青少年者可能是最易受到性与性别少数相关压力影响和伤害的群体了，因为他们所处的年龄是很多人第一次开始质疑自己性倾向的时间段，而青少年还没有发展出有效的应对机制来处理自己作为少数群体的压力。

另外，在很多地方，性与性别少数亚文化是围绕着酒吧等场所形成和组织的，性与性别少数青少年为了融入性与性别少数亚文化，就会使用酒精或毒品等危险物质。酒吧或俱乐部是性与性别少数者进行社会交往的主要场所之一，这就会导致青少年性与性别少数者开始在这些场所使用现成的酒精和毒品，并逐渐上瘾。不过，也有研究者认为，性与性别少数者出入性与性别少数酒吧与其酗酒之间没有必然的联系。

一个不容忽视的事实是，很多地方仍然缺乏与性与性别少数青少年年龄相适的社会网点，这就迫使这一群体的文化转入地下，并缺乏足够的监管，而这又可能导致青少年性与性别少数加入其他的边缘化亚文化圈（如黑帮及学校的其他犯罪团体），这再一次增加了他们物质滥用的可能性。

青少年性与性别少数者可能将使用毒品和酒精作为一种合理化他们对同性的感觉和同性性行为的工具，比如，他们可能会说"我与某某发生性关系，只是因为我喝醉了"。与此相似，一些青少年性与性别少数者会通过滥用物质来缓解处于性与性别少数环境中的性的焦虑感。这种性行为和物质滥用的混合将性与性别少数青少年置于一种充满了潜在风险的情形中，他们可能因此而感染性病，或被迫与其他人发生非自愿的性行为。

此外，性与性别少数青少年无论是在家里还是学校，都面临可能被骚扰或伤害的危险。而且，作为一个被污名化的少数群体，他们还承受着各种持续的系统化的压力，而物质滥用的高发生率在很多承受着类似于这种压力的少数群体中明显偏高。（Nicoloff & Stiglitz, 1987）

2. 相关的风险

性与性别少数青少年滥用物质需要受到特别的关注，因为会出现很多与之相关的问题行为，包括无家可归、离家出走、学业问题、退学以及违法犯罪等问题。然而，也不能把这些问题全都归结于滥用毒品或酒精。比如，青少年同性恋者无家可归可能是由于在其向父母公开自己的性倾向后，父母不能接受而将其赶出了家。

另外两种与酗酒和使用毒品有关的可能会危及生命的问题是频繁发生无保护措施的性行为以及出现自杀企图。在有物质滥用问题时，所有这两种问题行为出现的可能性都显著增加了。研究发现，物质滥用与较高水平的自杀意念和自杀企图有关。（Rofes, 1983）此外，使用酒精和毒品会破坏性与性别少数青少年的判断力，导致他们发生更多的危险性行为。

三　女同性恋者与物质滥用

咨询师接待性与性别少数物质滥用来访者时，需要特别注意的另一个群体是女同性恋物质滥用者，因为她们面临着与男同性恋者不同的困境和问题。

对于女同性恋者来说，咨询师除了明白恐同、恐跨和异性恋主义偏见也是她们需要面临的一种持续的压力源外，还需要了解所有女性面临的特有问题。女同性恋者不仅由于她们属于性与性别少数社群而受压迫，也因为她们是女性而承受着双重压迫。女同性恋面临着一些男同性恋者不用面临的问题。因此，咨询师接待女同性恋者时，需要有一个不同的视角。

在很多的社会文化中，大家认可的规范是男性比女性享有更多的控制权、特权以及更高的社会地位，并且异性恋者比性与性别少数者拥有更多的权利、特权和被接纳度。由此，女同性恋者不仅会因为她们是同性恋者而被贬低，而且还会由于她们的存在不依附于与某个男性的恋爱关系而受到更严重的贬损。女同性恋者对父权制的统治地位构成了挑衅和威胁，因此，整个父权制文化为了维护自己的统治地位，也会压迫女同性恋者。

同样，潜意识中由于性与性别少数身份而带来的耻辱感导致一些女同性恋者产生物质滥用的问题。酒精和毒品提供的舒缓感被女同性恋者拒绝接受自我的举动强化着，而这限制了真实自我的活力，阻碍了她们发展亲密关系的能力。

第二节　性与性别少数社群的物质滥用咨询

　　总体而言，针对异性恋社群的物质滥用咨询技术，也基本上适用于性与性别少数社群。也就是说，对性与性别少数物质滥用者的咨询可以建立在传统的物质滥用咨询模型基础上，但需要同时考虑这一群体人员面临的特殊问题。咨询师可以在了解性与性别少数亚文化的基础上，结合性与性别少数处境及物质滥用特点，进行咨询辅导。

一　肯定性态度是关键

　　一些咨询师得知物质滥用者是性与性别少数者，基于其本身的偏见，往往会认为来访者的性倾向才是造成他们物质滥用问题的"真正"原因。因此，他们可能会在帮助来访者解决物质滥用相关问题之前，会先试图将来访者的性倾向改变为异性恋取向。可以说，这样的咨询师根本不具备接待性与性别少数来访者的资格。

　　心理咨询师的肯定性态度是指他们不管来访者是何种性倾向，都愿意全面接受来访者的一种咨询态度。这种立场要求咨询师意识到异性恋主义偏见和恐同、恐跨对自己的影响，还要求他们明白针对有物质滥用问题的性与性别少数者的社会偏见和歧视。

　　每个心理咨询工作者都有责任保证自己的来访者得到与其文化相适应的、有足够文化敏感度的咨询服务，所以如果咨询师自认为不符合这个条件，应该选择转介给符合条件的咨询师。

　　咨询师接待存在物质滥用问题的性与性别少数来访者时，除了具备必要的态度、知识和技能等，整个咨询过程中，还要强调对来访者性倾向、性别认同以及对他们的物质滥用问题的保密性。

同志群体物质滥用比例高。青少年尝试自杀，吸毒，抑郁，感染，往往是因为家庭不接纳他们。咨询师应该看到家庭因素对他们物质滥用的影响，帮助家庭接纳他们。

来访者来咨询，一定是存在着复合的问题，不会是单一的物质滥用问题。同样是物质滥用，背后也是很多问题纠缠在一起，面对家庭和社会的压力，导致物质滥用。所以咨询师要厘清问题所在。

一位男同性恋者来咨询，声称妈妈要害自己，表现出受害妄想的症状。其实是物质滥用使他出现幻听、幻视。

对于那些存在物质滥用问题的性与性别少数青少年，学校的心理健康工作者可以为他们在个人层面上进行干预咨询，结合性与性别少数青少年所处的特殊环境和发展阶段，给予他们更加细致的关照。咨询师应该意识到学生群体中存在的滥用物质现象，特别是当学生在学校的表现有问题或恶化时，学校的咨询师需要为他们提供及时的评估干预咨询；或在自己能力不足时，及时进行转介咨询。

对于青少年性与性别少数物质滥用来访者，咨询师有必要了解来访者向周围人（朋友、父母、老师等）出柜后，这些人对其性倾向的态度；咨询师还要询问来访者与其性倾向有关的日常生活经历，包括与同伴的关系、学校的人际关系、家庭环境等；了解来访者的性与性别少数关系历史以及他们支持网络的情况。

其他需要评估的，还包括对于物质滥用有影响的因素，如出现社会生活障碍，遭遇法律问题以及学业困难；有预警作用的标志包括学习成绩下降，出现人际关系困难（如在学校打架），被留校察看或休学，过多的逃课现象以及辍学等。最后，咨询师还应该了解青少年性与性别少数物质滥用者酗酒或吸毒的模式，比如，是与特定团体的同伴一起还是自己一个人以及物质滥用的频率等。

另外，相关部门和人员为那些已经辍学的性与性别少数青少年提供方案以解决他们的相关需要也是很重要的。

二　了解物质滥用的情况，正确转介

物质滥用的来访者可能分为两部分：

（1）发现药物滥用，一旦发现便要转介给精神科医生。因为药物滥用呈现的心理情况是心理咨询师很难把握的。

（2）从戒毒所出来的康复人员。此时，他们更需要的是社工、心理咨询的介入。

咨询师的来访者登记表中，应该有"是否有毒品滥用"的选项。如果有，需要转介给精神科。毒品是化学作用，心理咨询是意识领域，所以必须进行这样的转介。但咨询师同样应该具备相关的物质滥用知识，只有进行分辨、识别，才能转介。

来访者通常会回避物质滥用，比如，会说自己是"性机能亢进"。咨询师要有这些背景知识，注意到这些问题。咨询师需要认识到Rush和零号胶囊等新型毒品的危害，并告诉来访者。

男同性恋者中使用各种新型毒品（冰毒、摇头丸、Rush等）的情况比较常见，以此提高自己的性表现能力。在性生活中无法满足，为了提升性能力而更需要依赖上述这些药物。但在这个过程中，依赖性和用量会越来越大。

咨询师也应该随时补充新型毒品以及未来毒品的知识。新型毒品种类多，具有法律上的不确定性，地位待定。新型毒品的化学通道，个体差异很大。

总之，最好的治疗是预防，就是不使用毒品。

三　帮助来访者战胜恐同、恐跨，获得自我成长

咨询师在帮助性与性别少数物质滥用者恢复清醒的生活状态时，最重要的一点是要意识到来访者由于自己的性与性别少数身份而产生的耻辱感和内化的恐同、恐跨，这两种消极力量在整个咨询过程中会反反复复地出现。

咨询师要想为存在物质滥用问题的性与性别少数来访者提供有效的咨询服务，需要先对其进行彻底的评估，包括询问对这一群体有较大影响的因素。可以试着了解性与性别少数来访者的恐同、恐跨和异性恋主义经历，他们的出柜经历，是否具备社会支持网络，宗教信仰，与原生家庭的关系，浪漫和性关系的历史，以及目前的人际关系与亲密关系状态等。

咨询师需要帮助来访者认识到是主流社会对性与性别少数的污名化给他们带来了耻辱感和内化的恐同、恐跨，并且可以鼓励有物质滥用问题的来访者参加戒除小组或是借助督导的帮助，以便更好地表达自己的感受、整合自己的身份。

　　尽管咨询师可能试图通过帮助来访者探索由其耻辱感和内化的恐同、恐跨带来的问题，希望以此协助来访者建立一种重要的自我感；但很重要的一点是，如果不先让来访者保持清醒，那么任何问题都无法得到解决。所以在咨询过程中，咨询师有必要不断地考虑来访者保持清醒的稳定性，其支持系统的力量，以及来访者寻求和使用支持的能力。在咨询中，咨询师要永远做好应对来访者物质滥用复发可能性的准备。特别是当来访者在物质滥用的表面下，有太多的痛苦和不适感之时，这种物质滥用的复发就更可能出现。

　　咨询师还可以提供其他已经从物质滥用问题中恢复了的性与性别少数者给来访者，作为一种支持。可以安排来访者与其他有相似问题的性与性别少数个体一起进行团体咨询，来帮助他们获得对自己身份的验证和肯定，从而逐渐戒除酒精和毒品。

　　咨询师需要帮助来访者掌握必要的压力管理方式，如放松和冥想。这些体验式的方法有助于来访者建立内部的精神力量感，以对抗酒瘾或毒瘾的折磨。总之，来访者可以从任何超越文化和情境而使其体验到自我价值感的帮助方法中受益。来访者自我调节能力的发展和内部精神能量的积聚，有助于增强其应对能力，对抗由文化压迫和内化的恐同、恐跨带来的痛苦，减少复发的可能性。

　　咨询师也可以使用表达疗法，如艺术疗法，帮助开发和培养来访者与较高的自我和直觉相联系的能力。来访者在表达疗法中的自我体验感可以超越文化限制，咨询其不敢面对真实自我的游离倾向。这样一来，来访者持续的清醒感就使得其接受、整合以及发展真实的自我成为可能。

　　当然，存在物质滥用问题的性与性别少数者也可以参加一些常规的专为戒酒者或戒毒者设置的咨询团体，这也有助于他们的恢复。也许有一天，可以开设一些专为性与性别少数者设置的戒除机构，这对于帮助性与性别少数者从物质滥用中解脱出来是很有帮助的。这样的团体需要仔细考虑新成员选择的自由性，即新成员是否需要指导者；如果需要的话，是需要一个与自己同性别的指导者还是异性指导者，还是需要一个与自己性倾向相同的指导者。

第十三章

其他咨询

性与性别少数的心理咨询，涉及范围注定非常广泛。异性恋者、顺性别所涉及的，性与性别少数也将一样涉及。本书仅能就笔者接触所及，进行阐述。

第一节 性与性别少数中的青少年

性与性别少数中的青少年群体，是经常被忽视，而又特别需要关注的。

青少年处于对性与性别身份的探索期，其自我认知通常不如成年人成熟，心理能量通常不如成年人强大。所以他们更容易成为歧视、伤害性与性别少数文化的受害者。

一 校园性别暴力的受害者

性与性别少数青少年可能成为校园暴力的受害者。

我国对于校园性暴力的关注点仍旧是主流社会的男性对于女学生的侵犯与骚扰，依旧假设只有学生、女性才会遭受"性"的伤害，这不得不令人惋惜。在日益多元和个人权益越来越得到重视的社会背景下，必须看到多元性别下性暴力的存在，必须关注被边缘化的群体遭受的校园性暴力伤害。在所有以往被忽视的校园性别暴力中，恐同欺凌、恐跨欺凌应该受到更多的关注。

恐同（性恋）欺凌是指基于对同性间的性欲望以及性行为存在的非理性的恐惧而产生的暴力，而恐跨（性别）欺凌是指对那些性别认同和/或性别表达与其生理性别或社会的性别角色不符的人产生的非理性的恐惧下的暴力。它们有的是欺凌者有意识的行为，有的是欺凌者无意识的行为；它们一直存在，只不过长期被忽视，甚至被普遍接受。在同性恋与跨性别追求平等权益的过程中，恐同、恐跨的校园欺凌才受到重视。

联合国教科文组织（UNESCO）在其全民教育（Education For All）的框架下，加强了其在消除性倾向和性别身份的校园欺凌方面的努力。UNESCO于

2011年12月6—9日在巴西里约热内卢组织了全球首次关于校园欺凌的国际咨询会。中国的一名青年代表参加了此次会议。会上来自25个国家的参会代表一致通过了《关于恐同欺凌和全民教育的里约宣言》，呼吁各国政府采取措施，应对教育系统内基于性倾向和性别身份的校园欺凌现象。会议结束后，UNESCO发布了一份基于性倾向和性别身份校园霸凌的全球回顾报告，并即将在此基础上出版一个关于教育部门应对恐同和欺凌的政策与实践指南。

除针对性倾向的暴力外，性别气质暴力也开始受到重视。性别气质暴力，即针对所谓男生不具备支配性的男性气质、女生过于阳刚不温柔的指责。一度流行的"拯救男孩"论，便是这种性别气质暴力的典型体现。

在校园中，针对性与性别少数的污名文化一直存在。2014年广州的同性恋社团针对教科书的一项调查显示，歧视同性恋的内容普遍存在。

针对性与性别少数的校园暴力，还可能表现为强行曝光性与性别身份，强迫其出柜。

二　如何面对青少年来访者

除了本书前面反复提到的咨询建议外，这里需要针对青少年来访者做一些特别的提示。

1. 赋权给青少年，尊重他们自己探索和成长的权利

笔者在学校性教育中，一直积极倡导"赋权型性教育"，主张教育者应该尽量提供给青少年充分的信息，帮助青少年成长，鼓励青少年在此基础上，做出对自己和他人负责任的选择。（方刚，2015：1—18）在性倾向与性别实践上，当然也是一样。

对于未成年的性与性别少数，也一样要提供支持，特别是非惩罚性的环境。

未成年来咨询，不能因为其未成年，而剥夺了他自我探索的权利。咨询师应该提供充分的信息，在其有充分知情的情况下，鼓励他们自我探索。这个过程中，要特别避免权利的严重的不平等，比如，剥夺孩子的自由，切断他和外界的联系，特别是矫正治疗的方式。

对于变性别欲的青少年来访者，可以告知他们的信息还包括：服用青春期阻断药物，延缓第二性征的出现。服用之后，第二性征都暂时不会出现了。这

是为了让有性别困惑的青少年，不必走一段生理发展的弯路，在原生生理性别成熟之后，再通过手术的方式来改变自己的外观。这种技术在欧美国家已经有了，中国还没有，但可以给家长和孩子提供这样的信息，没有副作用。

2. 督促父母承担正面角色

未成年的性与性别少数，对于父母的依赖更多，父母的态度也更会影响到他们。父母在青少年孩子的咨询工作中发挥着很重要的作用，许多时候，甚至是父母带着他们来做咨询。咨询师在这个过程中，必须鼓励父母承担正面角色。对于那些不能够接受自己孩子的性与性别身份的父母，对父母的咨询辅导将是重要的内容。这部分，可以参考本书"出柜咨询"一章中的相关内容。

促进父母对他们的接受态度，才是对性与性别少数青少年最大的支持力量。

未成年的性与性别少数，如果家长缺位，学校缺位，更可能处于风险之中。有时出柜就是"双出柜"，即性倾向的出柜，与HIV感染的出柜。所以他们应该被父母早接受，被学校早接受，早引导，进行对自己和他人负责任的赋权型性教育。

3. 社群中的性教育

即使在性与性别少数的群体内，也存在一种声音：未成年人不应该进入社群，以免被"毒害"。不进入社区，是做不到的；在互联网时代，没有可能对青少年隔绝什么。对于青少年，不能为了保护他们，就隔绝他们。隔绝信息也不是赋权型性教育的理想。可以让异性恋者不接触异性恋社群吗？

不能够把性与性别少数的社群想象成是"毒害"青少年的。社群也是多样的，多数情况下是会保护青少年的。青少年不接触社群，就难免一直认为只有自己是这样的。所以，接触社群是一个很重要的过程。

青少年进入社群，发展社群关系，不一定是为了性，而是为了成长，为了自我认同。重要的是：进入社群时，要认识社群的多样性，做到保护自己，发展技能。进入社群同样是青少年的社会化过程，不能不让他们进入社会。

社群中的性教育，这也是一种同伴教育。在年长同志的教育下，学会安全性知识，学习成长。

4. 校园的性教育

性与性别少数青少年大多处于学校环境中，现在中国几乎所有学校都配备了心理健康老师，甚至心理咨询中心，这些心理教师和心理咨询师同样可以在性与性别少数群体青少年的工作中做出重要贡献。

一种策略是基于增加性与性别少数青少年的可见度，以改变学校、居委会或社区的社会氛围，提高他们对性与性别少数青少年的接纳度。例如，可以通过传单、海报、讲座类的材料、学校的特别集会或媒体简报的形式向所有的青少年以及成年人普及与性倾向有关的知识和信息，使大家了解性与性别少数生活的现实情况，驱除多元性倾向的神秘性。

另一种策略是提供给青少年足够的知识，在性教育课程中纳入和性与性别少数相关的议题。比如，向青少年宣传物质滥用方面的知识和信息，开展相关的预防活动。

在西方的很多中学出现了由专业老师支持和管理的性与性别少数团体，这些团体可以为性与性别少数青少年提供方法，用于应对普遍存在的对他们的骚扰和伤害。在中国，大学校园也开始出现性与性别少数团体，但通常是悄悄地，处于边缘状态的，担心随时会被"取缔"。如果我们一直对性与性别少数的存在不能采取正视的态度，就无法真正帮助他们。

一个对芝加哥地区中学的青少年性与性别少数者的研究发现，以学校为基础的、经由学校管理的性与性别少数学生与支持他们的异性恋学生的联盟团体，在使学校环境变得对性与性别少数学生更加包容以及减轻他们的异化感和疏离感方面，有不可或缺的作用。（Jordan, Vaughan & Woodworth, 1997）这一点值得中国的学校借鉴。

第二节 形婚

形婚，通常指一位男同性恋者与一位女同性恋者组成形式上的婚姻，只有法律和表面上的"同居"关系（有时甚至仅举办民俗婚礼，而未进行法律登记），并没有婚姻中的性、财产等实际内容，各自有充分的情、性空间。

形婚者通常是为了应付来自家庭和社会的压力，不得已而为之。绝大多数的形婚是为了隐瞒性倾向，有个别已经向父母出柜的同志也形婚，是为了给父母面子，让父母在别人面前可以"瞒得过去"。

一对同性恋伴侣，如果一方形婚，另一方可能很不高兴，因为这将影响到自己的生活。已经形婚的一方，日常生活的安排无疑会发生变化，对同性伴侣间的关系构成影响。

形式婚姻需要长期生活在一起，难度很高。

个案：女友在形婚

我的女朋友最近要形婚了，她不希望我出现在婚礼上，不然会难受，我也有一些难过。我总觉得法律上他们是一对夫妻，我是在法律关系之外的一个人。她说她不可能出柜，只能形婚。正因为这样，她现在不会跟我说婚礼的细节。我一想到闹洞房什么的，心里就好难受。她觉得她选择的路是为了我们两个以后，她觉得形婚是她自己的事，我妥协了，也没有干涉，但我很难过。我觉得婚姻神圣，必须是相爱的两个人。我感觉到以后再有什么难以抉择的事，她都有可能把我牺牲掉。

咨询建议：

理解你的感受，每个人都有情绪波动的时候，都是正常的，但我们要学会处理好这些情绪。

形婚是不得已的选择，不是她的错，是社会的错。形婚对你们的爱情构成了挑战，也构成了机会。你们可以一起面对这一挑战，使爱情更坚定。爱情需要理解和信任。

笔者总结了形婚咨询中的几个常见问题：

（1）一方不尽配偶责任，使得在父母面前的表演受阻；需要逢年过节探亲，一方可能拒绝探亲。形婚是面对压力的一种不得已的妥协，但其本身对于他人来说是一个巨大的谎言。有时，为了维持这个谎言，不得已再编一系列的后续谎言。许多时候，形婚越走越复杂。

（2）对于事先协议不遵守，要改写，而无法达成一致；形婚的双方，随着时间的推移，许多情况可能发生变化，这更可能给另一方带来不便。曾有一位形婚中的丈夫打电话给同性恋亲友会热线咨询：老婆要求签补充协议，如果谁出柜，给另一方五万元钱。

（3）针对日常生活发生纠纷；特别是对于不得已生活在一处的形婚夫妻，在财务承担、家务劳动、作息习惯等方面，有时会发生冲突；双方相互反感，无法在一起生活；这些虽然在普通的非形婚夫妻中也存在，但在形婚中出现时，对婚姻的冲击力更大。

（4）感情冷漠。在一起生活，有时又需要一些温情，至少像亲人一样的感觉。形婚的人很尴尬，一方面，彼此间没有情欲，另一方面，又要长期在一起生活。

（5）是否要孩子，如何要，如何抚养，不知如何处理。

（6）形婚一方性倾向发生变化，对另一方有性和情感要求。

形婚议题总体咨询建议：

（1）对于考虑是否要形婚的来访者，告知形婚后可能出现的各种可能的情况，鼓励其自己针对每种情况进行分析，然后做出选择。咨询师不替来访者选择，只是帮助来访者思考形婚后每一种可能的应对策略，分析自己的应对能力。这个过程中，来访者的态度便会自然地形成了。

（2）开始形婚前的充分准备。要有个"恋爱"的过程，双方要花时间相互了解。形婚是一个协约合同，双方类似于职业合作与婚姻亲情之间，至少应该是一种朋友间的合作。一对男女走入形婚之前，要有这个基础。如果有伴侣，也要让他们相互了解；事无巨细地讨论所有细节，拟定文字协议，关于财产等事宜要拟定法律协议；尽可能不领结婚证，因为那将有很多不可预料的法律后果。

（3）对于协约，要商谈签订，变化时也要商谈。像所有伴侣关系一样，双方也在变化、成长。不要指望协议可以解决一切问题，协议也不可能约束对方的行为，有些还是协议约束不了的，比如在现实的婚姻生活中也会有许多问题出现。比如一方住院，在其父母看来，其配偶当然有陪伴、照顾的义务。不履行协约不能说明这个人不好，而可能是情况在变化，异性恋婚姻中的承诺也不可能全部履行。形婚某种意义上是对异性恋婚姻本身的颠覆，也是主体之间的创设，正因为彼此协商，所以可以有更充分的空间去订立平等的协议，这在很多异性恋婚姻中是很少的，要珍视这种价值。

（4）要引导来访者分清楚许多问题不是形婚的问题，而是婚姻本身的问题，如一方不愿意陪伴回家过节等。婚姻中需要考虑到双方的利益，形婚也一样，所有合作都是妥协。异性恋婚姻需要经营，形婚也需要经营。形婚不是一劳永逸的解决。比如，在承担家务方面，在夫妻角色的分配方面，形婚实际上和异性恋婚姻一样需要彼此信任、协商，而不是说形婚中的妻子和丈夫就必须得按照异性恋传统婚姻模式中的男主外女主内这样的方式来生活。养育孩子需要承担责任，更需要双方认真协商，考虑到一切可能的后果。相比而言，得到孩子的形式并不重要了。

（5）处于形婚困扰中的来访者，咨询师同样协助分析各种可能。当形婚实在妥协不下去时，做加权去权评估；异性恋婚姻的五个功能：感情维系，性生活固定配对，经济互助，共同扶养孩子，社会网络的团结。加权去权时要考虑这五点。形婚最重要的功能是安抚父母。其他功能双方协商，如果最重要的功能在，便有妥协的基础。如果觉得形婚中所失大于所得，形婚也是可以解除的。

个案：女同学要和我结婚

我是一个男同。高中时，有一个女同学，我能感觉到她喜欢我。大学时，她问我为什么不和她在一起，我告诉她我喜欢男生，她就释怀了。

我们32岁的时候，她跟我说，她想了很多年，说愿意和我结婚，和我有一个孩子。她不会阻拦我的私生活，可以不和我住在一起，但我要尽一个父亲和丈夫的责任。我有些愕然，让她要慎重考虑，找一个合适的人。

今年我们34岁了，她家里催婚，给她相亲，她都没看上，她又来找我，要和我结婚。我犹豫了。按她的设想，她的问题解决了，我的问题也解决了，给父母都有交待。我很纠结，我不知道应该不应该答应她。

咨询建议：

（1）双方知情自愿，不算传统意义上的"同妻"，没有侵犯到别人的权益；

（2）双方有多年朋友的基础，彼此了解，以后应该也会少很多纠纷，遇到问题也更好解决；

（3）双方深思熟虑，应该对各种可能性有充分评估，当然还需要进一步评估、讨论；

（4）男方是否能够做到女方的要求：尽父亲和丈夫的责任？

（5）如果都可以，双方要有一个协议；

（6）对形婚可能的风险进行评估，最好自己决定。

个案：关于丈夫和女友的困惑

拉拉，32岁，自我认同很好，已经形婚，去年领证，伴侣是男同，人不错。

母亲过生日，想让他一起回去，他不愿意。

关于如何处理婚姻关系很困惑，有想生个小孩的想法，但是认为将来抚养教育会有问题，会增加负担。

目前有一个在一起5年的女朋友，女伴自我认同不好，不太坚定，目前在不断相亲中，关于与她的关系也很困惑。

目前有出柜的想法。但身处县城，信息封闭，是家中唯一的女儿，很担心父母无法真正理解。

咨询建议：

（1）理解法定丈夫，即使事先有约定，也难以一直做到。普通异性恋夫妻同样存在这类问题，双方协商、妥协，才是良策；

（2）对于女友，要清楚感情一定是双方的，要和她沟通清楚。首先要帮她更好的自我认同，然后再明确你们是否能够继续在一起，她是否能够接受你的形婚，以及你们未来的相处模式；

（3）是否有出柜的必要，出柜的目的是什么？出柜后得到和失去什么？认真想好。

个案：形婚中已经有了孩子

男同和女同结婚，形式婚姻，通过体外授精方式已怀孕两个月。

妻子是初中老师，平时在自己娘家中待得较多。目前没有和妻子住在一起，将来可能会住在一起。

关于妻子回婆家过中秋节的问题，双方未达成一致。经过与妻子父母沟通后，同意妻子会回婆家过中秋节。想咨询以后生活中类似事情如何去处理合适。

婆媳关系也比较头疼，不知如何处理合适。

目前各自有男朋友和女朋友，4个人关系还不错。孩子大了以后如何解释这个关系，目前迷茫。

咨询建议：

（1）事实上，这次中秋节回家的问题，双方已经通过沟通、协商、妥协，处理好了。今后继续这样处理便是。两个人必须都要为家庭负责，为这个形式婚姻负责，与双方父母的关系都要处理好，你们之间虽然没有爱，但是有责任。

（2）孩子长大是多年以后了，社会可能会更加接受同性恋了。父母足够爱孩子，孩子就会更好地爱父母。相信他们是可以理解和接受父母的。

个案：老爸来电想让儿子形婚

男同的父亲来电。儿子30岁，已经对家人出柜。父亲来电主要是咨询如何要个孩子。儿子自己也愿意生个孩子，但都不想抱养，想要自己的。

来电的同志父亲希望儿子能够找一个女同，生个孩子，有可能的话，和儿子一起做伴走后半生。可以不是夫妻关系，就是好朋友，有个孩子做关联，儿子也可以有孩子养老。

咨询建议：

（1）肯定来电人对儿子的接纳态度。您能接受孩子已经很伟大，而且能够积极面对去解决后代问题。您想要儿子有孩子的急切心情能够理解。

（2）可以找女同形婚，但是这样有很多风险。您现在设想的情况有些理想化，但可以去尝试。大部分拉拉不会找男同去生子，会更想借助精子库。而且拉拉一般是因为想养孩子才会去生孩子，所以她不太会想把孩子给你儿子。拉拉费很大劲生了孩子，如果她争夺抚养权，要考虑好如何处理。

（3）如果特期待，可以和直系亲属抱养，或者代孕。不管抱养还是代孕，要考虑好孩子长大后的情况，如报户口，身份等。抱养没有血缘关系的，如果孩子不能接受两个男人的家庭，将来可能会不认你儿子。这样也有风险。比较起来，代孕会相对简单一些。做代孕的女孩一般是异性恋，可能就是为了金钱，生了孩子，不会给孩子当妈妈的。但是代孕目前处于法律的灰色地带，要做好咨询，考虑后续的各种可能性。

第三节　同妻同夫

在不知情的情况下，与同性恋者结婚的异性恋配偶，被称为"同妻"或"同夫"。比较而言，同妻受到的关注多于同夫。

同妻同夫是排斥同性恋的社会文化造成的，但同性恋者个人同样有责任。我们反对同性恋者在隐瞒自己性倾向的情况下，与异性恋结婚。这对于对方和自己都是伤害。相信随着社会对性与性别少数接纳度的提升，同性恋者自我认同的提升，同妻同夫现象会越来越少。

目前，同妻同夫的咨询中，常见的情况包括：

（1）怀疑配偶是同性恋。配偶疑似同性恋，通常是因为没有性生活，或发现与其他同性暧昧，但不能确定，提供种种迹象请求帮助判断。

（2）是否继续在婚姻中。确定配偶是同性恋后，是否离婚？婚姻中许多东西放不下，不忍离；但又觉得没办法忍受和同性恋的生活，包括没有性生活。

（3）与孩子相关的问题。发现配偶是同性恋，想离婚。但是，担心离婚对孩子不好；不离婚，也担心对孩子不好。

（4）家庭暴力。此种情况多数是婚姻中的同性恋者来咨询，他们因为性倾向曝光而受到配偶的暴力，特别是女同性恋者被老公强迫发生性关系。因为性倾向污名，导致他们没有办法寻求帮助。还存在原生家庭与异性伴侣间的共谋，例如父母一定要把同性恋女儿嫁给一个异性恋男人，进行"矫正性强奸"。

关于同妻同夫现象总体咨询建议：

（1）是否同性恋，只有本人才能确定；咨询师不能代为判断，建议来访者也不必纠结于此。有些同妻，有时会自责，觉得是不是自己不够好，吸引不了老公。这样的想法是错误的。

（2）即使对方是同性恋，也不要谴责对方"骗婚"，同志结婚原因非常复杂，是被社会文化压迫的结果。不应该谴责个人，而应谴责社会的歧视态度。想想从恋爱到现在，一定有过许多迹象，但还是走入婚姻，说明自己也有责任。

（3）是否同性恋并不重要，重要的是现在的婚姻状态你是否可以接受。有些同妻同夫有一种受害者心态，觉得自己现在婚姻中所有的不如意都是因为配偶是同性恋造成的，其实异性恋婚姻中也存在问题。比如，许多异性恋婚姻中也一样没有性生活。考虑是否离婚，要全面衡量婚姻带给你什么，失去什么。

（4）孩子并不会因为父母一方是同性恋而受伤害，离婚与否，与孩子是否受伤害也没有必然的关系。关键是如何处理，如何向孩子表述。

（5）在前面这样的认识基础上，像处理所有婚姻面临危机时一样，思考离婚与否、财产分割、孩子抚养等问题。

个案：怀疑男友是同志

女孩来电，28岁，男朋友30岁，即将结婚，女孩怀疑男朋友是gay，很少拥抱、亲热，没有性关系，感觉很冷淡。

男朋友不在乎两人在一起的感觉，每周只见一次还是和朋友或家人在一起吃饭，很少单独在一起，从来无暧昧短信、话语，不主动联系，不互动。

咨询建议：

男朋友是否同志无法判定。但是，重要的是，现在还没有结婚便同你没有恋爱的感觉，没有亲密行为，这样进入婚姻，是否是你想要的？

个案：老公不做爱

我刚结婚三四个月，我的婚姻有一点问题。我觉得我老公婚后对我一点热情都没有，这在新婚期间有一点不正常。

从恋爱到结婚这么长时间，我对性有渴望，但是他婚前有说过他是个很传统的人，他说以前和他的女友就是，我估计也是没有任何身体上的接触，所以他们出去玩，他女友半夜爬上他的床，他都拒绝了。

我想婚前很传统没有身体接触，也可以理解。但是结婚了还这样我就觉得有一点奇怪。我也是一个说话很直接的人，我就问他为什么会这样。我又问他几次他都不回答，我这个人也就是容易生气，就会说出"是不是同性恋"之类的话。他就很生气，他就跟我分床睡已经有一个月了，一直都不理我了。

我们有过性关系，不过很少，就是两三次。我想生小孩，这样我们连小孩都生不了。这几次性关系当中都是我在积极主动。我觉得他都说过他是很传统的人了，如果我很主动，怕他觉得我以前怎么样怎么样的。

我怀疑他是同性恋，但我不确定。

有一天我在他的手机短信中，看到和一个男人的暧昧短信。

我还是想和他好好过日子。

咨询建议：

评估一下婚姻的价值。如果你们这样一直持续现在的状态，是否还愿意在婚姻中。

这个评估要包括：如果离婚，你得到什么，失去什么？对于失去的，你是否能够承受？如何承受？如果不离婚，你得到什么，风险是什么？对于这些风险，你是否能够承受？

在这个过程中，慢慢形成自己的答案。

个案：结婚后，妻子承认她是同性恋

我和妻子经别人介绍认识的，关系发展很快，该发生的都发生了，我很爱她。两个月后我们订了婚。

她有一对很好的朋友是女同性恋。她曾问过我对同性恋的看法，我说觉得无法理解。有一次我在她手机上，看到她的一个女同性恋朋友发给她的暧昧短信，我就质问她自己是不是同性恋。她赌咒发誓地说不是同性恋，那个女友单方面追求她。我爱她，就没有再深究。

婚礼后，她就拒绝过性生活了，说自己不喜欢男人，每次做爱都非常不舒服。

蜜月里我们在外面吃饭，对桌两个女人中有一人特别男人化，我就问她：她们会不会是同性恋？她说：肯定是。我说：你怎么知道的？她说：我有感应。我就呆了。问她：你为什么有感应？她说：因为我就是同性恋。

回到家，我质问她：你是同性恋还和我结婚？此前还说自己不是？她说：我想改变，遇到你之后想努力谈恋爱，过平常生活。但现在发现自己改变不了，受不了男人。

这之后我一直非常痛苦。我是想认认真真恋爱结婚过日子的，现在该怎么办？大男人刚结婚就不能过性生活，我也没办法，总不能强奸她吧。心情压抑，还要克制自己，如果吵起来忍不住发生家暴，我就更说不清楚了。结婚花了20万，现在离婚，人财两空，怎么对父母解释？最重要的是，我还爱着她，舍不得离婚！

咨询建议：

谴责妻子已经没有意义，已经付出的情感、时间、金钱肯定回不来了，要面对未来。

爱情是双方的。想一想：如果她一直维持现在对你的状态，你是否还会一直爱她？如果她不爱男人，不爱你，你是否也会爱她？不要幻想她改变性倾向。

再想一想，继续在现在的婚姻中，你将得到什么？还可能继续失去什么？得失相较，你想要哪一个？

在这样的思考过程中，你可能就会做出选择了。

第十四章

建构肯定性咨询的未来

目前中国心理咨询师职业证书考试非常火爆，心理咨询师也非常热衷于参加各种咨询技法的培训。但是，咨询师受到的常规的职业训练以及培训模式，根本不足以使他们具备接待性与性别少数来访者的敏感性；而且这些常规模式所固有的异性恋主义偏见最终可能会对性与性别少数来访者造成二次伤害。

因此，所有的心理咨询师应该接受合格的性与性别少数相关议题的培训，使他们有机会意识到并解决自己的恐同、恐跨和异性恋主义偏见。咨询师系统地接受性与性别少数相关问题的培训和教育，对于帮助他们在执业过程中为性与性别少数来访者提供高质量的咨询服务是很必要的。受训者应该了解性与性别少数群体及他们的家庭所特有的优势和挑战，以及性与性别少数文化与主流文化之间的异同之处。不幸的是，目前在相关的培训机构和学校相关课程设置方面，还没有较为成体系的关于咨询师该具备的理论背景、个人或专家经验以及实践技能等方面的指导。

第一节 性与性别少数肯定性咨询师的咨询能力

咨询师应该发展必要的知识、态度和技能来有效地接待性与性别少数来访者。对此，我们已经在本书的不同章节有许多介绍，这里仍然不妨做一次汇总评说。

性与性别少数知识能力是指获得关于性与性别少数群体、性与性别少数问题以及性与性别少数个体生活的文化和社会情境的知识；性与性别少数态度能力描述的是咨询师对性与性别少数群体的支持性或非支持性的态度，包括咨询师对自己的态度、偏见以及信念的自我意识；最后，性与性别少数技能能力涉及咨询师接待性与性别少数来访者时有益于咨询过程的基本咨询技能和技术。

一 咨询知识

咨询师具备广泛的性与性别少数方面的知识有益于咨询师接待性与性别少数来访者的能力建设。首先，咨询师应该了解当地的性与性别少数支持网络，性与性别少数相关的资源，支持性的宗教组织以及必要时的转介选择。此外，咨询师还应该了解有关异性恋主义、恐同恐跨，实现性与性别少数权益的社会进步和障碍，以及对于性与性别少数来访者合适的和不合适的咨询目标等更广泛领域的知识。（Kocarek & Pelling, 2003）性与性别少数伴侣和家庭动态方面的问题也属咨询师该有的非常有价值的知识领域。

咨询师应该掌握同性恋与跨性别普遍的身份发展模式，还需要熟悉性与性别少数社区中的少数群体的身份发展模式，这样才能为那些具有多重少数身份的性与性别少数来访者服务。咨询师了解性与性别少数社区中的少数种族或民族群体的独特需求有助于咨询过程顺利进行。此外，咨询师还需要掌握不同种类的压迫（性别、种族、阶层以及性倾向）交互作用带给性与性别少数来访者的特殊挑战，这方面的内容也是咨询师接待性与性别少数来访者的关键知识的组成部分。

咨询师在接受教育和培训的时候应该掌握会对性与性别少数来访者的生活造成影响的各方面问题的知识，并且需要熟练使用性与性别少数社区常用的术语等。尤其重要的是，咨询师应该了解性与性别少数个体持续一生的出柜过程。个体的出柜过程可能开始于性与性别少数生命周期的任何阶段，并一直持续下去。性与性别少数个体向自己的家人、朋友、同事或其他人出柜是其身份发展中非常重要的步骤和生命旅程。

另外，与出柜这个"走出去"的过程一样重要的是个体"走进去"的过程。"走进去"是指性与性别少数个体或普通异性恋者（如咨询师）与性与性别少数社区取得联系的过程，这个过程需要个体抛开以往对性与性别少数社区的刻板印象，性与性别少数者通过融入性与性别少数社区可以逐渐正常化自己的性倾向与性别认同，这对于个体自我和身份的安全感是很重要的（Sandkjaer et al.，2002）；而异性恋者参与性与性别少数社区的活动，认识到性与性别少数文化和主流文化的异同之处，有利于建立强大的同异联盟。（Chutter，2007）对于咨询师来说，"走进去"涉及参加同志骄傲节，参与为性与性别少数者争取权益的活动，或为支持性与性别少数社区的教育和宣传而参加筹款活动。

多元文化培训强调知识是咨询师接待多元化来访者的必备能力组成部分，但只有关于多元群体的知识还不够，咨询师还需要提升自己态度方面的意识并增强技能水平以保证有足够能力接待性与性别少数来访者。

比如，咨询师需要有一定的宗教知识。在中国，宗教信仰的影响力越来越大，许多性与性别少数者本身也信奉某个宗教。我们支持宗教信仰的自由。但是，当一个宗教组织或领袖，有意或无意地使用强制、治疗、拒绝、谴责定罪或通过强迫个体的方式，使其向关于性的宗教观点投降时，宗教迫害便可能会发生。这种迫害可能会引起低自尊水平、内疚、羞愧、精神丧失、药物滥用和自杀，从而给受害者带来更大的伤害。（Super，Jacobson，Lamerial，2011）咨询师需要了解宗教迫害，帮助来访者调节宗教信仰和性之间的任何精神上的分裂。

二　咨询态度

态度能力，即意识，是指咨询师对来访者或来访者所属群体的价值观、偏见和信念的自我意识。这些个人信念和偏见常常与个体生活的社会情境有关。因此，个体对自我和那些影响自己信念体系的因素的意识是发展态度能力的关键。

咨询师检验自己接待性与性别少数来访者的自我意识时需要尤其注意：性与性别少数消极信息、恐同、恐跨以及异性恋主义偏见。

性与性别少数消极信息这一术语可以用于描述任何对性与性别少数的消极态度。这种消极态度有三个主要来源，分别是：认为只有以生育为目的的性活动才是合理的宗教或道德信念；对性与性别少数的刻板印象；基于对性与性别少数的误解而神化了性与性别少数群体。可以说，是社会对性与性别少数性倾向与性别认同的反应而不是性与性别少数性倾向本身导致了性与性别少数个体的情绪和心理压力，使得他们相比异性恋者有更高的寻求心理咨询的概率。（Bieschke, McClanahan, Tozer, Grzegorek & Park, 2000）

恐同、恐跨是咨询师接待性与性别少数来访者时需要注意的另一个问题。恐同、恐跨被定义为对性与性别少数个体的恐惧、不喜欢、厌恶情绪以及零容忍和无视的态度。恐同、恐跨有各种各样的来源和起因，比如，家庭价值观和养育环境，缺乏和性与性别少数群体的接触，或者是宗教价值观和信念。咨询师需要时时对自己的信念进行检验以防自己的恐同、恐跨态度在咨询过程中表现出来，这会对性与性别少数来访者造成严重的消极影响（加重来访者内化的恐同、恐跨）。

异性恋主义是另一个有问题的世界观和价值体系，会贬低性与性别少数的性倾向，损害性与性别少数个体的身心健康。异性恋主义是一套否认、污蔑以及污名化任何非异性恋形式的行为、身份、关系或群体的思想体系。一些咨询师在接待同性恋来访者的过程中，不经意间就会表现出异性恋主义偏见，给来访者造成伤害。

举例来说，一项案例研究探索了在异性恋主导话语权的时代，咨询领域是如何参与到对性与性别少数人群的侵犯中的。这项研究分析出异性恋主导话语权的情况下，咨询师语言中的四种假设：①对性别的二元划分，即认为只有男人和女人；②使用恐同、恐跨语言，而且完全不注意到对性与性别少数个体正进行咨询的语境；③"肯定"性与性别少数权益的时候，有一种居高临下的态度，进一步加强了异性恋的主流正统地位；④性别代词的错误使用，这主要是指英语中，将男跨女的跨性别称为he。作者指出，这些假设影响了平等的实现，肯定性咨询法的咨询师应该在咨询中避免这些用语的出现。（Smith et al, 2012）

咨询师需要解决自我内心中内化的异性恋主义偏见，并致力于在社会的各个层面打破异性恋正统地位，咨询中在追求促进"肯定性心理咨询"的同时，不如先努力实践"反异性恋正统咨询"。

不论是心理医生、心理咨询师还是社会公众，都需要对性与性别少数、性与性别少数的家人、朋友和其他重要的人表示支持，建议如下：

（1）在与对方进行交流时，使用对方所希望的称呼；

（2）用和对非性与性别少数一致的眼光看待性与性别少数，而非特殊化的同情；

（3）当其他人对性与性别少数群体污名化或歧视时对其进行纠正；

（4）尽可能更多地学习和传播关于性与性别少数的知识；

（5）当遇到性与性别少数遭受欺凌或暴力时，勇敢地站出来阻止。

咨询师要有挑战本学科权威的勇气。肯定性咨询法的咨询师必须对长久以来将性与性别少数群体病理化的心理咨询、精神病治疗的理念保持高度敏感。每个咨询师都来自于这一体系，经历了这一体系的教育，还处于这一体系当中。当他要挑战这一体系时，无疑面临很多风险，需要格外的道德正义感以及勇气。

总之，咨询师应该努力探索和检验自己的性与性别少数消极信息、恐同、恐跨和异性恋主义偏见，注意这些态度体系会对接待性与性别少数来访者的咨询过程所造成的影响，积极发展对性与性别少数群体的接受、肯定和不带有偏见的态度体系。这种积极的态度有助于咨询师提升接待性与性别少数来访者的技能建设。

三　咨询技能

说到咨询师接待性与性别少数来访者的技能时，一个首要的问题是咨询师应该谨慎使用评估工具，慎重进行诊断实践。咨询师接待多元文化群体的来访者时，进行诊断和评估实践的过程中容易产生的一个重要问题是忽视来访者的多元文化身份。咨询师参考的专业诊断手册会将来访者的一些反应或行为看作是某种病症的"症状"，但一个具备多元文化技能的咨询师应该判断来访者的所谓"症状"是否是个体对生活的环境压力的自然反应。（Zalaquett, Fuerth, Stein, Ivey & Ivey, 2008）咨询师应该使用更加符合文化要求的干预措施，集中于来访者所具备的力量，而不是只关注其病理性的表现。

一个具备接待性与性别少数来访者能力的咨询师既不会认为来访者呈现出来的问题完全与其性倾向或性别认同无关，也不会认为是来访者的性倾向或性别认同导致了所有的问题。这二者中的任何一种立场，在接待性与性别少数来访者时，都是不符合伦理要求的。（Palma & Stanley, 2002）

咨询师应该与来访者建立良好的关系，始终保证尊重来访者的隐私。咨询师可以通过允许来访者按照他们自己的节奏向咨询师公开自己的性倾向或性别认同，以此表达对来访者的尊重，使得来访者逐渐信任自己。此外，咨询师尊重所有的性倾向、性别认同和性身份，有助于性与性别少数来访者感到咨访关系是安全的和值得信赖的。

伊斯雷尔（Israel）等人（2003）提出，咨询师接待性与性别少数来访者时必备的咨询技能包括：使用肯定性的不带有偏见的咨询技术，协助来访者的出柜过程，与性与性别少数来访者谈论和倾听他们讲述生活的各个方面，抛开异性恋主义偏见对访谈和评估过程的影响，以及识别和承认自己的局限性（如在必要的时候进行转介）。

当然，除了咨询师的具体咨询技能外，咨询师仅是对性与性别少数来访者性倾向和性别认同的肯定性呈现就有助于咨询过程顺利进行。这些呈现可以包括使用性与性别少数友好的贴纸或符号（如人权平等、彩虹或粉红色三角符号等），摄入性会谈或来访者登记表上使用包容性的语言，以及在自己的办公室或等候区陈列性与性别少数方面的书籍或杂志。通过这些形式的呈现，性与性别少数来访者就可以感知到自己处于一个安全的可以透露自己性倾向的环境中。

在信息技术的时代，咨询师也应该具备在线咨询或网络治疗的技能。在线咨询与网络咨询对于难以获得充足的心理治疗，以及可能会遭遇到孤立与污名化烙印的人而言，特别有效果。进一步来说，对变性者、跨性别者和非性别常规者进行心理治疗，网络治疗可能是一个有用的方式。网络治疗为潜在的增强、扩张、创意和量身订制的服务提供了机会；然而，因为此模式仍在持续发展中，它也可能带来意想不到的风险。

此外，咨询师还应该考虑到来访者的经济情况。对于拥有一个性与性别少数成员的家庭来说，经济问题可能是咨询中需首要解决的问题。医学干预是非常昂贵的，当跨性别个体选择进行激素治疗或性别重塑手术，这种花费是巨大的，尤其是只为一个人提供特殊的资源。对于正在努力理解所发生的事情的家庭来说，这些事件可能会给家庭带来额外的压力。一名肯定性心理咨询师将会直接讨论财政问题，当财政资源有限时，帮助来访者了解如何满足自我性别表达的需求。

第二节　肯定性咨询法的教育与培训

要发展对性与性别少数群体持肯定性态度的咨询取向，教育和培训扮演着关键的角色。截至此书完成的2015年5月，还没有听说过在中国有针对咨询师进行的性与性别少数肯定性倾向的系统培训。笔者方刚针对咨询师的性咨询技能培训工作坊中，曾有3小时关于性人权和性与性别少数肯定性咨询的课程，但均不成体系。希望此书出版之后，有助于系统地进行性与性别少数肯定性咨询的培训。

有很多心理学工作者和心理咨询师虽然能接受应该平等对待性与性别少数群体的概念，而且基于他们的标准和信念，他们也同意同性恋性倾向不是病的观点；但当说到生理同性之间的性交时，这些学员就会产生消极的看法。可以说，当话题停留于观念层面的交流时，咨询师对于维护性与性别少数者的平等权益是没有异议的；但一旦具体到诸如同性性交行为等与自身和主流不同的性行为时，咨询师和受训者就会产生不舒适感。

未来在中国推广性与性别少数肯定性咨询法，笔者建议从下面几个领域做起：

一　大学教育

大学心理学专业的课程中应该增加性与性别少数肯定性咨询法。大学心理学专业在培养未来的心理学领域的人才，他们有些将成为心理学研究者，有些将成为心理咨询师，还有一些将从事与心理学有关的工作，大学期间接受的教育对其一生的学术理念都有影响。所以，一定要在他们一开始接触心理学的时候，便将关于性与性别少数的真实信息告诉他们。

做到这一点，首先要检讨、删除当今中国主流心理学教科书中那些关于性与性别少数的错误知识和态度。这种错误知识与错误态度仍然十分常见。其次，就是纳入关于性与性别少数的正确知识和态度。

学校在将性与性别少数的教学材料纳入课程中时，应该包括两个层次。一个层次是普及性的，普及关于性与性别少数的正确态度，这一点心理学专业与非心理学专业都应该涉及。对性与性别少数人群的正确态度，将有助于平等、民主思想的全面实现。

另一个层次，是针对心理咨询专业的课程中应该有一门核心课程专门讲授性与性别少数方面的知识，包括咨询理论和技巧、研究方法、评估和测量、个人发展以及职业发展等内容。而讲授这些课程内容的老师需要具备相关的实践经验；那些在该领域缺乏经验的老师，可以在课程中适当地融入各种和性与性别少数文化有关的阅读材料用于讨论，或可以专门邀请有相关经验的客座老师来为学生讲授性与性别少数方面的知识，包括邀请性与性别少数社区的人士来分享个人生命体验。

大学教育不仅是课堂教育。校园性与性别少数小组的组建，有助于对学生实现同伴教育。中国一些高校中已经有了同性恋者的组织，虽然这些组织可能并未获得校方认可，但他们传递着关于自身的正能量。未来的心理学专业人士中，如果在校园便接触到他们的同学、朋友中的性与性别少数个体，无疑对他们态度的形成非常有帮助。

需要在校园中创造一种环境使性与性别少数学生愿意向老师和同学们公开自己的性倾向，并且乐于分享自己生活中作为性与性别少数者遇到的困难和挑战，以使老师和同学们对性与性别少数能有更直观的了解。而那些挣扎于是否接受性与性别少数者的异性恋学生们也应该有机会谈论自己在这个过程中感到的不适感和偏见、害怕以及其他观念。老师可以组织学生们在课堂内一个相对安全的环境中与学生们一起探索这些感受和顾虑。

二 咨询师培训

多元文化咨询强调要对咨询师进行培训，其培训知识的组成部分是为了使学员了解以前不熟悉的文化，这种多元文化知识要求咨询师意识到自己的假设、价值观和偏见；理解来自不同文化的来访者的世界观；发展出合适的咨询干预方法、策略和技巧；构建文化相关的个案概念化和咨询策略；了解不同少数群体的社会文化因素；认识到同一少数群体内部的异质性；具备社会文化历史知识；以及理解文化适应性。当然，文化和知识的一概而论有可能强化刻板印象，所以咨询师在接受了这样一种以知识为基础的培训后，在咨询实践中，应该将相关的信息作为一个基本准则而不是硬性规定来运用。（Ridley, Espelage & Rubinstein, 1997）

咨询师在接受培训的过程中，如果没有足够重视多元文化问题，很有可能导致其在日后的咨询实践中刻意回避来访者的多元身份交互作用带给来访者的影响。因为这样的咨询师可能担心自己无法帮助来访者解决由于各种复杂的社会力量引起的心理问题，他们倾向于只关注来访者某种身份或文化因素对来访者呈现出来的问题的影响，而这样的咨询过程注定无法帮助来访者全面融合自己所有的文化身份，也就不可能从根本上帮助来访者走出心理困境。

心理咨询师的职业证书考试中应该着重强调性与性别少数方面的知识和内容；而其他心理咨询师的培训课程也都应该贯穿性与性别少数的知识。当然，针对中国当前的具体情况而言，这需要我们先去掉心理咨询师职业考试和各类培训中关于性与性别少数的错误的、污名化的信息。

针对咨询师的性与性别少数培训内容，有学者提出应该包括如下这些（Phillips, 2000）：

（1）性倾向和性身份的认同发展，尤其要注意同性恋行为主体出柜历程中的挣扎体验及其内化的恐同情结。

（2）作为性与性别少数群体中一员的体验和感受，如社会压力、歧视、刻板印象；同性恋行为主体的心理健康状况及其伴侣关系等。

（3）咨询师自己的知识背景及对性倾向的态度与其咨询实践间的相继关系。

虽然这位作者讲的是同性恋咨询，但在跨性别咨询中，也是一样。

除了提供科学的信息外，在培训中还应该尽量使咨询师对性与性别少数行为主体的具体经验和感受能有感性的认识，这样可以使咨询师意识到异性恋主义对其自身及性与性别少数来访者的影响。

经常阅读一些有关性与性别少数的最新文献和杂志等，也是咨询师了解性与性别少数群体的一种途径。

在培训课堂外，咨询师可以在日常生活中与自己身边的性与性别少数个体接触，如性与性别少数同事、朋友等。所有的咨询师都应该全面熟悉性与性别少数社区的文化，而不是仅依据一些咨询文献提供的关于性与性别少数的典型特征信息来判断来访者的问题。咨询师除了在专业层面接触性与性别少数来访者外，还应该到性与性别少数社区与更多的性与性别少数个体接触，以更好地了解不同的性与性别少数个体所具有的世界观。

心理咨询师也可以通过参加一些能提供性与性别少数信息的工作坊和论坛来获得必要的知识，包括参加性与性别少数社区的各种会议，这对于已经执业的咨询师和以后有可能从事咨询工作的心理学专业的学生们是很必要的。当地的性与性别少数组织和一些专业机构也应该经常开展相关的工作坊，探讨性与性别少数方面的议题，主动与咨询师沟通。笔者在各地针对心理咨询师进行培训的时候，都会尽可能地邀请当地的性与性别少数组织代表参加，与咨询师分享个人经验。笔者还会鼓励他们在培训之后保持联系，形成一个咨询师群体与当地性与性别少数社区的常设沟通机制。这对于双方都是有好处的。

性与性别少数文化是在不断发展变化中的，这种变化时常显得比异性恋文化要快得多，也更加多元，这就更需要肯定性咨询法的咨询师与性与性别少数人群保持交流和互动，获得积极经验，提升对性与性别少数文化的理解能力，这才有助于咨询师为性与性别少数来访者提供更有效的咨询服务。

《变性者、跨性别者和非性别常规者的健康照护准则·第七版》也提到了持续培训的重要性：由于合格的心理咨询师并不是普遍的，因此，获取高质量的健康照护可能会受到限制。所以，应该为各个学科的专业人员提供定期的继续教育机会，使其能提供优质、专门的跨性别健康照护。（WPATH，2012：30）

在接受培训和成长的过程中，咨询师应该承认自己价值中立的有限性，检验自己与性相关的偏见。培训咨询师的课程也需要强调咨询师在工作中应该运用的伦理守则，包括知情同意、信息的准确性、收敛带有偏见的态度以及尊重自主性等。

值得注意的是，咨询师在接受培训的过程中，应该由对性与性别少数人群友好的督导来负责培训实践，这有助于咨询师在一个支持性的环境中得到积极有效的回馈。

最后一个咨询师可用于了解接待性与性别少数来访者咨询信息的途径是与同事保持持续的沟通和交流。通过这种同事间的相互支持，咨询师可以做好发展新的性与性别少数咨询技能的准备；而与同事相互交流的过程可以使咨询师获得新的视角，这有助于咨询师为性与性别少数来访者提供肯定性的咨询和咨询环境。

三　培训后的目标

一个合格的可以接待性与性别少数来访者的咨询师或心理学工作者，所需要的知识背景及相关态度等至少应包括：

（1）咨询师价值观与品质：如开放及多元的价值观；了解自己对性、性别及性倾向、性别身份认同相关问题的舒适级别、价值观、偏见以及这些对自己与来访者的互动所可能产生的影响。

（2）咨询取向：咨询师首先要了解主流社会的观念和行为是如何影响性与性别少数行为主体的；然后还要清楚关于性与性别少数形成原因的不同理论取向，如社会建构论和本质主义/生物决定论等。

（3）性与性别少数来访者常见的问题：如性与性别少数来访者除了要面对异性恋群体生活中遇到的压力外，还有其特有的问题。

（4）处于性与性别少数人际网络内的人群常见的问题：如性与性别少数者的家人和朋友等常常会因其性倾向而感到耻辱；也有性与性别少数的家人和朋友会面临性倾向与宗教观念的冲突等。

（5）评估阶段的重要因素：在对性与性别少数来访者的状态进行评估时，有些因素是和异性恋来访者一样的，如评估咨询目标及来自家人和社会的支持力度等；有些因素则是性与性别少数来访者特有的，如评估来访者的性与性别少数性倾向与其心理问题的相关度，及性与性别少数来访者的"出柜"程度等。

（6）干预：通常来说，一个合格的咨询师在对性与性别少数来访者的问题进行干预时，常用的策略导向应该是积极的、整体性的及鼓励其适应能力的。

（7）伦理或法律问题：保密及了解性与性别少数婚姻相关问题等。

（8）其他：性与性别少数关系与异性恋关系的差异；性与性别少数人群是如何在学校、监狱、社会福利及婚姻等实体和制度体系中生活的。

最重要的是，每个心理咨询工作者都有责任保证自己的来访者得到与其文化相适应的、有足够文化敏感度的咨询服务，所以当咨询师觉得自己无法接待这样的来访者时，应该避免将来访者引介给任何类型的扭转疗法咨询师，而是应该引介给熟悉性与性别少数文化的、对性与性别少数友好的、适合他们的肯定性疗法咨询师。不过咨询师这样做的前提是要给来访者陈述出充足合理的理由，以免让来访者误以为咨询师是由于歧视自己才会将自己引介给其他咨询师的。咨询师可以提出的理由包括自己由于缺乏相应的咨询经验而无法为这一群体提供咨询服务；或自己没有接受过相关的培训且缺乏必要的知识来客观充分地接待性与性别少数者。

四　成为研究者和行动者

对于绝大多数心理咨询师与心理学工作者而言，成为研究者与行动者都将是一个挑战，但这个挑战很有意义。

1. 研究者

在肯定性心理咨询刚刚进入中国之际，咨询师做性与性别少数肯定性咨询的经验非常重要。

咨询师应该成为研究者，从分析自己的咨询经验做起，丰富中国本土的性与性别少数肯定性咨询法。

和性与性别少数来访者进行咨询的过程中，发展以实证为基础的指导准则，能够帮助咨询师在肯定性咨询的过程中选择最有效的方法。需要检验的是，以理论为基础的技术核心，它们在肯定性心理咨询中的应用，应用于独特发展的有效性和性与性别少数来访者的情境问题。性与性别少数来访者情境问题的价值在于，决定肯定性心理咨询各种方法的实用价值，以及为关怀与实践提供基线标准。

咨询师在自己的工作中可以时刻思考：本书所讲的这些理论在实践中的应用效果如何？中国情境中有哪些独特的问题？本书所涉及的问题在中国有哪些特点，需要我们在咨询中有何种应对？除了个体咨询之外，团体辅导对性与性别少数来访者是否适用？应该如何进行？

笔者认为团体辅导对性与性别少数来访者是非常适用的，可以获得互相的支持。但需要什么注意事项，如何应对各种因素，目前缺少相关的经验与研究。这正可以为中国的心理学者提供广阔的研究空间。

2. 行动者

肯定性咨询法的必要条件是咨询师肯定性与性别少数人群，倡导性与性别少数人群的政治、社会和经济权利，并将这种思想传授给其他人。这需要咨询师认识到，他们不仅是扮演咨询师这一种角色，同时还应该是一位社会变革的倡导者。也就是说，性与性别少数肯定性咨询法的咨询师，应该有倡导或社会干预的意识。

倡导与社会干预，指集中于来访者的外部及社会环境的干预方法。积极为性与性别少数来访者做社会倡导的方法包括游说当地的雇主将反对性与性别少数歧视的条例纳入公司政策中，对那些明显有歧视的公司做出挑战，或者挑战某个"前同性恋者"发表的关于声称自己已经转变成了一个快乐的、完全的异性恋者的演讲。

中国广州的同性恋维权活动家阿强，便充分地利用微博进行了一系列同性恋维权活动，其中包括对有恐同、恐跨言论的公司提出抗议，要求其老板解释该公司的恐同、恐跨文化；对于有恐同、恐跨内容教材的编写者和出版者提出抗议，使其不得不声明修改这样的教材；这些都将改变性与性别少数者生存的整体环境，也直接影响到他们的职业生涯。

咨询师同样可以做这些。不要忘记，肯定性咨询法的一个重要理论基础是女权主义心理咨询法，而后者是主张"干预"和"倡导"的。

咨询师必须是对性与性别少数者持肯定态度的，而且咨询师要做的也不只是对来访者进行"无伤害"的教育，而是要积极为性与性别少数者及他们的权利进行倡导宣传。咨询机构制定的相关政策中应该包括非歧视性的雇用条款，以保证符合条件的性与性别少数咨询师能被雇佣。

以帮助性与性别少数者具备平等的就业环境为例，咨询师便可以做许多事情。主流社会和政府对性与性别少数的就业权益负有责任。我们应该投入大量的精力通过各种渠道来向大众宣传关于性倾向方面的知识和信息，减少人们对性与性别少数的污名化和偏见。当然，最重要的是我们应该有一部包括惠及性与性别少数个体权益的反歧视的就业法。咨询师可以通过致力于改变充满性倾向和性别认同歧视的雇主条约或就业政策，推进地方以及国家的反歧视法的信息，来进行自己的倡导与社会行动。

此外，通过宣传教育来减少人们对艾滋病的非理性恐惧情绪也是很重要的。咨询师如果有机会的话，还可以试着劝阻执法人员对性与性别少数进行不公正的执法。

总之，肯定性咨询法的咨询师应该致力于通过自己的工作，促进来访者支持系统的发展。支持系统是维持基本心理健康的一个重要组成部分。遗憾的是，大多数的性与性别少数个体并没有充足的社会支持系统。一些重要的支持系统影响着性与性别少数个体的生活，包括家庭、学校、同伴、工作场所、医疗保障、法律与公共政策、性与性别少数社区、互联网、社会文化支持系统等方面。心理咨询也是重要的支持系统。咨询师要做到促进来访者支持系统的发展，便需要做一些社会工作，而不仅仅是咨询。

肯定性咨询法不可能解决所有问题。咨询师同样要清楚地区分出，哪些是性与性别少数身份带来的问题，哪些是个人成长中存在的问题。只有这样，才能进行更好地处置。

另外，在非常长的时期内，更多的性与性别少数可能无法走入社会上的心理咨询室寻求帮助。所以，性与性别少数社群内部支持的文化、咨询辅导团队与能力的提升，都需要受到重视。

无论如何，从本书开始，针对性与性别少数的肯定性咨询理念，终于进入中国了。

路漫漫其修远兮，让我们一起求索！

平等、博爱、尊严，将永远引导着我们前行，义无反顾！

2013年9月 初稿

2014年12月 第二稿

2015年3月 第三稿

2015年4月 定稿

参考文献

大卫·圭南、吉尔·腾列：《同志伴侣咨商》，丁凡译，台北心灵工作坊2005年版。

董晓莹、方刚：《同性恋伴侣分手暴力的质性研究》，《中国性科学》2015年第10期。

方刚：《方刚观点》，（高雄）万有出版社2011年版。

方刚：《多元的性/别》，山东人民出版社2012年版。

方刚：《中学性教育教案库》，中国人民大学出版社2015年版。

葛尔·罗宾等：《酷儿理论》，李银河译，时事出版社2000年版。

李银河：《同性恋亚文化》，今日中国出版社1998年版。

世界跨性别健康专业协会（WPATH）：《世界跨性别健康专业协会照护准则·第七版》，窦秀兰译注，2012。

威廉·L. 雅博、芭芭拉·W. 萨亚德、布莱恩·斯特朗、克莉丝汀·德沃尔特：《认识性学》，爱白文化教育中心译，世界图书出版公司2012年版。

珍妮特·S. 海德、约翰·D. 德拉马特：《人类的性存在》，贺岭峰等译，上海社会科学院出版社2005年版。

······

因参考文献过多，为节省篇幅，其他中文文献及所有英文文献从略。需要者可以在中国白丝带志愿者网站 http：//www.whiteribbon.cn/ 的“下载专区”下载。

附录

相关名词解释

一 非异性恋者相关名词解释

性倾向

性倾向（sexual orientation），也译为性取向、性指向、性位向，是指一个人在情感、浪漫以及性欲上对男性及女性有何种形态的耐久吸引。（Herek，1986）性倾向并不单单指向性行为，而是表现为一个人在性和浪漫情感上的耐久吸引，这包括一个人在爱、依附感、亲密行为等非性方面的内在深刻需求。

最近几十年的研究表明，性倾向是个程度渐进的连续（continuous）概念。每个人的性倾向位于从"只对异性感兴趣"到"只对同性感兴趣"之间的某个位置。通常，性倾向被归为三类：异性恋（对异性产生浪漫情感与性的吸引）、同性恋（对同性产生浪漫情感与性的吸引）、双性恋（对两性均能产生浪漫情感与性的吸引），此外，亦有无性恋（对两性均无性的吸引，但仍可产生浪漫情感）和泛性恋（不强调浪漫情感与性吸引的对象的性别，或这种对象的性别不属于男女二元之一）。

同性恋

同性恋这一名词最早是由一名德国医生本克特（Benkert）于1869年创造的，是一种性倾向，指一个人在性爱、心理、情感上的兴趣主要对象均为同性别的人，无论这样的兴趣是否从外显行为中表露出来。同性恋被视为一种自我身份认同和社会标签。有时，同性恋也用以指"同性间的性行为"，而不论参与者的性倾向如何或是否有情感上的持久吸引。

与同性恋相对的，是异性恋，即情感与性的吸引指向异性。

双性恋

指爱慕、情欲对象可以是同性也可以是异性，并产生情欲流动的人。在同性恋社区中有时又被简称为"双"。

男同性恋（男同性恋者）

即男性的同性恋者。男同性恋者与男异性恋者一样都是生理男性，但他们在浪漫情感和性欲上较受同性（男性）所吸引。英语通常称男同性恋为gay；中文的完整说法为"男同性恋者"，口语中常简称"男同"。

女同性恋（女同性恋者）

即女性的同性恋者，中文常称作"蕾丝边"（英语：lesbian）、"拉拉"（lesbian的谐音），是指对女性存在性与爱之欲望的女性。

尽管自古以来女同性恋曾被记载于多种文化中，但直至19世纪晚期才出现"lesbian"等字词，用以形容这一群体。1970年代，受第二波女性主义运动影响，该术语被进一步广泛使用。历史学家因而重新审视历史上女性间的情爱关系，并对如何定义两位女性间的关系是女同性恋提出疑问。这一讨论最终确立了女同性恋的三个层面：性行为、性欲望、性身份。这三个层面其实同样也可以用来理解男同性恋者。

同志

同性恋人群的代称，1991年由香港人林奕华首先使用，取在反对污名、争取平等之路上"志同道合"之意，包括男同志以及女同志，近来也常作为更广泛的LGBT群体的中文代名词。

直人

异性恋者的代称。

直同志

指认同同性恋、对同性恋者友善的异性恋者。

同妻

指男同性恋者的异性恋妻子。

同夫

指女同性恋者的异性恋丈夫。

T/P

T为tomboy（假小子）的简称，指装扮、行为、气质较阳刚，或在性生活中处于主动地位的女同性恋者；P转音自台湾的"婆"，原指"T"的老婆，即装扮、行为、气质较阴柔，或在性生活中处于被动地位的女同性恋者。但是，有许多女同性恋者不符合这种二元划分的刻板印象，一对女同志情侣中，更不一定是这样二元划分的。

1/0（攻/受）

形容男同性恋者性行为分工的概念。"1"或"攻"指的是性行为中插入的一方；"0"或"受"指的是被插入的一方。但是，有许多男同性恋者不符合这种二元划分的刻板印象，一对男同志情侣中，更不一定是这样二元划分的。

熊/猴

"熊"指男同性恋者中体型较为魁梧饱满者；"猴"则为纤瘦骨感者。但是，有许多男同性恋者不符合这种二元划分的刻板印象，一对男同志情侣中，更不一定是这样二元划分的。

哥哥/弟弟

"哥哥"通常指男同性恋者中较为年长且偏向于提供保护和照顾的一方；"弟弟"则是较为年轻且偏向于接受保护和照顾的一方。同理，有许多男同性恋者不符合这种二元划分的刻板印象，一对男同志情侣中，更不一定是这样二元划分的。

安全性行为

指可以保持人们身心健康的性行为方式。狭义上是指降低性病、HIV感染风险的性行为，广义上指则包括进行性行为时的心理状况和环境。

形式婚姻

指因受到来自原生家庭、社会关系等各方面的压力，由男同性恋者与女同性恋者组成的没有实质婚姻内容的、看似为异性恋结合的"婚姻"。

同性婚姻

指性别相同的两人之间由法律或社会承认并保护的婚姻关系。

LGBT

女同性恋者（lesbian）、男同性恋者（gay）、双性恋者（bisexual）与跨性别者（transgender）的英文首字母组成的缩略词。1990年代，由于"同性恋社群"一词无法完整体现相关群体，LGBT的用法便应运而生，并逐渐普及。在现代用语中，LGBT一词十分重视性倾向与性别认同的文化多样性，除了狭义的指同性恋、双性恋和跨性别族群外，也可广泛代表所有的非异性恋者和非顺性别者。

LGBTIQ

LGBT含意同前，"I"代表间性人（intersex），"Q"代表酷儿（queer）或者对其性倾向和/或性别认同感到疑惑的人（questioning）。

二 非顺性别者相关名词解释

生理性别与社会性别

20世纪中叶开始，学者把性别的概念划分为生理性别（sex）和社会性别（gender），但在一般人心目中两者是同一个意思，两者必须相互匹配。前者以生理角度把人分为男、女、间性人等不同的性别。后者则建构于文化、社会教化（socialization）和自我的性别认同（gender identity）。大部分人的生理性别和社会性别是一致的，但有些人则有不同程度的不一致。例如，有些人出生时的生理性别是男性，但其社会性别可以是女人。

顺性别

顺性别（cisgender），指一个人的生理性别、性别认同和性别表达，三者统一的状态。这个词被创造出来，是为了避免使用"正常"和"不正常"等有歧视色彩的词语来探讨和指代性别少数群体。

跨性别

跨性别（transgender，TG）一词最早出现于20世纪80年代后期，是由找不到准确术语来表达自己希望像女人一样生活的男性所创造的（Prosser，1997）。跨性别是一个涵盖性的术语，涉及所有性别表达不符合其生理性别所属社会规范的个体（Devor, 2002；Lombardi, 2001）。跨性别这个词是个集合名词，它涉及各种与性别角色部分或全部逆转有关的心理、行为、个体以及群体。对于"跨性别"这个词的定义目前还有很多争议。跨性别者包括了许多次级分类，比如变性者/变性别欲者（transsexual）、易装者（cross-dresser，CD）、变装者（transvestite）、扮装国王（drag king）与扮装王后（drag queen）等。

中国有学者将跨性别人群进行了定义：变性别欲者、变性人、变装者、跨性别表演者、跨性别性工作者、只做了隆胸手术而未进行生殖器整形手术的生理男性、出于性别表达之目的而进行了平胸手术的生理女性，以及其他所有认为自己不属于传统观念中关于男人和女人定义的人。一些跨性别者没有"融入"传统二元性别世界的欲望或符合男女性别规范的想法。跨性别这一概念的提出标志着人类对于性别二元划分模式的挑战，是人类对自身的更加深入、真实的认知与探索。（方刚，2012：180—184）

有人不主张将变装恋物者（transvestic fetishist，通过穿着异性的服装而获得性兴奋与性快感的人）包含在这里面，因为在大部分情况下这并不是一个性别议题（gender issue），但也有人不这么看，变装恋物同样可以是一种性别表达与实践，是对与自己生理性别有关的社会性别规范的不认同。

并非所有上述人群均愿意被称为跨性别者，所以有时也会使用更具描述性的表达，如用"困在女性身体里的男人"来描述想作为男人生活的生理女性的非顺性别者。

跨性别社区内的识别术语仍在不断扩展，体现出该社区的多样性、自我认同的复杂性以及为自我界定而进行的持续斗争。

非性别常规、性别不安

世界跨性别健康专业协会（WPATH）在其《变性者、跨性别者和非性别常规者的健康照护准则·第七版》（*Standards of Care for the Health of Transsexual, Transgender, and Gender-Nonconforming People*, 7th Version, 2012）中使用的概念是"非性别常规"（gender nonconforming，又译"性别不驯"）与"性别不安"（gender dysphoria）。

非性别常规是一个形容词，用来形容在特定的文化和历史时期之下，个人的性别认同、角色或表达，不同于他们的指定性别的规范。性别不安是指个人的性别认同与出生时的指定性别（以及伴随的性别角色和/或主要与次要的性征）有所差异，因而造成极度的困扰。只有一部分非性别常规者，在生命中的某些时刻，才会经历到性别不安。

性别认同

性别认同（gender identity）指个人基于性别规范而内在认同的某种社会性别。性别认同常常但不总是以生理性别为依据，也不总是符合非男即女的二元结构，也不一定被表达出来。

性别认同不同于性倾向，性倾向是个体（实际或想象出的）亲密伴侣性别的选择，而性别认同是对自我性别的意识。因此，跨性别者可以拥有任何一种性倾向，他们可能是异性恋、同性恋、双性恋、泛性恋或无性恋，正如顺性别者那样。

性别认同障碍、性别焦虑/不安

性别认同障碍（gender identity disorder，GID）是一个由心理学家和医生所定义的精神医学术语，是指一个人强烈且持续地认同异性性别，以及持续地对于自己的性别感到不自在，或对于性别角色感到不适当，导致临床上显著的困扰，或减损社会、职业或其他重要领域的功能。性别认同障碍也是最常应用于变性人的医学诊断。

但是，随着人们对跨性别现象了解的逐渐加深，有越来越多的学者意识到跨性别并非一种疾病。法国于2009年从精神疾病分类手册中删除了性别认同障碍，2013年5月出版的美国精神病学协会（APA）编写的《精神疾病诊断与统计手册》DSM-5删除了以前版本的"性别认同障碍"（gender identity disorder），改以"性别焦虑/不安"（gender dysphoria），指因自我认同的性别与出生时被指定的性别不一致（这本身不是病）而产生的焦虑不安。

性别焦虑/不安已经不再是一种疾病分类。焦虑的存在更多是因为社会文化压力的结果，而非个体的"疾病"。但遗憾的是，性别认同障碍的概念仍然被今天中国的主流心理学界所广泛使用。

近年学术界也有人使用"gender non-conformity"和"gender diversity"以减轻其负面意味，中文可译作"性别不驯"和"性别多元"。

性别角色

性别角色（gender role）指社会对不同性别赋予的行为要求和责任。这种对性别的要求和预期在各个社会文化中以及在同一社会的不同历史时期中都是不同的，但也会有一些广义的共通性。例如，参加战争通常被认为是对男性更合适；而抚养子女通常是女性的任务。

扮装王后/国王

扮装（drag）是源于西方社会的一种娱乐表演性的易装，其中男扮女装者称"扮装王后"（drag queen），女扮男装者称"扮装国王"（drag king），表演者的生理性别与性别认同不一定不同。扮装者的服饰常以夸张华丽为主，也常伴以歌舞于演出中，他们当中大部分人并没有变性的意图，但也有例外。

变性人/变性别欲者

变性人/变性别欲者（transsexual，TS）认为自己是"困在女性身体里的男人"或"困在男性身体里的女人"，他们认为自己的身体不能反映他们真实的性别。虽然大部分变性人都希望能做性别重建手术，但变性人一词可以应用于已经做了手术（post-op）、等待做手术（pre-op）或不做手术（non-op）的人士。很多时候，我们指的变性人其实是指变性别欲者，即有改变性别之意欲的人士，而不特定地指完成了手术的人；为免混淆，在此等情况下，会将其身份再分类为post-op / pre-op / non-op 三种，而统一归入TS类别。

一些变性人反对使用"跨性别者"来指称自己，不管"跨性别"是作为

"变性人"的同义词还是作为包含变性人在内的集合名词。

性别重建手术

普遍称为变性手术，性别重建手术（sex reassignment surgery，SRS）是指通过外科整形手术，将一个人的外生殖器和第二性征重建为与其所认同的性别相接近的样子。

激素替代治疗

激素替代治疗（hormone replacement therapy，HRT）是以口服、注射或皮肤吸收等方法去调整一个人身体内的激素指标，使其接近此人所认同的那个性别的正常水平，并促使相应第二性征的出现。

易装者

易装者（cross-dresser，CD）指的是在男女二元框架下穿着异性服装的人，易装是一种性别表达。具体来讲，易装者穿着在其所属文化中，就传统或成见的角度来看，属于异性应该穿着的服装。易装可能隐含着对外在环境的一种政治手段或是抗争，又或是对自身感受的一种外在表达，但很多时候对当事人来说，可能纯粹是美与不美、对与不对的选择，是最"自然"不过的。

易装可以是不同程度的，穿着一件异性服饰，或者全身都穿异性服饰。也可以是不同场合的：有些在公众场合；有些在半公开场合，如同性恋聚会场所；有些只局限在私人场所，如家里。

易装者通常满意自己的生理性别，不希望对其进行改变。易装是性别表达的一种方式，并不一定和性欲行为联系在一起（如变装恋物者的情形），也就是说，易装者不一定是有同性倾向的人，也不一定有变性欲望。易装者一方面是基于自我表达的需要，另一方面也有社会文化因素。当然，跨性别群体中也存在种种错综复杂的关系，易装社区中同样有很多存在变性意欲的、异性恋的、同性恋的、双性恋的、无性恋的个体，这些不同的需要及取向，都建构出各式各样的个体模式，我们根本无法简单地、二元地将"易装"及"变性"两者分开，这样做就只会是以偏概全、以点概面。

并非所有人穿异性服装都可以被视作跨性别的易装者。因着社会不断改变，男女的服饰亦不断变化及更替，今天社会的性别化服饰已较之前模糊，现今女性的穿着也趋向男性化或中性化。当代中国社会一般接受女性穿着男性服装，反之男性若穿上女性衣物或穿得比较女性化，很多时候就会引来批评甚至被视为"变态"。一般有连续性的易装行为，才会被称为易装者，所指的一般是男性穿着女性衣物；因今天社会对女性穿着服饰的界线比较模糊，故女性打扮得较为男性化或中性化，一般不会产生太大问题，这也一定程度上造就了女性较为宽阔的表达空间。所以我们不可以说没有易装的女性，打扮较为阳刚的女同性恋者就可算作其中的一类。

伪娘

这是从日本传至中国内地及中国香港的一个词语，木属 ACG （animations, comics and games） 动漫界的日本汉语名词，指打扮成女生的男性，他们往往比真实的女生更显阴柔可爱。伪娘与易装之定义分野，仍有待该群体中的消化与发展。

性别过渡

性别过渡（gender transition）一般指决定变性的人士，从应用激素替代治疗开始，到完成性别重建手术为止的一段期间，对变性人士来说，是一个很重要的关口。这是跨性别者开始改变其外表和身体以配合其自身性别认同的时间段。性别过渡通常包括一段心理治疗、终身的激素替代治疗、一段以所认同的性别来进行的真实生活体验（real life experience，RLE），以及可能的性别重建手术。

蒙混过关

蒙混过关（passing）是指一个人采用特定的性别表达或身体干预手段，从而使旁人相信他/她就是他/她所希望扮演的那种性别身份。事实上，一切拥有性别身份者，每天也都在蒙混过关。

女跨男

女跨男（female-to-fale/FTM/F2M）是指生理上是女性，却认同自己是男人，作为男人生活的人。有一些女跨男已经或希望通过医疗干预使得自己的身体与其所认同的性别更接近。女跨男有时也称为跨性别男人（trans man）。

男跨女

男跨女（male-to-female/MTF/M2F）是指生理上是男性，却认同自己是女人，作为女人生活的人。有一些男跨女已经或希望通过医疗干预使得自己的身体与其所认同的性别更接近。男跨女有时也称为跨性别女人（trans woman）。

性别表达

性别表达（gender expression）是指个人基于性别认同而外在表达的某种社会性别。常见的表达手段包括但不限于发型、衣着、声调和体态等。

间性人

间性人（intersex）是性别相关的生理特征异于典型男/女的个体。间性指的是生理性别，是一种与生俱来的状况。间性人可能有任何一种性别认同、性别表达、性倾向。间性的身体可能伴随性别特征之外的其他非典型生理状况并可能需要相关医疗资源。间性人在身体完整和性别认同上的自主权应当得到尊重。

导致间性状况发生的原因是多种多样的，包括但不限于以下这些情形，不同的间性状况的发生概率从百分之一到万分之一不等：

性别发育紊乱（disorders of sex development, DSD）：性染色体、性腺或解剖学性别的先天的非典型发育状况。其成因可以归纳如下：胎儿的遗传学性别在受孕时就已经决定，但出生时的性别是在7—8周由携带负责性别分化的基因的染色体决定。若决定这个胚胎性别的遗传过程或激素过程被打断，则可能使婴儿在出生时，性染色体、内外生殖器不符合男性或女性的"标准"。性别发育紊乱大致可以分为染色体异常、性激素失调和成因不明的其他情形这三大类。性别发育紊乱的各类症状可能同时存在于一个人身上，另外，有的症状是在出生时即可发现，另一些症状则要到性成熟期才逐渐明显。

染色体异常：正常女性的染色体是46，XX，正常男性的染色体是46，XY（数字指的是染色体的数量——23对、46个为正常，字母指的是染色体）。当一个人的X或Y染色体少于或多于正常数量时，便会出现性别发育紊乱。异常的染色体模式可能导致的综合征包括但不限于——特纳氏综合征（Turner syndrome）和克莱恩费尔特综合征（Klinefelter syndrome）。它们的共同特点是具有性染色体方面的异常，从而导致不同于标准男/女的性别发育状况。

性激素失调：当一个人的性激素不平衡时，也会出现性别发育紊乱。

失调的性激素可能导致的综合征包括但不限于——雄激素不敏感综合征（androgen-insensitivity syndrome）、先天性肾上腺增生（congenital adrenal hyperplasia），以及二氢睾酮缺少症（DHT deficiency）。它们的共同特点是虽然性染色体都是标准的XX或XY，但是身体分泌出或吸收到的性激素异常，从而导致不同于标准男/女的性别发育状况。

成因不明的其他情形：例如尿道下裂（hypospadias），遇此情况者的性染色体、性腺、内生殖器、第二性征、生育能力均正常，但阴茎开口不在顶端而在背面，且阴茎可能扭曲或细小。

值得注意的是，一些间性人活动家反对上述医学术语中的病理化措辞，他们认为，间性的身体是光谱般存在的生理性别多样性的体现，而不是一种"异常"或"病态"。

社会对间性人的态度经历了各个历史时期的转变。在古代和近代，受限于科技水平，人们很难了解间性状况的生理构成，间性个体往往被神明化或妖魔化。例如古希腊神话中雌雄同体的神祇赫马佛洛狄忒斯（Hermaphroditus），乃赫尔墨斯与阿佛洛狄忒之子，其名亦是英文"雌雄同体"（hermaphrodite）一词的词源。又如中国民间习惯将生理性别难以归类者称为"阴阳人"，即"半阴半阳"、"不男不女"之意，带有明显的侮辱性和污名化色彩。

现当代，因为科技的发展，人们不仅从科学上认识了间性状况，更从技术上有能力对其进行干预。然而，社会观念仍然停留在性别二元的框架内，因此这种干预往往是服务于性别的正统化而有悖于间性人在身体完整和性别认同上的自主权的。间性人常遭受不必要的性别矫正即整形手术，以便其性征能够更加接近于标准男/女；而不论其性别认同如何，指派性别和法定性别身份往往只有男女两个选项。文化上对间性人这样的"异己"与"少数"的排斥，也并不逊于以往的时代。

展望未来，随着间性人群体在身体和性别自主权方面意识的提升，以及多元平等的理念成为越来越多人们的共识，相信对间性人这样的生理性别非常规者的污名、歧视、压迫与暴力将逐渐减少，间性人在身体完整和性别认同上的自主权将得到尊重与保障。

酷儿

酷儿，英文为"queer"，本意指变态、怪物、怪胎，以往是异性恋者用来贬损同性恋者的词汇。自20世纪90年代起，这个词成为一批同性恋者及对抗主流的学者所挪用的意象，他们故意以这个词自称，以颠覆主流价值观对这个词的负面解释，以至于queer渐渐失去了贬义的色彩，而成为包括同性恋、跨性别、间性人在内的性和性别的非主流人群的一种自我描述。

如今，这个词已经用来指称一切不容于主流社会价值观的性爱表达方式与立场的人，也包括如失婚人士、性工作者等。它是一个带有抗争意味的政治词语。在学术界及基督教宗派里发展出酷儿理论及酷儿神学等范畴，社会上也逐渐出现一种独特的酷儿文化。

性别酷儿

随着理论研究的发展，性别被描述为一个连续统一体/光谱。性别的概念较之前的二分法有了很大的扩展，连续统一体/光谱是一种将性别可能性的宽度可视化的模式。在社会当中，其实除跨性别者外，也有一些不服从于加诸其生理性别之上的性别规范，或不服从于二元性别框架的人，他们无法落入或归类于任何一种性别身份之内，又不喜欢被定义及标签，或喜欢游走于两性之间，不能被跨性别者这个词语所形容，这样的人可以被称为性别酷儿（gender queer）。

三 其他相关名词解释

在衣柜里

英文原文为"in the closet"，这是一个比喻，原指同性恋、现可泛指LGBTIQ人群向家人、朋友、熟人以及社会隐藏其性倾向、性别认同或性的独特性。

出柜

原指同性恋者向他人表明其性倾向，称为"走出衣柜"，简称出柜（come out），又称"亮相"或"现身"。现可泛指所有LGBTIQ人群表明其性倾向、性别认同或性的独特性。因为有受到偏见和歧视的风险，许多人在出柜之前会犹豫很久。因此，有人选择隐藏自己的性倾向和/或性别认同，有人选择在一定范围内公开，有人则会完全公开。

恐同

恐同又称"同性恋恐惧"（homophobia），是指对同性恋行为以及同性恋者的非理智性的恐惧、憎恨、偏见，无论是仅体现在观念中，还是已经转变为行动。

彩虹旗

由红、橙、黄、绿、蓝、紫六条色带组成的多彩旗帜，六色分别代表"生命"、"康复"、"太阳"、"自然"、"和谐"、"精神"。彩虹旗是一个全球性与性别少数社区公认的标志，代表性与性别少数人群的多元。

粉红三角形

倒转的"粉红三角形"是纳粹在二战时期用于标识和迫害男同性恋者的标志。现在这个标志在同性恋自豪日和同性恋权利运动中被重新使用，它也是彩虹旗以外最流行的标志之一。

歧视性词汇

指因为知识与观念的错误，而使用的具有污名、贬损色彩的词汇。

有学者提出，变态心理学中涉及性与性别的所有"癖"、"症"的定义，均是对性与性别多元者的污名化，如"异装/变装癖"、"易性癖"等。（方刚，2012：24—46）此外，"变态"、"性别错乱"、"有病"、"异常"、"不正常"、"搞基"等其他描述也常用来贬低同性恋者的人格尊严，或者在暗指他们有精神类疾病且可能对社会造成威胁，都属于歧视性词汇。

此外，民间用语中还有许多关于性与性别少数人群的歧视词汇，如"玻璃"、"飘飘"、"基佬"（均用于男同性恋者）；"人妖"、"不男不女"、"娘娘腔"、"男人婆"（均用于非顺性别者）等都带有很大的性别偏见与人身攻击的侮辱性意义，都是不应该被使用的。

沉默日

沉默日（Day of Silence）是4月的一天，不固定。沉默日鼓励学生们当天保持沉默，以此象征性地表现男女同性恋、双性恋、跨性别学生被迫默默忍受不公正待遇。在这一天，美国许多高校和中学的学生整天或一天中的某一段时间（例如午餐时间）缄口不言，同时向周围人传递写有文字的卡片，以解释他们保持沉默的原因，不少学生还身着黑色T恤，佩戴彩红丝带等。

国际不再恐同、恐跨日

国际不再恐同、恐跨日（International Day Against Homophobia and Transphobia）是每年的5月17日。1990年5月17日，世界卫生组织将同性恋从《国际疾病分类》中除去，5月17日因此成为"国际不再恐同日"。国际不再恐同日希望通过宣传活动，唤醒世人关注对同性恋的恐惧，以及以性倾向为由的一切加在肉体上及精神上的暴力及不公平对待。

后来，这一纪念日又将对跨性别者的关注包括进来，从而成为"国际不再恐同、恐跨日"，它提醒人们，对同性恋和跨性别者等性和性别多元人群的歧视迫害仍广泛存在，因此必须采取积极行动改善他们的社会处境。

石墙事件

1969年6月28日凌晨，美国警察袭扰了位于纽约西区格林尼治村中的同性恋酒吧——石墙酒吧，同性恋者与警方爆发冲突，进而演化成一场声势浩大的同性恋平权示威。"石墙事件"从而成为同性恋平权运动史上的重要标志事件。

骄傲月

骄傲月（Pride Month），指每年6月为了纪念"石墙事件"、争取同性恋权益所举行的一系列庆典活动。

石墙事件发生直到今天，许多国家和地区都为纪念该事件而在每年6月举办同志骄傲游行或其他形式的庆祝活动，6月作为同志骄傲月逐渐成为民间传统。1999年，克林顿宣布6月成为美国官方承认的同志骄傲月；2009年，奥巴马也发表了同样的声明。

同性恋自豪日

每年6月的最后一个星期日为"同性恋自豪日"，是同性恋权利运动的重要一部分，这一天在全世界都会有骄傲游行活动。

双性恋庆祝日

双性恋庆祝日（Celebrate Bisexuality Day）为每年的9月23日。它呼吁双性恋者的家人和朋友认识、了解并支持双性恋者，同时也反抗来自大众甚至同志社区内部的对于双性恋者的偏见和边缘化。双性恋活动家宣称，自"石墙事件"以来，同志社区的可见度已经大为提升，但双性恋者在同志社群中仍处于边缘地位。现在世界各地都在庆祝这一节日。

全国出柜日

全国出柜日（National Coming Day）为每年的10月11日。虽然最早源于美国，但现在其他国家，如瑞士、荷兰、德国、加拿大等都借用之，英国的全国出柜日则在10月12日。

全国出柜日鼓励人们公开讨论同志话题，鼓励条件成熟的同志向他人出柜，鼓励佩戴表现同志骄傲的标记，如粉色三角或彩虹等，以提高同志社群的可见度，争取正面看待和平等权益。

间性人觉醒日

间性人觉醒日（Intersex Awareness Day）是每年的10月26日。第一届的间性人觉醒日缘起于1996年10月26日，美国的间性人团体Hermaphrodites with Attitude （HWA）与美国跨性别团体Trans Menace共同组团向波士顿举行的美国泌尿科学会（AAP）提出抗议。他们反对与会医师以生殖器手术来让间性儿变"正常"的做法。部分参与抗议的人就是当年接受过这种手术的婴儿。

间性人觉醒日的宗旨是将个人在性生理上的多样性去医疗化。间性人不是一种疾病、异常或医疗"症状"。此类污名化的语言会导致心理不健康、边缘化甚至人间消失，将间性人排除在社会之外。

这一主题日希望让更多的人了解什么是间性人，世界各地的间性人缺乏最基本的人权、身体自主权、不受歧视与不感到羞耻地生活的权利。简言之，这个主题日呼吁社会对间性人能够平等对待。

跨性别者纪念日

跨性别者纪念日（Transgender Day of Remembrance）为每年的11月20日，由安·史密斯（Gwendolyn Ann Smith）发起，以纪念被仇恨跨性别者的凶手所杀害的丽塔·赫斯特（Rita Hester），后者的死激发了1998年旧金山"不忘逝者"网络项目的设立以及1999年全加州的烛光守夜活动。迄今，这一纪念日已被全球数百城市所采用。

消除性别暴力16日行动

性别暴力是以性别和性倾向为由的施暴行为，包括肢体暴力、性侵害、精神暴力、经济控制等。女性、同性恋者、非顺性别者常常是性别暴力的牺牲品。从11月25日"国际消除对妇女暴力日"到12月10日"国际人权日"之间的16天，世界各国展开教育倡导活动，保障性别人权反对性别暴力，提高大众的反暴力意识。

世界艾滋病日

世界艾滋病日（World AIDS Day）是每年的12月1日。艾滋病与同性恋没有必然的关系，异性恋者也一样可能感染艾滋病病毒。但是，艾滋病确实仍然是同志人群的最主要健康威胁之一。世界艾滋病日旨在缅怀该疾病的受害者，提高大众的艾滋病防治意识。每年的这一天，世界各国都举行纪念和宣导活动。

国际人权日

每年的12月10日为国际人权日，其相关活动中也包括非异性恋者、非顺性别者及其他少数人群的基本人权的维护。